DIE ARTERIOSKLEROSE

DIE

ARTERIOSKLEROSE.

KLINISCHE STUDIEN

VON

J. G. EDGREN,

A. O. PROFESSOR DER KLINISCHEN MEDICIN AM KAROLINISCHEN MEDICO-CHIRURGISCHEN INSTITUTE IN STOCKHOLM.

MIT ZWEIUNDZWANZIG PULSCURVEN.

LEIPZIG,
VERLAG VON VEIT & COMP.
1898.

Druck von Metzger & Wittig in Leipzig.

Inhaltsverzeichniss.

A. Einleitung.

1. Begriffsbestimmung.

In klinischer Hinsicht bezeichnen wir als Arteriosklerose eine chronische, progressive Krankheit, welche sich theils durch Veränderungen in den der unmittelbaren Beobachtung zugänglichen Gefässen, theils durch functionelle Störungen in einem oder mehreren Organen äussert. Die anatomische Unterlage der Krankheit besteht immer aus Veränderungen der Gefässwand; secundär bilden sich Veränderungen in dem Parenchym der verschiedenen Organe aus. Die anatomischen Veränderungen sind vorzugsweise in dem arteriellen Systeme localisirt, doch kann auch das Venensystem angegriffen sein. Die Veränderungen erstrecken sich im allgemeinen über grössere oder kleinere Gefässbezirke, beschränken sich oft aber mit Vorliebe auf nur ein Organ oder Organsystem. Die Symptome sind in Folge dessen zahlreich und wechselnd, man findet aber oft, dass gewisse Symptomencomplexe in überwiegendem Grade hervortreten.

Die Krankheit ist progressiv, sowohl in der Hinsicht, dass die Intensität der Symptome langsam zunimmt, als auch in der Beziehung, dass neue Symptome und Symptomencomplexe erscheinen; dies ist von einer Zunahme der Intensität der anatomischen Veränderungen und deren Verbreitung auf neue Gefässbezirke bedingt.

2. Die Bedeutung einer frühzeitigen Diagnose.

Da das Krankheitsbild sehr wechselnd ist, kann es oft sehr schwer sein, die Krankheit wenigstens in ihren früheren Stadien zu diagnosticiren. Eine frühzeitige Diagnose hat indess eine ausserordentlich grosse praktische Bedeutung, denn wenn die therapeutischen Eingriffe irgend welchen Erfolg haben sollen, so müssen sie stattfinden, bevor die Veränderungen zu intensiv oder zu verbreitet sind.

Die einer physikalischen Untersuchung zugänglichen Gefässe sind sehr oft mehr oder minder deutlich verändert, dies ist indess nicht immer der Fall. Die Aa. radiales, temporales u. s. w. können vollständig normal sein, während sich in den tieferen Gefässen bedeutende sklerotische Veränderungen vorfinden. Unter solchen Umständen wird sich die Diagnose auf das Vorhandensein functioneller Störungen im Gefässsystem im allgemeinen oder auf Symptome von mehr oder weniger zahlreichen Organen stützen müssen. Die Erfahrung hat gezeigt, dass gewisse functionelle Störungen schon so frühzeitig erscheinen, dass sich die sklerotischen Veränderungen nur in einem sehr unerheblichen Grade ausgebildet haben. Es giebt sogar Autoren, welche sich vorstellen, dass Symptome existiren, ohne dass irgendwo anatomische Veränderungen eingetreten sind, dass also die Arteriosklerose ein so zu sagen präsklerotisches Stadium habe.

Es ist selbstverständlich, dass eine genaue Kenntniss des gesammten Symptomenbildes, sowie insbesondere der initialen Symptome für eine frühzeitige Diagnose von durchgreifender Bedeutung ist. Eine sorgfältige Prüfung einer grösseren Zahl von Fällen in den verschiedenen Stadien der Krankheit giebt uns ein mehr oder weniger vollständiges Krankheitsbild, dessen früheste Manifestationen mit den später eintretenden organisch zusammenhängen. Hierdurch lernt man allmählich gewisse früh erscheinende, mehr oder minder vieldeutige Symptome richtig deuten und so zu sagen das Annähern der Krankheit ahnen, bevor ihre Diagnose mit wissenschaftlicher Schärfe gestellt werden kann. Für die Behandlung ist dies von grosser Bedeutung, denn wenn die Symptome so ausgeprägt sind, dass die Diagnose klar liegt, so sind auch die Aussichten auf eine erfolgreiche Behandlung weniger günstig.

Nur durch ein sorgfältiges Studium einer grösseren Anzahl von Fällen ist es möglich, eine Auffassung von der Bedeutung der ätiologischen Factoren zu gewinnen. Hierbei begegnen wir vielleicht noch grösseren Schwierigkeiten, als beim Studium der Initialsymptome. In Bezug auf die Behandlung hat jedoch die Kenntniss derjenigen schädlichen Factoren, welche die Arteriosklerose hervorrufen, sowohl in prophylaktischer als auch in therapeutischer Hinsicht eine nicht unwesentliche Bedeutung.

Es giebt jedoch in der Literatur, so viel ich habe finden können, nur wenige umfangreichere Zusammenstellungen von klinischen Beobachtungen, aus welchen allgemein gültige Folgerungen betreffend die Aetiologie und Symptomatologie gezogen werden könnten. Oft begnügen sich die Autoren damit, zur Aufklärung einer bestimmten Frage einen oder einige Fälle mitzutheilen.

Unter solchen Umständen ist es mir von einem gewissen Interesse erschienen, einen Theil des während der letzten Jahre von mir gesammelten Materials zu veröffentlichen. Vielleicht werden durch eine sorgfältige Prüfung desselben Folgerungen gezogen werden können, welche unsere Kenntnisse einer der am häufigsten vorkommenden und bedeutungsvollsten Krankheiten erweitern und so dem praktischen Arzt von Nutzen sind.

3. Functionelle Störungen.

Damit der Kreislauf in normaler Weise stattfindet, ist es nothwendig, dass die Elasticität, Contractilität und Lichtung der Arterien vollkommen normal sind. Durch die Elasticität der Arterienwand wird die periodisch stattfindende Blutströmung aus dem Herzen in den kleineren Arterien und den Capillaren in eine continuirliche verwandelt. Hierdurch wird die Arbeit des Herzens wesentlich erleichtert und die Ernährung der Organe in einer gleichförmigen Weise sicher gestellt. Wie bekannt, hat man die Arterien als das periphere Herz bezeichnet. Durch die Contractilität der Gefässwand, welche von dem Gefässnervensystem beherrscht wird, kann die Blutzufuhr nach den verschiedenen Organen je nach dem vorhandenen Bedürfniss, besonders je nach dem verschiedenen Grade ihrer Thätigkeit in der exactesten Weise geregelt werden.

Dass die Lichtung der Arterien keine bedeutendere Veränderung, und vor allem keine Verengerung erleiden kann, ohne dass wesentliche Störungen des Kreislaufes entstehen müssen, ist ohne weiteres ersichtlich.

Durch die arteriosklerotischen Processe werden die Elasticität, Widerstandsfähigkeit, Contractilität und Lichtung der Arterien verändert.

Die Elasticitätsveränderung macht sich vorzugsweise in den grossen und mittelgrossen Arterien, und die Abnahme der Widerstandsfähigkeit in den grossen und kleinen Arterien geltend; die Veränderung der Contractilität interessirt in erster Linie die kleineren Arterien, und die der Lichtung kommt im ganzen arteriellen System vor, am gewöhnlichsten in der Weise, dass die Aorta und die grossen Arterien erweitert und die feineren Arterien verengt werden.

Dass die arteriosklerotischen Veränderungen die Elasticität und die Widerstandsfähigkeit der Gefässwand modificiren, hat Polotebnow direct nachgewiesen.[1] Er verglich arteriosklerotische Arterien mit

[1] Polotebnow, *Berliner klin. Wochenschr.*, 1868. S. 361.

gesunden und fand bei gleicher Belastung die Längsdehnung bei jenen geringer als bei diesen, während die bleibende Dehnung nach der Entlastung bei beiden Arten von Gefässen dieselbe war. In anderen Versuchen zeigte er, dass sklerotische Arterien weniger widerstandskräftig als gesunde waren. Arterien, deren Wände wegen Sklerose der Intima mehr oder weniger gleichmässig verdickt waren, hielten den Druck einer nur sehr unbedeutenden Quecksilbersäule von 20—25 cm aus; bei einer Höhe der Quecksilbersäule von 28—30 cm platzten die inneren und mittleren Arterienhäute, und das Quecksilber sickerte durch die äussere Haut wie durch ein Sieb. Befanden sich aber in der Arterie eine oder mehrere sklerotische Plaques, so hielten die Wände derselben nicht einmal den Druck einer Quecksilbersäule von 15 cm Höhe aus. Dabei war keine Spur von einer Vergrösserung der Querdurchmesser der Arterie vor ihrer Ruptur zu bemerken. War dagegen die Adventitia schwielig und verdickt, die Media und die Intima aber atrophisch, so hielt die Arterie nicht nur ohne zu platzen, sondern auch ohne das Quecksilber durch die Wandung durchtreten zu lassen, den Druck einer Quecksilbersäule von 120 cm Höhe aus.

Ferner werden die sklerotisch veränderten grösseren Arterien erweitert und verlängert; dies gilt insbesondere von der Aorta ascendens und dem Arcus aortae, trifft aber auch bei mittelgrossen Arterien, wie bei Brachialis, Femoralis, Radialis u. s. w. zu. Die Verlängerung zeigt sich in den mittelgrossen und kleineren Arterien durch kleinere oder grössere Windungen.

In der Regel verändern die sklerotischen Processe die Tunica muscularis und setzen in Folge dessen den Einfluss der Gefässnerven auf die Lichtung der Arterie herab. Wenn man bedenkt, eine wie mächtige Einwirkung das Gefässnervensystem auf die Regulation des Blutdruckes und die Blutzufuhr nach den verschiedenen Organen ausübt, wie fast jeder Eindruck auf den Körper sich in einem vermehrten oder verminderten Blutgehalt in den peripheren Gefässbezirken geltend macht, so ist es einleuchtend, dass sich jede bedeutendere Störung einer so bedeutungsvollen Leistung in der einen oder anderen Weise zu erkennen geben muss. Alle Organe haben während ihrer Thätigkeit einer grösseren Blutzufuhr als bei der Ruhe nöthig. Wenn nun das Vermögen der Gefässe, ihre Lichtung zu verändern, herabgesetzt oder aufgehoben wird, so bleibt die functionelle Hyperämie aus, und die Ermüdung tritt schneller als sonst ein. Ich werde diese Frage im Zusammenhang mit der Lehre von der Meiopragie später eingehender erörtern.

Durch die grössere Starrheit der Arterien werden erhöhte Anforderungen an die Herzthätigkeit gestellt. Indess zeigt die klinische Beobachtung, dass bedeutende Veränderungen in der Brachialis und Radialis und den übrigen, der Palpation und Inspection zugänglichen Arterien vorhanden sein können, ohne dass irgend welche bedeutendere subjective oder objective Symptome beobachtet werden. In folgender Casuistik enthält die Gruppe II solche Fälle. Es scheint also, dass Circulationshindernisse, welche durch sklerotische Processe in den mittelgrossen Arterien entstehen, ohne Schwierigkeit überwunden werden können. In den meisten Fällen dürfte eine leichte Herzhypertrophie genügen, um unter gewöhnlichen Umständen eine normale Circulation zu Wege zu bringen und die peripheren Organe mit einer zureichenden Blutmenge zu versehen.

Von einer viel grösseren Bedeutung für die Blutströmung in den verschiedenen Organen ist die Abnahme der Arterienlichtung. Die Verengerung trifft theils die Abzweigungsstellen der kleineren Arterien von den grösseren, sklerotischen Arterien, was nicht selten mit den Kranzarterien des Herzens der Fall ist, theils die feineren Arterienzweige, bevor sie in die Capillaren übergehen. Wenn die Arterienverengerung in einem kleineren Bezirk, in einem Organ oder Organsystem localisirt ist, sind die davon bedingten Erscheinungen local und manifestiren sich durch functionelle Störungen des betreffenden Organs oder Organsystems. Ist die Lichtung der kleinen Arterien in einem grösseren Bezirk verengt, wie es bei der Arteriosklerose in der Regel der Fall ist, so erscheinen neben den localen Symptomen auch Störungen der allgemeinen Circulation, und eine Steigerung des arteriellen Blutdruckes mit allen ihren Folgen tritt ein. Bei arteriosklerotischen Kranken können wir, während der früheren Stadien der Krankheit wenigstens, einen erhöhten arteriellen Druck constant nachweisen, und dieses Symptom ist desshalb ausserordentlich bedeutungsvoll, weil es sehr früh erscheint, und zwar oft bevor irgend welches Localsymptom nachgewiesen werden kann. Die von der Arterienverengerung abhängigen localen Symptome sind selbstverständlich sehr variirend und von den in jedem Falle angegriffenen Organen abhängig. Dasselbe gilt auch von der verminderten Contractilität, welche in erster Linie ebenfalls die kleineren Arterien trifft. Ich habe schon bemerkt, dass ein Organ bei seiner Thätigkeit einer reichlicheren Blutzufuhr als bei Ruhe bedarf. Wegen der von den anatomischen Veränderungen bedingten permanenten Verengerung und verminderten activen Dilatation der kleinen Arterien wird die Blutzufuhr nach den thätigen Organen zu gering, ihre Leistungsfähigkeit nimmt ab, und eine functionelle Insufficienz erscheint. Diesen Zustand nennt Potain Miopragie und

Huchard[1] Meiopragie (μεῖον, kleiner und πράσσειν, functioniren). Die Meiopragie oder die meiopragischen Symptome spielen bei arteriosklerotischen Patienten eine bedeutende Rolle. Einige Beispiele werden den Begriff der Meiopragie erläutern. Es ist allgemein bekannt, dass bei alten Individuen, deren Hirngefässe mehr oder weniger sklerosirt sind, die geistigen Leistungen langsam verlaufen und die Gedankenarbeit wegen eintretender Ermüdung bald unterbrochen werden muss. Nach einer längeren oder kürzeren Zeit, während welcher das Gehirn sich erholt, kann die Arbeit aufgenommen werden, um jedoch bald wieder unterbrochen werden zu müssen. Die für die Hirnthätigkeit nothwendige functionelle Hyperämie kommt wegen der Rigidität der Hirngefässe nicht im genügenden Umfang zu Stande; die Ernährung der Gehirnzellen wird daher für die Ausführung gewisser Leistungen zu gering: bei Ruhe sind diese aber genügend gespeist und ihre anatomische Integrität leidet desshalb keine Einbusse. Gewisse cerebrale Symptome, wie Schwindel, vorübergehende Aphasie u. s. w. sind unzweifelhaft in vielen Fällen durch cerebrale Meiopragie bedingt.

Potain erwähnt das intermittirende Hinken beim Pferd.[2] Wenn die eine Arteria iliaca verengt ist, kann das Thier ohne zu hinken im Schritt gehen, bei schnellerer Bewegung tritt indess das Hinken nach kurzer Zeit ein; wird die Bewegung dessen ungeachtet fortgesetzt, so fällt das Thier um, die Extremität ist gelähmt, kalt, empfindungslos und trocken, während der übrige Körper von reichlichem Schweiss bedeckt ist. Analoge Erscheinungen sind beim Menschen von Charcot,[3] Dutil und Lamy[4] beschrieben. Es ist bekannt, dass die schweren Anfälle von Angina pectoris in der Regel durch irgend welche Anstrengung hervorgerufen werden. Die Blutmenge, welche dem Herzmuskel zugeführt wird, ist bei körperlicher Ruhe oder sehr leichter körperlicher Thätigkeit genügend: wenn aber diese etwas, wenn auch nur verhältnissmässig wenig gesteigert wird, so genügt nunmehr die Blutzufuhr nach dem Herzen nicht, eine relative Anämie tritt im Herzmuskel ein, und ein Anfall von Angina pectoris erscheint. Sind die Kranzgefässe in einem etwas grösseren Gebiet hochgradig verengt, so kann es geschehen, dass die Blutzufuhr nach dem Herzen sogar bei vollständiger körperlicher Ruhe ungenügend ist. Unter solchen Um-

[1] Huchard, *Traité clinique des maladies du coeur et des vaisseaux.* II. Éd. Paris 1893. S. 209.

[2] Potain, *Dictionnaire encyclopédique des sciences médicales* (Dechambre). Bd. IV, S. 347. *Art. anémie.* Paris 1866.

[3] Charcot, *Gazette méd. de Paris.* 1859. S. 282.

[4] Dutil und Lamy, *Arch. de méd. exp.* Bd. V, S. 102, 1893.

ständen tritt ein Zustand ein, welcher von Huchard sehr charakteristisch als Status anginosus bezeichnet worden ist, und der in der Regel innerhalb einer verhältnissmässig kurzen Zeit zum Tode führt.[1] — Auch secernirende Organe können von der functionellen Insufficienz betroffen werden. So bemerkt Huchard, dass bei arteriosklerotischen Kranken oft eine so zu sagen latente Nierenaffection vorkommt.[2] Unter dem Einfluss einer acuten Krankheit, z. B. einer Lungenentzündung, werden die Nieren plötzlich insufficient, sie können nicht die durch die Krankheit vermehrten Zersetzungsprodukte bezw. die gebildeten Toxine in genügendem Umfang aus dem Körper entfernen, und die Symptome einer Auto-intoxication erscheinen. Hierin findet Huchard eine der Ursachen der schlechten Prognose der Lungenentzündung bei alten Individuen.

4. Anatomische Veränderungen, dystrophische Sklerose, inflammatorische Sklerose.

Wenn die Lichtung der Arterien wegen der sklerotischen Processe in einem erheblicheren Grade oder vollständig geschlossen wird, so treten nicht allein functionelle Störungen ein, sondern auch die anatomische Integrität der Organe wird dadurch beeinflusst. Die wohlbekannten Erweichungsherde im Gehirn sind oft erscheinende Beispiele einer Nekrose im Verbreitungsgebiet einer verengerten oder zugeschlossenen Arterie. Analoge Veränderungen treten unter entsprechenden Umständen auch im Herzmuskel auf. So fand Huber Infarctbildungen bei thrombotischer Obliteration der Kranzarterien.[3] Diese waren vorzugsweise nach der linken Kammer im unteren Drittel der vorderen Wand und in den zwei oberen Dritteln der hinteren Wand localisirt; sowohl Muskelfasern als Bindegewebe waren an diesen Stellen zerstört. Auch die sogen. Herzschwielen entstehen in gleichartiger Weise; wegen verminderter Blutzufuhr entsteht eine moleculare Nekrose, welche die Wucherung des Bindegewebes hervorruft. Die gemeinsame Ursache ist die Sklerose der Kranzarterien; wird das Gefäss schnell geschlossen, so entsteht eine acute Nekrose; bei langsam stattfindender Abnahme der Blutzufuhr treten moleculare Nekrose und Bindegewebswucherung ein, und ein sklerotischer Herd entsteht. Leyden[4]

---

[1] Huchard, a. a. O., S. 212.

[2] Huchard, a. a. O., S. 214.

[3] Huber, *Virchow's Archiv. Arch. für pathol. Anat.* Bd. LXXXIX, S. 236, 1882.

[4] Leyden, *Zeitschrift f. klin. Med.* Bd. VII, S. 459, 539, 1884.

hebt hervor, dass die Sklerose der Kranzarterien auch ohne Veränderungen im Herzfleisch vorkommen kann, wenn die Blutzufuhr dabei unverändert bleibt; bei schneller Unterbrechung der Blutzufuhr entsteht eine hämorrhagische Infarctbildung oder, wie Ziegler diese Veränderung treffend bezeichnet, eine Myomalacia cordis, bei langsamer Verminderung der Blutzufuhr eine fibröse Myocarditis; ausserdem nimmt Leyden auch eine combinirte oder Uebergangsform an, bei welcher man nebst frischen hämorrhagischen Erweichungen mehr oder minder zahlreiche fibröse Degenerationen antrifft.

Die eigentliche Ausbildung der Lehre von der dystrophischen Sklerose verdanken wir H. Martin.[1] Er hat diejenigen Veränderungen studirt, welche durch die progressive obliterirende Endarteriitis in verschiedenen Organen entstehen, und gezeigt, dass sich die Nierenatrophie, die Herzhypertrophie, die Sklerose der Hinterstränge bei gewissen Fällen von Tabes sowie die senilen Veränderungen in den Nieren in gleichartiger Weise entwickeln. Die progressive Abnahme der Blutzufuhr zu einem Organ verursacht eine Atrophie der specifischen Elemente (éléments nobles ou fonctionels) und eine entsprechende Wucherung des Bindegewebes. Die Sklerose fängt in den von dem Arterienstamm entferntesten Theilen an, wo die Nutrition am schwächsten ist. Während der früheren Stadien des Processes sind die specifischen Elemente unversehrt, bis das sklerosirte Gewebe schon eine bemerkbare Entwickelung erreicht hat. Kein Zeichen deutet darauf, dass eine inflammatorische Reizung vorliegt; daher nennt der Autor den Process dystrophische Sklerose. Ueberall ist die viscerale Läsion das Resultat einer einfachen Nutritionsstörung. Die mehr oder minder bedeutende Verengerung der nutrirenden Arterien beraubt allmählich die Gewebe des für ihre normale Leistungen nothwendigen Quantums von Nahrungsflüssigkeit. Die specifischen Elemente, wie die Epithelzellen in den Nieren, die Muskelzellen, die Leberzellen u. s. w. werden in ihrer Vitalität angegriffen; anfangs werden sie indifferent, d. h. nehmen eine niedrigere Qualität an; später können sie mehr oder weniger vollständig verschwinden. Hierbei findet im Bindegewebe ein entgegengesetzter Process statt, eine unvollständige Nutrition steigert dessen Vitalität, es absorbirt fast alle disponiblen Nahrungsstoffe und hypertrophirt langsam. Hierdurch wird es leicht erklärlich, wesshalb die dystrophische, von der progressiven Endarteriitis verursachte Sklerose nicht um die Gefässe herum, sondern im Gegentheil so weit entfernt als möglich von den vasculären Centren beginnt, nämlich dort, wo die Nutrition am ungenügendsten ist.

[1] H. Martin, *Revue de médecine.* 1881. S. 369; 1886. S. 1.

Auch die Entstehung der atheromatösen Veränderungen in den grösseren Gefässen wird von Martin[1] in derselben Weise erklärt. In den Vasis vasorum, den kleinen nutriirenden Arterien der Arterienwand, erscheint eine obliterirende Endarteriitis, welche die tieferen Schichten der Intima zerstört und die Bildung eines atheromatösen Herdes verursacht. Die primäre Läsion, die Endarteriitis in der nach dem atheromatösen Herd führenden nutriirenden Arterie wird nie vermisst, wenn es auch zuweilen schwierig ist, dieselbe nachzuweisen.

Auf der anderen Seite heben Debove und Letulle[2] in Bezug auf den Zusammenhang zwischen Nephritis und Herzvergrösserung hervor, dass man eine fibröse Diathese annehmen muss, welche sowohl die renale als auch die cardiale Läsion beherrscht. Die Herzhypertrophie ist die Folge einer Bindegewebswucherung, diese fängt in den Gefässen an und verbreitet sich dann durch die Fortleitung einer Periarteriitis über das umgebende Muskelgewebe. Hierdurch entsteht ein Hinderniss für die Contraction der Herzmuskelfasern, diese werden ihrerseits zu einer energischeren Thätigkeit gezwungen, und die Folge davon ist die Hyperthrophie. Die Periarteriitis existirt in vielen Organen, in gewissen findet sie aber einen günstigeren Boden für ihre Entwicklung: so in der Niere, wo eine interstitielle Nephritis ensteht; im Herzen und besonders in der linken Kammer, wo eine Sklerose auftritt.

Rigal und Juhel-Rénoy fassen die skleröse Läsion des Myocardiums als inflammatorisch auf.[3] Sie theilen Fälle mit, in welchen die sklerösen Herde im Myocardium mit endo-periarteriitisch veränderten Gefässen in unzweideutigem Zusammenhang standen.

Hier handelte es sich nicht um eine dystrophische Störung, sondern um eine wirkliche Entzündung, die sich von der Adventitia auf das interstitielle Bindegewebe fortgepflanzt hatte. Die in das Netzwerk des wuchernden Bindegewebes eingeklemmten Muskelfasern atrophiren allmählich. Der pathologische Process greift in letzter Hand diejenigen Muskelfasern an, welche von dem erkrankten Gefäss am meisten entfernt sind. Die Entwickelung des Processes findet also in gerade umgekehrter Richtung als bei dem von Martin beschriebenen statt.

Etwa denselben anatomischen Standpunkt nimmt auch Duplaix ein, dem wir eine sehr gute Arbeit über die Sklerose verdanken.[4] In der Mehrzahl seiner Präparate fand er die obliterirende Endarteriitis

---

[1] H. Martin, *Revue de médecine.* 1881. S. 32.

[2] Debove und Letulle, *Archives gén. de médecine.* 1880. Bd. I, S. 275.

[3] Rigal und Juhel-Rénoy, *Archives gén. de médecine.* 1881. Bd. II, S. 129, 313.

[4] Duplaix, *Contribution à l'étude de la sclérose.* Paris 1883.

als Initialläsion vor; indessen wurde sie in einigen Fällen, besonders in den Nieren und im Rückenmark vermisst, während die Periarteriitis immer beobachtet werden konnte. Die Endarteriitis stellt also nicht immer die primäre Läsion dar, und die Adventitia ist zuweilen der ausschliessliche Sitz der Veränderungen. Hieraus folgt, dass die Sklerose in gewissen Fällen durch die Verbreitung der Bindegewebswucherung über angrenzende Partien bedingt ist. Auf Grund seiner Studien über die verschiedenen Läsionen, ihre Entwickelung und pathogenetischen Bedingungen stellt sich Duplaix vor, dass die Sklerose nicht inflammatorischer Natur ist, sondern das Resultat einer Ernährungsstörung darstellt; daher ist die Benennung dystrophische Sklerose, die Martin diesen Veränderungen gegeben hat, vollkommen berechtigt.

A. Weber, welcher die Cardiosklerose ausführlich studirt hat, nimmt drei anatomische Formen der cardialen Sklerose an: eine perivasculäre Form, welche inflammatorischer Natur ist und als kleine Inseln an der Peripherie der Arterien erscheint; eine dystrophische Form, die gewöhnlichste und bedeutungsvollste, welche die von H. Martin beschriebenen Veränderungen darbietet; und endlich eine gemischte Form, die sowohl inflammatorisch als dystrophisch ist.[1] In einer späteren, mit Blind gemachten Arbeit stellt Weber drei Formen von Cardiosklerose auf, welche drei Gruppen von Krankheitsfällen entsprechen, nämlich paravasculäre Sklerosen, die dystrophische Form; perivasculäre Sklerosen, die inflammatorische Form der Autoren; und die venöse Sklerose (coeur cardiaque), welche durch Stauung in den Herzvenen entsteht.[2]

5. Die Arteriosklerose ist eine allgemeine und progressive Krankheit.

Wie aus dem oben Ausgeführten hervorgeht, sind die Ansichten bezüglich der Frage, ob die Endarteriitis oder die Periarteriitis die primäre Läsion darstellt, noch getheilt; alle neuen Autoren scheinen indess über die Bedeutung der Gefässläsion für die Entwickelung der Sklerose einig zu sein. Sei es, dass die skleröse Veränderung das Herz, die grösseren Arterien, die Nieren, das centrale Nervensystem, die Leber, die Milz oder die Lungen u. s. w. betrifft, immer stellen die Gefässe, und zwar in den meisten Fällen die Arterien, zuweilen aber die Venen, den Ausgangspunkt des Processes dar. Die arterielle

[1] A. Weber, *Contribution à l'étude anatomo-pathologique de l'artériosclérose du coeur.* Paris 1887.

[2] A. Weber und Blind, *Révue de médecine.* 1896. S. 705, 799.

Sklerose ist immer primär, die venöse Sklerose kann, wie bei der Lebercirrhose, primär sein, ist aber in den meisten Fällen secundär und von einer venösen Stauung abhängig. Eine derartige venöse Sklerose wird im Herzen, in den Lungen, der Leber, der Milz, den Nieren u. s. w. beobachtet.

Die visceralen Sklerosen beziehen sich in den bei weitem meisten Fällen nicht auf ein einziges Organ. In der Regel verhält es sich so, dass der Process in einem Organ, das vorzugsweise angegriffen ist, zu beginnen scheint, später aber breiten sich die Veränderungen über immer grössere Bezirke aus. Das vereinigende Band ist die Gefässsklerose. So bemerkte Senator bei einer Discussion in der Berliner medicinischen Gesellschaft, dass die Veränderungen bei der chronischen, interstitiellen Nephritis allerdings von den Gefässen ausgingen, diese Gefässerkrankung war aber nicht local, nur auf die Nieren beschränkt, sondern stellte einen allgemeinen, über den ganzen Körper mehr oder weniger verbreiteten pathologischen Process dar.[1] Er demonstrirte Präparate von der Haut und dem Mesenterium. In diesem wurde eine beginnende Endarteriitis, welche die Lichtung des Gefässes verengert hatte, beobachtet. Die Hautgefässe zeigten dagegen eine Verdickung der Adventitia.

Die sklerotischen Veränderungen im Gefässsysteme entwickeln sich unter dem Einfluss von allgemein wirkenden ätiologischen Factoren. Ohne Zweifel giebt es eine angeborene Disposition, die sich in einer gewissen Beschaffenheit des Organismus zu erkennen giebt. Die arthritische Diathese, die sich als Obesitas, Diabetes, Gicht, Cholelithiasis, Nephrolithiasis, rheumatische Affectionen, gewisse Hauterkrankungen u. s. w. manifestirt, ist für die Arteriosklerose und die viscerale Sklerose ein fruchtbares Feld. Unentschieden ist, ob hierbei gewisse Veränderungen im Blute und in der Gewebsflüssigkeit das determinirende Moment darstellen, oder ob das Gefässsystem selbst, insbesondere die Arterien, eine besondere Disposition besitzen, in Folge dessen leichte Schädlichkeiten, welche kaum ein einziger Mensch während seines Lebens vermeiden kann, bei diesen Individuen die Sklerose hervorrufen. Sicher ist, dass man oft in Familien, deren Mitglieder den oben erwähnten pathologischen Zustand darbieten, Individuen mit ausgeprägten Symptomen der Arteriosklerose beobachtet.

Auch gewisse allgemein wirkende Causalmomente, wie Intoxicationen und Infectionen, bei welchen man annehmen muss, dass schädliche Substanzen im Blut circuliren, rufen die Arteriosklerose hervor.

[1] Senator, *Berlin. klin. Wochenschr.* 1880. S. 422.

Von grossem praktischen Interesse ist die von Huchard ausgesprochene Auffassung, dass die ersten Erscheinungen der Arteriosklerose vasomotorische, aus spastischen Contractionen der kleinen Arterien bestehende Störungen darstellen.[1] Hierdurch entsteht ein abnorm hoher arterieller Druck, der seinerseits auf das Herz und das Gefässsystem einwirkt. Dieser erhöhte Druck geht der Gefässläsion voran. Wenn dies richtig ist, so wäre es möglich die Krankheit zu erkennen, schon bevor sich die anatomischen Läsionen entwickelt haben, und man hätte also die Gelegenheit, gegen die weitere Entwickelung der Krankheit einzugreifen. Auch v. Basch spricht von einem analogen, von erhöhtem arteriellen Druck charakterisirten präsklerotischen Stadium, welches er als latente Arteriosklerose und später als Angiorhigosis bezeichnet hat.[2]

Gerade durch diesen gesteigerten arteriellen Druck giebt sich die Arteriosklerose schon in ihren frühesten Stadien als eine allgemeine Krankheit zu erkennen. Die klinischen Erscheinungen variiren selbstverständlich in hohem Grade und sind von der verschiedenen in dem speciellen Falle stattfindenden Localisation abhängig: das zusammenknüpfende Band in der variirenden Mannigfaltigkeit finden wir aber in den Gefässsymptomen. Besonders zeigt sich dieser Zusammenhang in den frühesten Stadien. Im weiteren Verlaufe der Krankheit treten gewisse Localaffectionen mehr selbständig hervor und trüben das allgemeine Bild der Krankheit.

Aus diesen kurzen Andeutungen folgt also, dass die Arteriosklerose als eine allgemeine Erkrankung betrachtet werden muss; die Beweise dafür liefern uns sowohl die pathologische Anatomie, als auch die Aetiologie und die Symptomatologie.

Wie aus der klinischen Beobachtung hervorgeht, ist die Arteriosklerose progressiv. In ihren früheren Stadien zeigen sich ausser den allgemeinen Symptomen nur geringe und wenig verbreitete Localsymptome. Allmählich werden gewisse Localsymptome überwiegend, und das Bild einer Localerkrankung tritt in den Vordergrund. Später werden immer zahlreichere Organe von der Erkrankung angegriffen, und in den späteren Krankheitsstadien tritt das Bild einer allgemeinen, tief eingreifenden und äusserst charakteristischen Kachexie immer mehr hervor.

[1] Huchard, *Bull. gén. de thérapeutique, août et sept.* 1892.

[2] v. Basch, *Wiener med. Presse.* 1893. S. 761, 808, 848, 891, 1062, 1102, 1142, 1184; — 1896. S. 210, 254, 290, 315, 351.

B. Geschichtliche Uebersicht.

Die in den Arterien vorkommenden Veränderungen, welche als chronische Endarteriitis, Endarteriitis deformans s. nodosa, Arteriosklerose, atheromatöse Processe, Atherose, Arterieninduration u. s. w. bezeichnet worden sind, sind seit lange bekannt und beschrieben. Die klinischen Manifestationen dieser Veränderungen, d. h. was als Arteriosklerose in klinischer Anschauung bezeichnet werden kann, sind aber erst während der letzteren Decennien näher berücksichtigt worden, und man kann sagen, dass erst während der allerletzten Zeit das so vielfach wechselnde Krankheitsbild der Arteriosklerose einigermaassen fixirt worden ist. Diese Erweiterung unserer Auffassung von der klinischen Bedeutung der Arteriosklerose verdanken wir dem Studium über den Zusammenhang zwischen den Arterienveränderungen und den Veränderungen in den entsprechenden Organen, den sogen. visceralen Sklerosen. Krankheitsprocesse, welche früher als local aufgefasst wurden, haben sich als Theilerscheinungen eines auf den grösseren Theil des Körpers verbreiteten pathologischen Processes herausgestellt.

Zu gleicher Zeit, als man also gelernt hat, gewisse örtliche Symptome richtig zu deuten, ist es auch leichter geworden, die für den Körper so bedeutungsvolle Krankheit in einem frühen Stadium zu diagnosticiren. Auch die für die Krankheit wichtigen ätiologischen Momente hat man versucht festzustellen, und wenn auch zugegeben werden muss, dass in dieser Hinsicht noch vieles dunkel ist, so scheint es doch, als ob einige feste Anhaltspunkte schon gewonnen seien. So dürfte es ganz unzweideutig sein, dass eine vorhergehende syphilitische Infection hierbei eine wichtige Rolle spielt, und es ist nicht unwahrscheinlich, dass dieses ätiologische Moment immer mehr an Bedeutung gewinnt, wenigstens betreffs gewisser Localisationen des sklerotischen Processes. Auch gewisse hygienische und diätetische Verhältnisse, sowie die erbliche Disposition scheinen von Bedeutung zu sein.

Diese Ergebnisse der hierhergehörigen modernen Forschung — die erweiterte Kenntniss der klinischen Manifestationen der Krankheit, eine dadurch ermöglichte frühzeitigere Diagnose und eine bessere Einsicht betreffs der ätiologischen Factoren — eröffnen eine günstigere Aussicht auf ein erfolgreiches therapeutisches Eingreifen und machen also eine bessere Prognose wahrscheinlich.

Ich erwähnte, dass unsere Kenntnisse von der Symptomatologie der Arteriosklerose erst während der letzten Jahrzehnte vollständiger geworden sind. Ein paar Localisationen bilden indess davon eine Ausnahme. So wurde schon ums Jahr 1760 die Angina pectoris von Rougnon in Frankreich und Heberden in England beschrieben, und am Ende des achtzehnten Jahrhunderts wurde dieser Symptomencomplex von Jenner und Parry mit der Coronarsklerose in Zusammenhang gebracht. In seinem Traité clinique des maladies du coeur et des vaisseaux hat Huchard eine interessante und ausführliche Darstellung von der geschichtlichen Entwicklung der Lehre von Angina pectoris gegeben, auf welche ich den sich dafür Interessirenden hinweise. Auch die Aneurysmen, insbesondere das Aorten-Aneurysma, sind seit lange auch von klinischem Geschichtspunkte aus mit Interesse studirt worden. Sie bilden indess eine ziemlich abgegrenzte Krankheitsgruppe für sich und werden im Folgenden nur flüchtig berührt, wesshalb ich es nicht angezeigt finde, ihre Geschichte hier darzustellen.

Der Erste, der die Benennung Arteriosklerose gebraucht hat, ist, wie es scheint, Lobstein.[1] Er bespricht die Entzündung der Arterien oder die Arteriitis, die Verdickung der Arterien oder die Arteriosklerose und die Verknöcherung der Arterien. Nach einem italienischen Autor, Jemina, beschreibt er die Symptome der Aortitis, welche sich auf die acute Aortitis zu beziehen scheinen. Die Arteriosklerose findet er nur in den grossen Gefässstämmen: Arcus Aortae und Aorta descendens in der Brust- und Bauchhöhle, niemals aber in den Arterien der unteren Körperhälfte. Das, was er unter Verknöcherung der Arterien zusammenfasst, scheint etwa dem gegenwärtigen Begriff der Arteriosklerose zu entsprechen, und er stellt in diesem Capitel die bekannte, noch heut zu Tage im Grossen und Ganzen, wie es scheint, giltige Frequenzscala für das Vorkommen der Arteriosklerose in den verschiedenen Gefässbezirken auf. Die Ursache der Induration ist ihm unbekannt, auch kennt er keine Symptome, welche die Diagnose möglich machen. Die Verknöcherung ist, seiner Ansicht nach, nach dem 50. Lebensjahre ziemlich häufig, und er will derselben keine Bedeutung beim Entstehen der Gangraena senilis oder der Angina pectoris zuerkennen. Lebert, der in Virchow's Handbuch der speciellen Pathologie und Therapie (Erlangen, 1861, Bd. 5:2. S. 9) die Erkrankungen der Gefässe behandelt, sagt im Capitel Atheroma der Arterien, dass die Beschreibung dieser Ver-

[1] Lobstein, *Lehrbuch der pathol. Anat.* Deutsche Bearbeitung. Stuttgart 1835. Bd. II, S. 465 u. folg.

änderung mehr eine indirecte klinische Bedeutung hat, da sie direct zu weniger bestimmten Symptomen Veranlassung giebt. Und S. 11 sagt er: „die Symptomatologie des Atheroms ist sehr gering. Es giebt weder ein Mittel, das Atheroma der Arterien sicher im Leben zu erkennen, noch, wenn es erkannt sein sollte, dasselbe rückgängig zu machen". —

Indess brachte das Studium der Nierenkrankheiten eine wesentliche Umgestaltung der Lehre von der Arteriosklerose zuwege. Schon Senhouse Kirkes bemerkt, dass Nierenerkrankung, Herzhypertrophie und Arterienveränderungen oft gleichzeitig vorkommen.[1] Die Nierenerkrankung ist das primäre. Hierdurch wird das Blut verändert, und es entstehen Schwierigkeiten für seine Bewegung in den Capillaren; in Folge dessen entsteht ein erhöhter arterieller Blutdruck mit dadurch bewirkter Herzhypertrophie. Durch den hohen Druck werden die Arterien gespannt und erleiden allmählich Structurveränderungen. Insbesondere sind die Gefässe des Gehirns oft Sitz krampfhafter Processe, bersten dabei leicht und rufen eine Apoplexie hervor.

Bei chronischer Nephritis fand Johnson in den Nieren-Arterien Veränderungen, welche er als Hypertrophie ihres Muscularis deutete.[2] Aehnliche Veränderungen fand er auch in den Arterien des Dünndarmes sowie in den subcutanen Arterien des Handrückens.

Die grösste Aufmerksamkeit erregten die im Jahre 1872 veröffentlichten Untersuchungen von Gull und Sutton, welche Folgendes ergaben:[3]

Es giebt einen krankhaften Zustand, welcher durch eine hyalinfibroide Bildung in den kleinen Arterien und Capillaren gekennzeichnet wird;

die krankhafte Veränderung ist von Atrophie des umgebenden Gewebes begleitet;

es ist wahrscheinlich, dass die krankhafte Veränderung in der Niere anfängt, sie kann aber auch in anderen Organen primär erscheinen;

die Schrumpfung und Atrophie der Niere ist nur die Theilerscheinung einer allgemeinen Veränderung;

die Nieren können nur wenig oder kaum bemerkbar afficirt sein, während die krankhafte Veränderung in anderen Organen beträchtlich fortgeschritten ist;

---

[1] Senhouse Kirkes, *Med. Times and Gazette.* 1855. Juli-December. S. 515.

[2] Johnson, *Medico-chirurg. transactions.* 1868. Bd. LI, S. 57.

[3] Gull und Sutton, *Jb.* 1872. Bd. LV, S. 273.

die krankhafte Veränderung in den kleinen Arterien und Capillaren stellt die primäre und wesentliche Veränderung in dem krankhaften Zustand dar, welcher als chronischer Morbus Brightii mit geschrumpfter Niere bezeichnet worden ist;

die klinischen Erscheinungen variiren mit den vorzugsweise afficirten Organen;

auf dem jetzigen Standpunkt der Wissenschaft können die vasculären Veränderungen nicht auf eine vorhergehende von herabgesetzter Nierenfunction abhängige Veränderung des Blutes bezogen werden.

Wenn es nothwendig ist, diesen krankhaften Zustand mit einem besonderen Namen zu bezeichnen, so schlagen Gull und Sutton den Ausdruck Arterio-capillary-fibrosis zu diesem Zwecke vor.

Durch die Gefässveränderung entsteht ein erhöhter arterieller Blutdruck, welcher seinerseits zu Herzhypertrophie führt.

Es muss indess bemerkt werden, dass Lancereaux schon vor Gull und Sutton auf die bedeutende Verbreitung der Gefässveränderungen und den hohen arteriellen Druck bei der sklerösen Nephritis aufmerksam gemacht hatte.[1] Seitdem haben zahlreiche Autoren die Frage von der Verbreitung und Bedeutung der Gefässveränderungen bei den chronischen Nephritiden näher studirt, und mehrere haben der Hauptsache nach die Angaben Gull's und Sutton's bestätigt. Es würde indess zu weit führen, wenn ich alle diese Arbeiten, die zum grössten Theil vorzugsweise anatomisches Interesse haben, näher erörtern wollte. Ich bemerke nur, dass Leyden gewisse Formen wenigstens der Schrumpfniere als Theilerscheinungen des wichtigen arteriosklerotischen Processes betrachtet, welcher besonders bei den Krankheiten des vorgeschrittenen Alters eine so grosse Rolle spielt.[2] Diese Arteriosklerose ist bald in diesen, bald in jenem Organ stärker entwickelt. Entweder greift die Krankheit am stärksten die Aorta an, führt zur Erweiterung derselben und greift auch auf die Aortenklappen über, oder sie trifft in höherem Grade die kleinen Arterien des Gehirns, des Herzens oder der Nieren. Symptomatisch beobachtet man das Krankheitsbild der reinen Schrumpfniere, öfter tritt aber ein Symptomencomplex auf, welcher den früheren Stadien der Nierensklerose angehört und mehr das Gepräge einer Herzerkrankung trägt. Hierher gehören eine Anzahl Fälle von Herzaffectionen, welche bei älteren Leuten vorkommen und als Fettherz, weakened heart oder cardiales Asthma bezeichnet worden sind. Das Herz, und zwar

---

[1] Lancereaux, *Dictionnaire encyclop. des sciences médicales.* Art. Rein. Ser. 3, Bd. III, S. 198, Paris 1876.

[2] Leyden, *Zeitschrift für klin. Med.* 1881. Bd. II, S. 133.

speciell die linke Kammer, ist fast immer hypertrophisch oder dilatirt. Der Harn ist bald eiweisshaltig, bald eiweissfrei. Die Niere ist aber nicht in allen Fällen, wo kein Eiweiss im Harn erscheint, gesund; im Gegentheil verlaufen die früheren Stadien der Nierensklerose ohne Albuminurie, und sogar die Schrumpfung kann zeitweise ohne dieses Symptom existiren. In diesen Fällen treten die asthmatischen Erscheinungen in den Vordergrund, und die Kranken scheinen mehr an einer Herzerkrankung als an einer Nierenerkrankung zu leiden.

In mehreren zerstreuten Mittheilungen hat Traube selbst[1] oder durch seine Schüler[2] das klinische Bild der Arteriosklerose beleuchtet und seine Ansichten über das Wesen und die Pathogenese der Krankheit ausgesprochen. Gewisse ätiologische Factoren, wie z. B. der Alkohol, steigern wahrscheinlich den Tonus der Arterienmuskeln, wodurch der Abfluss aus dem Aortensystem vermindert wird. In Folge dessen steigt der Blutdruck an, und die Geschwindigkeit der Blutströmung nimmt ab. Der letztere Umstand bedingt nach Traube in erster Linie das Entstehen der arteriosklerotischen Veränderungen. Die weissen Blutkörperchen bleiben wegen der langsamen Blutströmung leicht an der Gefässwand stehen, sie wandern durch das Epithel hindurch in die Intima und bilden Bindegewebe. Wegen des Verstopfens der Gewebelücken mit eingewanderten, im Wachsthum begriffenen weissen Blutkörperchen sowie wegen des hohen arteriellen Druckes leidet die Ernährung des neugebildeten Bindegewebes Schaden.

Die Herzhypertrophie und die Arteriosklerose haben eine gemeinsame Grundbedingung, nämlich den gesteigerten Tonus der Arterienmuskeln. Hierdurch entstehen einerseits Drucksteigerungen im Aortensystem mit Hypertrophie der linken Herzkammer, andererseits Verlangsamung der Blutströmung in den grösseren Arterien, welche zur Sklerose führt.

Eine von klinischem Gesichtspunkte aus sehr gute Arbeit über die Arteriosklerose wurde im Jahre 1872 von Gueneau de Mussy veröffentlicht.[3] Er berichtet hier über die Ergebnisse zahlreicher Beobachtungen betreffend das directe Erkennen der Gefässindurationen mittelst Inspection und Palpation, deren Bedeutung für gewisse Läsionen in dem Gehirn, dem Herzen und den Nieren; vor allem behandelt er sehr ausführlich ihre Aetiologie. Die wichtigsten seiner Ergebnisse betreffend die Aetiologie werden wir spätern erörtern. Gueneau de Mussy gründet seine An-

[1] Traube, *Gesammelte Beiträge.* Bd. III. Berlin 1878.

[2] Hertel, *Berliner klin. Wochenschrift.* 1871. S. 301, 313, 337, 366, 376.

[3] Gueneau de Mussy, *Archives gén. de méd.* 1872. Bd. II, S. 129 und 292.

gaben auf 160 Fälle. Allerdings theilt er keine Krankengeschichten mit, die Resultate sind aber aus einer sorgfältigen Bearbeitung eines grösseren, von allen Gesichtspunkten aus durchforschten Materials hervorgegangen. Diese Art der Behandlung des Stoffes ist meines Wissens bei der Darstellung der Arteriosklerose alleinstehend. Im Allgemeinen begnügen sich die Autoren damit, einen einzelnen oder wenige Fälle als Illustration zu einer mehr oder weniger dogmatischen Darstellung mitzutheilen.

Eine für ihre Zeit beachtungswerthe Darstellung der Arteriosklerose hat Quincke im Jahre 1876 gegeben.[1] Hier sind sowohl die Aetiologie als auch die Symptomatologie ziemlich ausführlich behandelt worden. Die functionellen Folgen der Arterien-Veränderungen für die Gefässe, das Herz und die übrigen Organe werden hervorgehoben.

Eine klinische Darstellung der Arteriosklerose ist von Albert Fraenkel gegeben worden.[2] In Bezug auf die Aetiologie hebt er das mechanische Moment hervor: das Zusammendrücken der Bauchgefässe bei Fettleibigen und die Stauung in den Unterleibsgefässen bei stillsitzenden Individuen. Unter den Symptomen hat er das Asthma cardiale und die Angina pectoris ausführlich beschrieben und für ihre Behandlung beachtenswerthe Rathschläge gegeben.

Die Sklerose der Kranzarterien des Herzens ist in einer ausgezeichneten Weise von Leyden dargestellt worden.[3] Ausser der Herzaffection verursacht die Arteriosklerose auch andere Folgekrankheiten, wie Nierensklerose, Erweiterung der Aorta mit Insufficienz der Aortenklappen, apoplektische Anfälle auf Grund der Sklerose der Hirngefässe u. s. w. Die von der Coronarsklerose direct abhängigen Symptome, besonders die Angina pectoris und das Asthma cardiale sowie die objectiven Erscheinungen vom Herzen und von den Gefässen werden ausführlich behandelt. Der Autor ist der Ansicht, dass die Diagnose der Krankheit in typischen Fällen eine leichte ist, vor allem wenn deutliche Anfälle von Angina pectoris vorgekommen sind. Haben sich nur asthmatische Erscheinungen oder Zeichen von Herzschwäche zu erkennen gegeben, so können diese von einer allgemeinen Arteriosklerose, von Nierensklerose, von Fettherz oder von idiopathischer Herzdilatation herrühren. Es kann, besonders bei Frauen, schwierig sein, Anfälle von nervöser Angina oder nervösem Herzklopfen richtig zu deuten, hierzu ist zuweilen eine längere Beobachtungszeit erforderlich.

---

[1] Quincke, *v. Ziemssen's Handbuch.* Bd. VI, S. 336. Leipzig 1876.

[2] A. Fraenkel, *Zeitschr. f. klin. Medicin.* 1882. Bd. IV, S. 1 und Eulenburg's *Real-Encyklopädie.* 3. Aufl., Bd. II, S. 268, *Art. Arteriosklerose.*

[3] Leyden, *Zeitschr. f. klin. Medicin.* 1884. Bd. VII, S. 459 u. 539.

Die Discussion über den Zusammenhang zwischen der chronischen interstitiellen Nephritis und der Arteriosklerose wird von Fabre fortgesetzt, der hervorhebt, dass die interstitielle Nephritis eine Blutveränderung bewirkt, welche ihrerseits die Arteriitis hervorruft.[1] Die letztere Veränderung ist sehr verbreitet und greift zahlreiche kleine Gefässe an, wodurch ein Hinderniss für den Kreislauf entsteht; der arterielle Druck steigt an, das Herz hypertrophirt, Blutungen und viscerale Sklerosen erscheinen.

Auch Charcot betrachtet das Nierenleiden als die primäre Affection und die Gefässveränderungen als von diesem bedingte secundäre Erscheinungen.[2]

Auf der anderen Seite bemerkten Mahomed, Leyden,[3] Gull und andere, dass die über einen grossen Theil des arteriellen Systems verbreiteten Arterienveränderungen wenigstens gewisse Formen der Nierensklerose bedingen können.

Nach Mahomed findet sich der erhöhte arterielle Blutdruck lange Zeit vor, bevor die Symptome einer Nierenaffection oder organischer Gefässerkrankungen auftreten.[4] Die letzteren erfordern wahrscheinlich viele Jahre für ihre Entwickelung. Er theilt 61 Fälle mit, welche alle erhöhten arteriellen Druck und Herzhypertrophie darboten, oft waren die Arterien palpabel verdickt; im Harn kein Eiweiss.

In einer späteren Arbeit entwickelt Gull seine Ansichten über die Veränderungen in den kleinen Arterien und Capillaren.[5] Sowohl die Adventitia als die Intima werden verdickt, die Muscularis wird in verschiedener Weise verändert. Die erste Veränderung in den Leistungen der Nieren ist eine vermehrte Harnabsonderung, wobei das specifische Gewicht des Harns abnimmt, ohne dass der Harn irgend welche chemische Veränderung darbietet. Schon in diesem Stadium findet man indess eine Abnahme des Körpergewichtes, eine grauliche Hautfarbe, sowie Symptome einer mangelhaften Ernährung in verschiedenen Organen, welche bei verschiedenen Individuen Schwankungen darbieten. Die Haut ist weniger elastisch als normal, Störungen in den Verrichtungen des Gehirns und des Rückenmarkes erscheinen; Dyspepsie, Athemnoth und Zeichen von Herzhypertrophie treten auf.

Der gegenseitige Zusammenhang der localen Sklerosen und ihre Abhängigkeit von der Sklerose im Gefässsystem sind besonders von

[1] Fabre, *Marseille médical.* 1876. Nr. 7, S. 385.
[2] Charcot, *Revue de médecine.* 1881. S. 418, 505, 595.
[3] Leyden, *Zeitschr. f. klin. Medicin.* 1881. Bd. II, S. 133.
[4] Mahomed, *Guy's Hospitals reports. Third Series.* Bd. XXV, S. 295.
[5] Gull, *American journ. of med. sciences.* 1886. Bd. XCI, S. 403.

französischen Autoren betont worden. Ich habe schon bei der Darstellung der Lehre von der dystrophischen Sklerose die Arbeit von Duplaix erwähnt. Hier will ich seine wichtigsten Schlussfolgerungen kurz zusammenstellen.[1]

„Wenn sich die Sklerose unter dem Einfluss einer allgemeinen Ursache entwickelt, so ist sie eine wirkliche Krankheit, welche multiple Localisationen darbieten kann und nicht auf ein einzelnes Organ beschränkt ist.

Diese Verbreitung der sklerösen Läsionen wird aus den Bedingungen ihrer Entwickelung erklärlich, denn diese üben ihren Einfluss auf alle Punkte des Körpers aus.

Das Uebergewicht des krankhaften Processes in dem einen oder anderen Organ schliesst seine Gegenwart in den übrigen Organen nicht aus und findet seine Erklärung in einer besonderen Prädisposition bei dem angegriffenen Organ oder in einer mehr directen und primären Wirkung des krankheitserregenden Elementes auf dasselbe.

Neben den mehr oder minder verbreiteten Läsionen in den verschiedenen Organen wird immer eine Veränderung des Gefässsystems, eine zu dem ganzen Gefässapparat generalisirte Arteriosklerose angetroffen.

Diese Gefässveränderung beherrscht die Entwickelung des Processes im Innern der Organe; sie stellt das Band dar, welches alle die verschiedenen Localisationen desselben krankhaften Zustandes gegenseitig vereinigt; durch die Gefässveränderung wird der Einfluss einer und derselben allgemein wirkenden Ursache bewiesen.

Man kann daher mit gewissen Autoren sagen, dass die atrophische Cirrhose, die interstitielle Nephritis u. s. w. keine locale Erkrankungen, sondern Manifestationen eines allgemeinen krankhaften Zustandes darstellen.“

Dieselbe Auffassung hat Isnard ausgesprochen.[2] Er bemerkt, dass die Arteriosklerose bei dem sklerösen Processe constant vorkommt, dass die generalisirte Arteriosklerose primär ist und den sklerösen Process beherrscht, dass die multiplen Sklerosen von einander unabhängig, dagegen der allgemeinen Arteriosklerose subordinirt sind.

Eine frühzeitige Diagnose der Arteriosklerose ist nur durch Induction möglich; man ist dazu berechtigt, ihr Vorhandensein anzunehmen, wenn bei dem Kranken folgende Symptome nachgewiesen werden können:

---

[1] Duplaix, *Contributions à l'étude de la sclérose.* Paris 1883.

[2] Isnard (de Marseille), *Archives gén. de médecine.* 1886. Bd. I, S. 142.

1. Eine Dyskrasie, welche zu gleicher Zeit die Endarteriitis und die Sklerose hervorruft;

2. Eine oder mehrere viscerale Sklerosen; weil die generalisirte Arteriosklerose immer zu gleicher Zeit als die viscerale Sklerose vorkommt, so kann man von dem Vorhandensein dieser auf die Existenz jener schliessen;

3. Periphere vasculäre Läsionen, als Rigidität in den Radialarterien, Arcus senilis, Arteriitis; wenn man sich nämlich an die Tendenz der letzterwähnten erinnert, sich zu generalisiren und vor Allem die kleinen Gefässe anzugreifen.

Die vollständigste Darstellung der klinischen Manifestationen der Arteriosklerose ist unzweifelhaft von Huchard gegeben worden.[1] Seit 1870 hat er in zahlreichen Veröffentlichungen verschiedene Theile der Pathologie der Arteriosklerose, sowohl von anatomischem als von klinischem und therapeutischem Gesichtspunkt aus behandelt. Er hat seine Erfahrungen in einer grossen Arbeit zusammengefasst, deren erste Auflage im Jahre 1889 erschien; die zweite Auflage vom Jahre 1893 ist vollständig umgearbeitet. Die wichtigsten Abschnitte dieses Werkes sind zu verschiedenen Zeiten Gegenstand besonderer Abhandlungen gewesen. So finden wir 1883 eine ausführliche Darstellung der Angina pectoris, 1892 eine von der Cardiosklerose und gleichfalls 1892 eine von den Aortiten. Ausserdem hat Huchard viele seiner Schüler für die Arbeit auf diesem Felde interessirt, wodurch eine ganze Reihe beachtungswerther Mittheilungen zu Stande gekommen sind. Unter diesen Forschern aus Huchards Schule sind vor Allem zu nennen: A. Weber,[2] Tournier,[3] Faure-Miller,[4] Kortz,[5] Blind,[6] Mercereau,[7] Weber und Blind,[8] Picard.[9]

---

[1] H. Huchard, *Traité clinique des maladies du coeur et des vaisseaux.* II. Édition. Paris 1893. — *Revue de médecine.* 1883. S. 279, 469, 662, 745; 1892. S. 421, 588, 687. — *Progrès médical.* 1892. S. 183, 217, 260, 283, 301, 317, 441.

[2] Weber, *Contribution à l'étude anatomo-pathologique de l'artério-sclérose (Sclérose du myocarde).* Paris 1887. — *De l'angine de poitrine et de l'artério-sclérose.* Paris 1893.

[3] Tournier, *La dyspnée cardiaque.* Paris 1892.

[4] Faure-Miller, *Contribution à l'étude clinique des cardiopathies artérielles à type myo-valvulaire.* Paris 1892.

[5] Kortz, *Les maladies de l'aorte et du système artériel dans leurs rapports avec la tuberculose pulmonaire.* Paris 1893.

[6] Blind, *Le rétrécissement mitral des artérioscléreux.* Paris 1894.

[7] Mercereau, *Le pouls anacrote ou à dicrotism initial.* Paris 1896.

[8] Weber et Blind, *Revue de médecine.* 1896. S. 705, 799.

[9] Picard, *Dyspnée toxique d'origine alimentaire.* Paris 1897.

Dass Huchard zur Erweiterung unserer Kenntnisse von der Arteriosklerose mächtig beigetragen hat, darüber kann kein Zweifel bestehen; er hat die modernen Ansichten von der Subordination der localen Sklerosen unter die Veränderungen des Gefässsystemes verfochten; er hat die Symptomatologie der Arteriosklerose ausführlich dargestellt, wobei er eine ganze Reihe vorher wenig beachteter und und vielleicht unrichtig gedeuteter Symptome betont hat; er hat sehr interessante Anschauungen über die Aetiologie der Arteriosklerose ausgesprochen, und endlich die Behandlung dieser Krankheit, die früher als fast jeder Behandlung widerstehend angesehen war, mit wahrer Begeisterung studirt. Wenn auch seine Darstellung in vielen Punkten noch eine ernsthafte kritische Prüfung nöthig hat, und wenn einige seiner Folgerungen, besonders innerhalb des therapeutischen Gebietes, noch nicht als völlig bewiesen angesehen werden können, so hat er dennoch einen mächtigen Impuls zum Studium einer unserer gewöhnlichsten und bedeutungsvollsten Krankheiten gegeben, weshalb die Wissenschaft ihm Rechnung zu tragen hat. Auch beginnen die Lehren Huchard's über Frankreich hinaus discutirt zu werden; und in Deutschland sind sie Gegenstand literarischer Bearbeitung gewesen.[1]

C. Casuistik.

Gruppe I.

Fälle, bei welchen nur eine Steigerung des arteriellen Blutdruckes nachgewiesen worden ist.

a. Mit Syphilis in der Anamnese.

Fall 1. J. J., 44 Jahre, Landwirth, Hedemora.

Gesteigerter arterieller Druck; leichte Anfälle von Angina pectoris.

Der Patient ist gesund und kräftig gewesen. Im Jahre 1871 hatte er rheumatisches Fieber, ohne irgend welche Complication von Seiten des Herzens; wurde mehrmals von Aerzten untersucht. Vor 20 Jahren bekam er Syphilis, wurde ärztlich behandelt und hat seitdem keine Symptome davon bemerkt.

[1] Singer, *Die klinischen Symptome der Arteriosklerose des Herzens. Medicinische Wandervorträge.* Heft 51. Berlin 1896.

Vor etwa 1 Jahre bemerkte er bei stärkerem Gehen Schmerzen und Druck in der Herzgegend und musste stehen bleiben, bis der Anfall vorüber war; wenn er langsam geht, fühlt er keine Unannehmlichkeit. Bei den Anfällen strahlen die Schmerzen in den linken Arm bis zu den Fingerspitzen aus. Keine Athemnoth. Vor ein paar Jahren starkes Kopfweh und Schwindel beim Lesen.

Status am 9. März 1897: Der Patient sieht blass aus, Ernährungszustand gewöhnlich, fühlt zuweilen Kälte in Händen und Füssen, klagt über die oben erwähnten Anfälle.

Das Herz nicht nachweisbar vergrössert, der zweite Aortenton stark accentuirt, kein Geräusch.

Der Puls gespannt, regelmässig, normale Frequenz.

Periphere Arterien nicht deutlich sklerotisch.

Harn, spec. Gew. 1·022, enthält weder Eiweiss noch Zucker.

Behandlung: mitigirte Milchdiät. KJ.

Am 14. April 1897. Der Patient findet, dass er schneller gehen und weitere Strecken zurücklegen kann, ohne dass die schmerzhaften Anfälle erscheinen. Die objectiven Symptome wie im Status.

Fall 2. F. C., 49 Jahre, Lehrer. Stockholm.

Gesteigerter arterieller Druck, vorübergehende Albuminurie.

Der Patient hat Alkohol periodisch missbraucht. Anfangs der Siebziger syphilitisch angesteckt, machte während der Achtziger eine Einreibungskur durch, hat in der letzten Zeit bei Bewegung an Athemnoth gelitten.

Status am 5. October 1895: Sehr fettleibig, Körpergewicht 104 ^{kg}, kommt leicht ausser Athem.

Das Herz nicht nachweisbar vergrössert, die Töne rein, der zweite Aortenton deutlich accentuirt.

Der Puls regelmässig, gespannt.

Der Harn enthält eine Spur Eiweiss; keinen Zucker.

Behandlung: geordnete Diät; KJ.

19. October 1895. Die Herztöne klar, kein Eiweiss im Harn; der Patient fühlt sich besser.

2. October 1895. Körpergewicht 99 ^{kg}.

1. Februar 1890. Bei mehreren Untersuchungen während der letzten Monate kein Eiweiss im Harn. Körpergewicht 97 ^{kg}. Der Patient fühlt sich gesund.

b. Mit Fettleibigkeit.

Fall 3. P. S., 49 Jahre alt, Maschinist. Hernösand.

Erhöhter arterieller Druck.

Gesund bis vor 2 Jahren, zu welcher Zeit der Arzt erklärte, dass der Patient an einem Herzfehler litt. Der Patient war sehr fettleibig und machte desswegen während der letzten 6 Monate eine Abmagerungskur (Fleischdiät, Beschränkung des Trinkens) durch; gleichzeitig hat er sich schlechter gefühlt, hat an Schwindelanfällen gelitten, die Beine geschwollen; hat keine Athmungsbeschwerden gehabt.

Status am 17. Juni 1895: Zur Zeit sind die Beine nicht geschwollen; der Patient fühlt sich müde und schwach.

Das Herz nicht nachweisbar vergrössert, die Herzthätigkeit regelmässig, kein Geräusch, der zweite Aortenton accentuirt.

Der Puls regelmässig, voll, gespannt.

Das Harn frei von Zucker und Eiweiss.

Behandlung: Gewöhnliche Diät; Pil. jodet. ferros.

Fall 4. G. B., 50 Jahre alt, Arboga.

Erhöhter arterieller Druck.

Gesund, bis sie vor einigen Jahren begann, an Athemnoth und Stechen in der linken Seite der Brust zu leiden; später Herzklopfen bei Körperbewegungen, sehr durstig, Kopfschmerzen über der Stirn und dem Scheitel.

Status am 25. Juni 1895: Die Patientin ist sehr fettleibig, klagt über Stechen in der Herzgegend.

Das Herz: der Spitzenstoss kräftig in der Mammillarlinie, Dämpfung über dem unteren Theil des Brustbeins, die Herzthätigkeit regelmässig, die Herztöne stark, der zweite Aortenton accentuirt; kein Geräusch.

Der Puls regelmässig, kräftig, gespannt.

Im Harn weder Eiweiss noch Zucker.

Behandlung: Gymnastik, Massage.

Gruppe II.

Fälle mit arteriosklerotischen Veränderungen in den peripheren Gefässen, aber ohne nachweisbare sklerotische Veränderungen in den inneren Organen.

a. Mit Syphilis in der Anamnese.

Fall 5. H. O., 53 Jahre alt, Agent. Stockholm.

Arteriosclerosis, Rheumatismus art. acut., Alkoholismus.

Der Patient hat Alkohol missbraucht. Syphilis im 25. Lebensjahre; mehrmals Einreibungskur. Im Alter von 32 Jahren Herzklopfen, Dyspnoë — der Arzt diagnosticirte einen Herzfehler — durch Medicin und Gymnastik vollkommen wiederhergestellt. Vor 10 Jahren Gelenkrheumatismus, mit jährlichen Recidiven. Am 8. September Schmerz und Oedem im linken Knie.

Status am 16. September 1895: Leichter Schmerz im linken Knie, kein Oedem, Gefühl von Druck in der Brust. Tremor in den Händen.

Das Herz nicht vergrössert, die Töne rein, kein Geräusch.

Der Puls voll und gleichmässig, keine Unregelmässigkeit.

Periphere Arterien rigid.

Der Harn, spec. Gew. 1·023, enthält weder Eiweiss noch Zucker.

Behandlung: Natr. Salicyl., Bäder, Massage.

20. November 1895. Der Patient ist von den rheumatischen Schmerzen frei.

b. Mit Alkoholmissbrauch in der Anamnese.

Fall 6. G. P., 58 Jahre alt, Schreiner. Stockholm.

Arteriosclerosis, Rheumatismus chronicus, Albuminurie.

Der Vater an Nierenstein gestorben, die Mutter lebt noch, gesund, 76 Jahre alt. Der Patient hat strenge Arbeit gehabt, hat lange Zeit Alkohol missbraucht,

Syphilis wird verneint; in seinen jungen Jahren hatte er Pocken und im Jahre 1864 acute Pneumonie und Delirium tremens; sonst gesund. Mitte Juni 1895 fing er an, bei körperlichen Anstrengungen an Athemnoth sowie Empfindlichkeit und Steifigkeit im Rücken zu leiden.

Status am 10. October 1895: Der Patient klagt über Schmerzen im Nacken und Rücken; Athemnoth nur dann, wenn er ausser dem Bette ist.

Das Herz nicht nachweisbar vergrössert, die Töne rein, der zweite Aortenton accentuirt.

Der Puls regelmässig, klein; Frequenz 68 pro Minute.

Die Arteriae radiales werden als feste, ungleichmässige, nicht gewundene Stränge gefühlt.

Harn, spez. Gew. 1·015, enthält Spuren von Eiweiss.

Behandlung: NaJ, Massage.

16. November 1893. Der Patient fühlt sich besser.

c. Mit anstrengender Arbeit in der Anamnese.

Fall 7. J. P., 66 Jahre alt, Ackerarbeiter. Wurde am 3. März 1896 in das Seraphimerlazareth aufgenommen und am 31. März 1896 entlassen.

Arteriosklerosis, Emphysema pulmonum, Bronchitis.

Betreffend die Eltern des Patienten konnte keine Auskunft erhalten werden. Der Patient hat immer eine anstrengende Arbeit gehabt. Er ist bis zum Jahre 1880 gesund gewesen; dann wurde er von einem Pferd auf die Brust getreten; soll drei Mal an Cholera gelitten haben. Husten ist von Zeit zu Zeit vorgekommen und allmählich schlimmer geworden. Dazu hat sich Athemnoth hinzugesellt. 1882 hat er Bluthusten gehabt. Er ist mehrere Male, zuletzt 1895, wegen Husten im Krankenhaus gepflegt worden.

Status am 9. März 1896: An jedem Fusse sind 3 Zehen wegen Erfrieren im Jahre 1862 amputirt worden. Klagt über den oft erscheinenden Husten; das Expectorat spärlich.

Das Herz nicht nachweisbar vergrössert; die Töne schwach und entfernt.

Der Puls unregelmässig; Frequenz 72 pro Minute.

Periphere Arterien rigid und fest.

Die Lungen zeigen Symptome von Emphysem und Bronchitis.

Der Harn ohne pathologische Bestandtheile.

Behandlung: Decoct. Senegae c. Chin. + KJ.

31. März 1896. Die Lungensymptome gebessert; wird entlassen.

d. Mit schlechten hygienischen Verhältnissen in der Anamnese.

Fall 8. J. P., 65 Jahre alt, Ackerarbeiter. Insel Wärmdö. Wurde am 3. Mai 1895 in das Seraphimerlazareth aufgenommen und am 13. Mai 1895 entlassen.

Arteriosklerosis, Emphysema pulmonum, Bronchitis chronica.

Hygienische und diätetische Verhältnisse schlecht; Alkoholmissbrauch und Syphilis werden verneint. Der Patient hat an Masern, Scharlach, Pocken, Cholera

(3 Mal 1853—1854) und Intermittens gelitten. Im Alter von 51 Jahren Bluthusten, nach einigen Wochen wiederhergestellt und dann bis 1890 gesund; in diesem Jahre litt er an einer bald vorübergehenden Fieberkrankheit. Seitdem hat er an Athemnoth und Husten gelitten. Anfälle von Athemnoth und Husten bei geringer Anstrengung; bei einem derartigen Anfall Schwindel, so dass er umfiel. In der letzten Zeit sind ihm auch Herzklopfen und Stechen in der Herzgegend zugestossen.

Status am 4. Mai 1895: Klagt über Husten und Athemnoth.

Das Herz nicht nachweisbar vergrössert, die Töne rein, dumpf, entfernt; der zweite Pulmonaliston etwas verstärkt.

Der Puls hart, etwas unregelmässig; Frequenz 54 pro Minute.

Periphere Arterien rigid.

Lungen: beträchtliches Emphysem, Rhonchi und Rasselgeräusche.

Harn, spec. Gew. 1·010, enthält weder Eiweiss noch Zucker.

Behandlung: Decoct. Senegae + KJ.

13. Mai 1895. Der Patient wird entlassen, subjectiv gebessert.

e. Mit verschiedenen Infectionskrankheiten in der Anamnese.

Fall 9. E. W., 62 Jahre alt, Seemann. Roslagen. Am 13. August 1896 in das Seraphimerlazareth aufgenommen, am 20. September 1896 entlassen.

Arteriosclerosis, Anasarca, vorübergehende Albuminuria.

Die hereditären Verhältnisse ohne Interesse. Lues und Alkoholmissbrauch werden verneint. Als Kind Masern, im Alter von 20 Jahren Malaria, sonst gesund bis 1893; dann zeigte sich Oedem in den unteren Extremitäten, Athemnoth und Müdigkeit; nach medicamentöser Behandlung genas der Patient. Während der letzten Jahre hat der Patient an trockenem Husten gelitten. Seit 2 Monaten hat er wieder dieselben Symptome wie 1893 nebst Anschwellung des Bauches und Diarrhöe.

Status am 15. August 1896: Schwaches Oedem in den Füssen, Diarrhöe.

Das Herz nicht nachweisbar vergrössert, die Herzthätigkeit regelmässig, der zweite Aorten- und der zweite Pulmonaliston accentuirt, jener etwas stärker.

Der Puls etwas tardus, stark und gespannt; Frequenz 70—80 pro Minute.

Periphere Arterien: Aa. brachiales hoch oben an den Oberarmen gewunden; gleichwie die Aa. radiales sind sie als mehr wie gänsefederkieldicke, feste, fast sehnenähnliche Stränge palpabel. Truncus anonymus stark pulsirend, Aa. subclaviae erscheinen als feste Stränge.

Die Bauchhöhle enthält freie Flüssigkeit.

Der Magensaft giebt keine Reactionen auf Salzsäure oder Milchsäure.

Die Lungen zeigen Symptome von Emphysem.

Harn, spec. Gew. 1·020, gewisse Tage Spur von Albumin, andere Tage keine Spur davon; bei einer Untersuchung wurden wenige, fettkörnige und hyaline Cylinder beobachtet.

Die Augen: der Hintergrund des linken Auges normal; der des rechten Auges konnte wegen Trübungen in den Augenmedien nicht wahrgenommen werden.

Behandlung: Bismuth. subnitric. + Op.

Die Harnmenge, welche auf Grund der Diarrhöe anfangs nicht gemessen werden konnte, war später vermehrt (über 2 Liter pro Tag), spec. Gew. 1·010; kein Albumin; Cylinder wurden indess fortwährend gefunden. Der Ascites verschwand, in den Beinen blieb ein leichtes Oedem bestehen.

20. September 1896. Der Patient wird heute gebessert entlassen.

Fall 10. Anders A., 74 Jahre alt, Armenhäusler, Nacka. Wurde in das Seraphimerlazareth am 26. Januar 1895 aufgenommen; am 30. April 1895 gestorben.

Arteriosclerosis, Emphysema pulmonum, Otitis media bilateralis purulenta.

Im 20. Lebensjahre litt der Patient an Malaria, ist aber sonst immer gesund gewesen. Seit 3 Jahren Ohrenleiden und Schwerhörigkeit. Während des letzten Jahres Athemnoth bei Bewegungen und seit December Husten. Missbrauch von Alkohol sowie Lues wird verneint.

Status am 31. Januar 1895: Der Patient ist mager, klagt über Ohrensausen; Brustkasten emphysematisch, Darmentleerungen lose, eitriger Fluss aus den Ohren.

Das Herz nicht nachweisbar vergrössert, die Töne rein.

Der Puls regelmässig, etwas schwach; Frequenz 86 pro Minute.

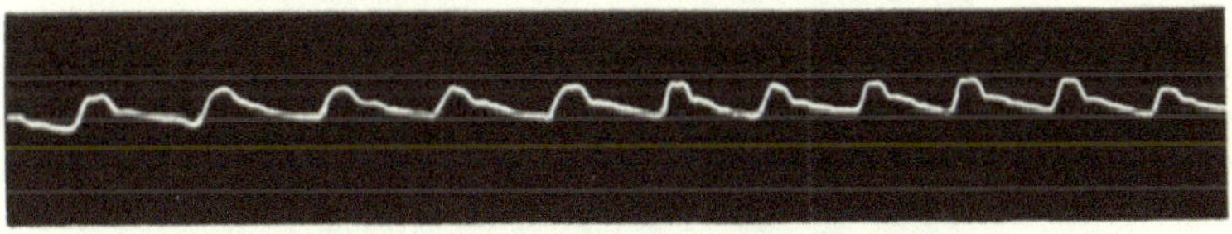

Fig. 1. Art. radialis. D. 1. Febr. 1895.

Aa. radiales und temporales gewunden und rigid.

Lungen: lose Rasselgeräusche in den unteren Theilen der Lungen.

Der Harn enhält keine pathologischen Bestandtheile.

Ende März und Anfang April litt der Patient an reichlichem Nasenbluten, wonach sich eine beträchtliche Anämie entwickelte und der Patient am 30. April 1895 starb.

Section am 1. Mai 1895. Bei der Section wurden atheromatöse Processe in den Hirngefässen und der Aorta, acute fibrinöse Pericarditis, Bronchitis, Anämie in allen Organen und purulente, doppelseitige Otitis media nachgewiesen.

Fall 11. E. Ö., 76 Jahre alt, Militär.

Arteriosclerosis, Cardiosclerosis, Angina pectoris.

Vor einigen Jahren Lungenentzündung, 1895 Lungenkatarrh mit geringem Exsudat in der linken Pleurahöhle. In der letzten Zeit Schwindel, Dyspnoë und eigenthümliche Schmerzen in der Herzgegend: „es kneift wie mit einer Zange".

Status am 20. April 1896: Der Patient klagt über die oben erwähnten Symptome, welche nach Körperbewegungen erscheinen.

Das Herz: ausser einer leichten Accentuierung des zweiten Aortentons nichts Bemerkenswerthes.

Periphere Arterien in bedeutendem Grade sklerotisch verändert, hart, gewunden.

Der Harn ohne Albumin und Zucker.

Lungen: Leise Rasselgeräusche in beiden Lungen.

Behandlung: Pil. tereb. c. Chin. + KJ.

f. Ohne etwas Bemerkenswerthes in der Anamnese.

Fall 12. N. N., 60 Jahre alt, Tagelöhner. Am 2. August 1896 in das Seraphimerlazareth aufgenommen, am 25. August entlassen.

Arteriosclerosis, Cholera nostras.

Der Patient ist während seines ganzen Lebens vollkommen gesund gewesen, keine Athemnoth, kein Herzklopfen. Während der Nacht zwischen dem 1. und 2. August erkrankte er äusserst heftig mit Erbrechen und Diarrhöe.

Status am 3. August 1896: Der Patient ist sehr erschöpft; das Sensorium vollständig frei, Erbrechen und Diarrhöe, heisere Stimme, trockene Zunge.

Das Herz nicht vergrössert, die Spitze im 4. Intercostalraum 3 ^{cm} innerhalb der Mammillarlinie; die Herztöne schwach, aber ohne Geräusch. Der zweite Aortenton etwas accentuirt.

Der Puls klein, regelmässig; Frequenz 80 pro Minute.

Periphere Arterien, insbesondere die Aa. brachiales rigid und zum Theil verkalkt.

Die Leber nicht vergrössert.

Der Harn enthielt bei der Aufnahme eine Spur von Albumin. Nachdem die Diarrhöe aufgehört hatte, verschwand auch das Albumin aus dem Harn. Durch Behandlung mit Opium und Diät hörte die Diarrhöe bald auf, und der Patient wurde, von seiner acuten Krankheit völlig befreit, am 25. August aus dem Krankenhaus entlassen.

Fall 13. E. E., 63 Jahre alt, Landwirth, Roslagen. Wurde am 17. März 1895 in das Seraphimlazareth aufgenommen, am 12. April 1895 entlassen.

Arteriosclerosis, Pleuritis sicca dextra.

Die hereditären Verhältnisse bieten nichts Bemerkenswerthes dar; Lues und Alkoholmissbrauch werden verneint. Die hygienischen Verhältnisse gut; Im 49. Lebensjahre wurde der Patient in der rechten Hüfte verletzt, und vor einem Jahre verstauchte er sein rechtes Knie. Im December 1894 fingen die Füsse an zu schwellen, das Oedem ist seitdem nicht vollkommen zurückgegangen. Am 3. März stiess der Patient die rechte Seite des Brustkastens gegen eine Leiter, auf welche er gestiegen war, und verlor dabei für eine kurze Zeit das Bewusstsein.

Status am 20. März 1895: Das rechte Bein steif, Reibegeräusch über dem unteren Theil der rechten Lunge.

Das Herz nicht vergrössert, die Töne entfernt, rein.

Der Puls unregelmässig.

Die peripheren Arterien rigid.

Der Harn, spec. Gew. 1·010, enthält kein Albumin.

Behandlung: Nasse wärmende Umschläge.

Wird am 12. April 1895 entlassen.

Fall 14. Marie V., 71 Jahre alt, Frau, Ljusterö. Wurde am 26. April 1895 in das Seraphimerlazareth aufgenommen, am 31. Mai 1895 entlassen.

Arteriosclerosis, Bronchitis chronica, Albuminuria.

Die beiden Eltern in hohem Alter gestorben, die Mutter an einem Schlagfluss. Gesund bis vor zwei Jahren, fing die Patientin dann an zu husten; der Husten wurde 1894 schwerer, der Bauch und die Beine fingen an zu schwellen, und die Patientin litt an Athemnoth, Kopfschmerzen, Ohrensausen. Das Oedem ging etwas zurück; im März 1895 wurde der Husten wieder schwerer.

Status am 29. April 1895: Leichte Cyanose an den Wangen und Lippen, Oedem in den Beinen.

Das Herz nicht vergrössert, die Töne dumpf, der erste Ton an der Spitze etwas unrein.

Der Puls regelmässig; Frequenz 72 pro Minute.

Die Leber vergrössert, ihre untere Grenze deutlich palpabel.

Die peripheren Arterien zeigen eine deutliche Arteriosklerose.

In den Lungen Rhonchi und subcrepitirende Rasselgeräusche.

Harn spec. Gew. 1·010, enthält Spuren von Albumin.

Behandlung: Digitalinum cristallisat.; KJ. 0·5 × 3; Milchdiät.

31. Mai 1895. Die Patientin wird gebessert entlassen.

Gruppe III.

Fälle von Arteriosklerose mit leichten Symptomen vom Herzen.

a. Mit Syphilis in der Anamnese.

Fall 15. C. A. V., 45 Jahre alt, Agent, Stockholm. Wurde am 4. November 1895 in das Seraphimerlazareth aufgenommen, und am 22. December 1895 entlassen. Wurde zum zweiten Mal am 12. Januar 1896 aufgenommen; am 19. October 1896 gestorben.

Arteriosclerosis, Cardiosclerosis, Arthritis deformans, Diabetes mellitus.

In hereditärer Hinsicht nichts Bemerkenswerthes. Die hygienischen Verhältnisse während der letzten Jahre schlecht. Der Patient hat Alkohol missbraucht; Syphilis 1878. Bekam 35 Einreibungen. Masern als Kind, Influenza 1889. Im Juni 1895 matt und träge, Abmagerung, Durst und vermehrte Harnmenge. Diese Symptome wurden vor 2 Monaten verschlechtert.

Status am 11. October 1895: Bei der Aufnahme ein kolossaler Durst, genoss 2 Liter flüssige Nahrung (Milch, Wasser, Suppen); nachdem er auf Fleischdiät gestellt worden war, nahm der Durst ab. Auftreibung der Kniegelenke, des rechten Handgelenks, des 2. Metacarpo-phalangeal-gelenkes der rechten Hand und der Basis des 1. Metatarsalknochens des linken Fusses.

Das Herz nicht nachweisbar vergrössert, der 2. Aorten- und der 2. Pulmonaliston accentuirt; kein Geräusch.

Der Puls regelmässig, kräftig, etwas gespannt, Frequenz 84 pro Minute.

Periphere Arterien vielleicht etwas rigid, nicht gewunden.

Die Leber etwas vergrössert.

Die Milz nicht vergrössert.

Der Harn: Menge bei der Aufnahme 6—8 Liter pro 24 Stnnden, mit 5·5 Proc. Zucker; spec. Gew. 1·030; bei der Fleischdiät wurde die Harnmenge auf etwa 3 Liter und der Zuckergehalt auf 1—2 Proc. vermindert.

Behandlung: Tinct. theb., Fleischdiät.

Der Patient nahm an Gewicht von 41·5 bis auf 51^{kg} (7. December 1895) zu.

22. December 1895. Der Patient wird heute gebessert entlassen.

Der Patient wurde am 12. Januar 1896 wieder aufgenommen; Körpergewicht 47^{kg}, Harnmenge 3 Liter, Zuckergehalt etwa 3·5 Proc. Patellarreflexe aufgehoben. Der Zustand wurde während der ersten Zeit nur wenig verändert; der Patient bekam im linken Knie einen Erguss, der nachher zurückging. Gegen den Herbst wurde der Zustand verschlechtert, und der Patient starb am 19. October 1896.

Section am 21. October 1896 (Dr. Quensel). Das Herz etwas grösser als normal; auf der vorderen Oberfläche der rechten Kammer eine circumscripte fibrinöse Pericarditis; in der Musculatur der linken Kammer zahlreiche, grauweisse fibröse Flecke; die Aorten- und Mitralisklappen zeigen auf zerstreuten, kleineren Flecken gelbliche Verdickungen. In den Aa. coronariae werden zerstreute gelbweisse Verdickungen der Wände bemerkt; die Aorta hat in ihrer ganzen Länge beträchtliche arteriosklerotische Veränderungen, welche aus zahlreichen, gelbweissen Verdickungen, darunter einige kalkincrustirt, bestehen. Auch in der A. lienalis und den Aa. renales finden sich deutliche sklerotische Veränderungen vor (Kalkincrustationen). In der Niere, der Leber und der Bauchspeicheldrüse keine Veränderungen. In der rechten Niere Infarct.

Fall 16. A. R., 53 Jahre alt, Notar, aus dem nördlichen Schweden.

Arteriosclerosis, Cardiosclerosis, Adipositas universalis.

Syphilis vor ca. 15 Jahren, wurde von Professor Welander in den Jahren 1878 und 1880 behandelt. Schon vor 10 Jahren wurde der Patient als an Herzfehler leidend angesehen. Seit vielen Jahren hat er an Gichtanfällen gelitten. Während der letzten Jahre Herzklopfen, Athemnoth beim Gehen, Unruhe und Angstgefühl.

Status am 1. Mai 1896: Sehr fettleibig.

Das Herz nicht nachweisbar vergrössert, die Herzthätigkeit frequent und etwas unregelmässig; der zweite Aortenton accentuirt, kein Geräusch.

Der Puls voll, gespannt, etwas unregelmässig.

Arteriae radiales rigid.

Die Leber etwas vergrössert.

Der Harn enthält weder Zucker noch Eiweiss.

Behandlung: KJ + China; Diät, Gymnastik.

b. Mit Alkoholmissbrauch in der Anamnese.

Fall 17. F. B., 38 Jahre alt, Eisenarbeiter, später Schreiber, Stockholm. Wurde am 17. April 1893 in das Seraphimerlazareth aufgenommen und am 27. April 1893 entlassen.

Arteriosclerosis, Insufficientia cordis.

Die hereditären Verhältnisse bieten nichts von Interesse dar. Der Patient ist von dem 15. bis zum 35. Lebensjahre Eisenarbeiter gewesen und hat als solcher anstrengende Arbeit gehabt. Während dieser Zeit hat er geistige Getränke genossen, jedoch nicht beträchtlich; während der letzten Jahre hat er indess diese Getränke in ziemlich hohem Grade missbraucht. Am 21. März 1893 bemerkte er, dass die Füsse kalt und gefühllos waren, später traten Schmerzen und Schwellung in den Fussgelenken auf. Von Zeit zu Zeit hat er nach Missbrauch von Alkohol Herzklopfen und unregelmässige Herzthätigkeit bemerkt. Die Schwellung erstreckte sich bald auf die Unterbeine und die Oberschenkel.

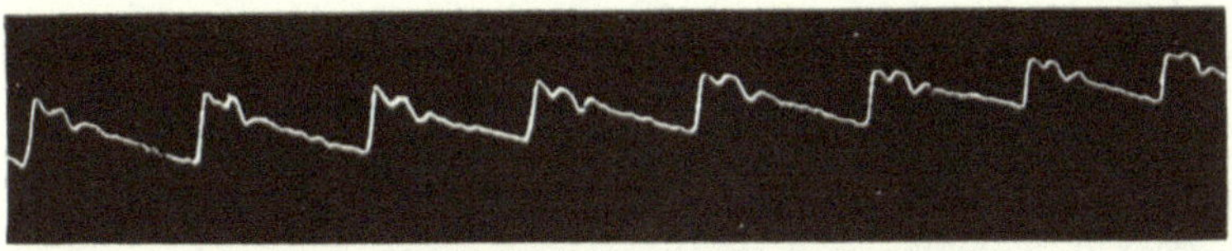

Fig. 2. Art. rad. dextra. D. 24. April 1893.

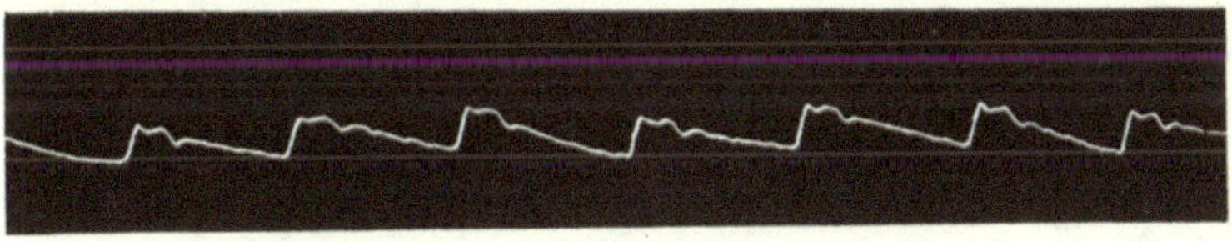

Fig. 3. Art. rad. sin. D. 24. April 1893.

Status praesens: Oedem in den unteren Extremitäten.

Das Herz nicht nachweisbar vergrössert, die Töne rein, der zweite Ton an der Basis etwas accentuirt, kein Geräusch. Bei der Aufnahme war die Herzthätigkeit unregelmässig.

Der Puls etwas unregelmässig, Frequenz 45 pro Minute.

Die Aa. radiales rigid.

Die Leber nicht vergrössert.

Der Harn frei von Eiweiss.

Behandlung: Stillliegen, absolute Milchdiät, Digitalin. cristallisat. (0·5 mg), NaJ.

Eine sehr reichliche Diurese trat ein, das Oedem verschwand, und die Herzthätigkeit wurde vollkommen regelmässig.

27. April 1893. Der Patient fühlt sich vollkommen gesund, wird entlassen.

Fall 18. S. A. J., 52 Jahre alt, Seemann, Oeland. Wurde am 24. Januar 1896 (in das Seraphimerlazareth) aufgenommen und am 24. Februar 1896 entlassen.

Arteriosclerosis, Cardiosclerosis, Emphysema pulmonum, Ischias dextra.

Der Patient hat Alkohol missbraucht, verneint aber Syphilis; hat ein hartes Leben geführt, ist dennoch gesund gewesen. Vor 8 Jahren Blutvergiftung als Folge einer Verletzung am Fuss, vor 4 Jahren litt der Patient an der Cholera und wurde in einem Krankenhaus zu Lübeck gepflegt. Etwa 14 Tage vor der Aufnahme Schmerzen im rechten Bein.

Status am 31. Januar 1896: Rechtsseitige Ischias.

Das Herz nach links (der Spitzenstoss im 6. Rippeninterstitium, ausserhalb der Mammillarlinie) und auch etwas nach rechts vergrössert, die Töne rein; Accentuirung des zweiten Aortentons, weniger des zweiten Pulmonalistons.

Der Puls kräftig, regelmässig; Frequenz 62 pro Minute.

Die peripheren Arterien etwas rigid.

Die Lungen zeigen Symptome von Emphysem.

Die Bauchorgane ohne Bemerkenswerthes.

Der Harn enthält weder Eiweiss noch Zucker.

Behandlung: Natr. salicyl., NaJ, Bäder, Massage.

24. Februar 1896. Das Bein gesund, der Patient wird entlassen.

Fall 19. J. J., 53 Jahre, Eisenarbeiter, Stockholm. Wurde am 9. December 1895 in das Seraphimerlazareth aufgenommen, am 17. Januar 1896 entlassen.

Arteriosclerosis, Anginöse Schmerzen, Emphysema pulmonum, Alkoholismus chronicus, Acne rosacea.

Die hereditären Verhältnisse ohne Interesse. Seit seinem 15. Lebensjahre hat der Patient eine strenge Arbeit gehabt und Alkohol missbraucht; verneint Syphilis. Lungenentzünduug 1882, darnach während eines halben Jahres Husten; Brust- und Magenkatarrh 1888. Nach dieser Zeit hat der Patient stets an Husten gelitten. Seit 1890 chronischer Gelenkrheumatismus und Acne rosacea. Wurde 1893 wegen Emphysem, Myocarditis, Arteriosclerosis, Gastrointestinalkatarrh und Ischias im Seraphimerlazareth behandelt. Während der letzten Jahre Herzklopfen und Athemnoth, zuweilen heftige Schmerzen in der Herzgegend, nach der Magengrube, dem Rücken und der linken Schulter ausstrahlend.

Status am 14. December 1895: Die Körperkraft ist herabgesetzt, bei stärkerer Bewegung Athemnoth, Herzklopfen, Stechen in der Herzgegend und der linken Seite. Tremor in der Zunge und den Händen. Acne rosacea.

Das Herz nicht nachweisbar vergrössert (Lungenemphysem), die Töne rein, der zweite Ton an der Basis etwas accentuirt.

Der Puls voll, kräftig, regelmässig; Frequenz 70 pro Minute.

Periphere Arterien rigid, etwas gewunden.

Der Magensaft enthält keine Salzsäure, dagegen aber Lab und Pepsin.

Der Harn, spec. Gew. 1·012, enthält kein Albumin.

Behandlung: Sal carlsbad. fact., Infus. amar. alk., Lassar's Schalpaste, Massage.

17. Januar 1896. Der Patient wird gebessert entlassen.

Fall 20. O. K., 57 Jahre alt, Gartenarbeiter. Wurde am 3. August 1894 in das Seraphimerlazareth aufgenommen, am 3. November 1894 entlassen.

Arteriosclerosis, Cardiosclerosis, Pleuritis exsudativa dextra, Albuminuria.

Beide Eltern in hohem Alter gestorben. Als Kind litt der Patient an Malaria; hatte 1871 die Pocken, ist aber sonst bis zum Jahre 1892 stets gesund gewesen. Zu dieser Zeit begann die jetzige Krankheit des Patienten mit Schmerzen in der Brust, Druck in der Herzgegend, Athemnoth beim Gehen von Treppen, Oedem in den Beinen (das Oedem ging leicht zurück, wenn der Patient zu Bette lag); Husten ist oft vorgekommen; seit der Jugend Alkoholmissbrauch; Syphilis wird verneint; Diarrhöe seit 1892.

Status am 6. August 1894: Der Patient klagt über Druck in der Herzgegend, die Lippen etwas cyanotisch, ausgebreitetes Oedem, am stärksten im linken Beine.

Das Herz: der Spitzenstoss wird weder gesehen noch empfunden, Pulsationen im Epigastrium; die Dämpfung nicht deutlich vergrössert, die Töne rein, der zweite Aorten- und der zweite Pulmonaliston beträchtlich verstärkt, insbesondere der Aortenton.

Der Puls gleichmässig; Frequenz 76 pro Minute.

Periphere Arterien rigid.

Die Lungen: lose Rasselgeräusche auf beiden Seiten; in der rechten Pleurahöhle seröses Exsudat.

Die Leber zeigt eine deutliche Resistenz unterhalb des Randes des Brustkastens.

Der Harn, spec. Gew 1·020, enthält Spuren von Albumin.

Behandlung: Milchdiät, Digitalis, NaJ.

12. August 1894. Harnmenge 2400 ccm, das Oedem geringer.

24. August 1894. Das Oedem verschwunden, der allgemeine Zustand ganz gut.

24. September 1894. Das Exsudat in der rechten Pleurahöhle vielleicht etwas vermehrt.

11. October 1894. Der Patient darf aufstehen; der Harn enthält fortdauernd Albumin.

25. October 1894. Die Verbesserung schreitet immer weiter, das Exsudat geringer; körnige Cylinder im Harn.

3. November 1894. Der Patient wird beträchtlich gebessert entlassen.

c. Mit anstrengender Arbeit in der Anamnese.

Fall 21. Eva K., 55 Jahre alt, Wittwe, Botkyrka. Wurde am 15. Februar 1896 in das Seraphimerlazareth aufgenommen. Am 30. März 1896 gestorben.

Arteriosclerosis, Bronchopneumonia acuta dextra.

Die Mutter der Patientin an Magenkrebs gestorben. Lues wird verneint. Seit 8 Jahren Arbeit bei Kälte und Nässe. Kurz vor Weihnachten 1894 Influenza mit Otitis und Eiterdurchbruch an beiden Ohren. Im Frühling 1895

Schmerzen in den Armen und Händen, später Oedem daselbst und in den Beinen, dem Gesicht und dem Bauch, seit Weihnachten Husten; Anfang Februar 1896 schnell eintretende Verschlechterung, Athemnoth und Seitenstechen.

Status am 17. Februar 1896: Husten und leichte Athemnoth, die Beine oedematös. Die Gelenke in den Händen geschwollen und steif.

Das Herz: Vergrösserung nach rechts, nur wenig nach links; systolisches Geräusch an der Spitze; der zweite Aortenton accentuirt.

Puls von normaler Spannung und Grösse; Frequenz 96 pro Minute.

Periphere Arterien nicht rigid.

Die Organe der Bauchhöhle ohne Bemerkung.

Der Harn enthält eine geringe Spur von Albumin, aber keinen Zucker.

Die Lungen: ausgebreitete Bronchitis, Bronchopneumonie im unteren Lappen der rechten Lunge.

Behandlung: Wein, Emuls. terebinth., Emuls. camphorae.

Der Zustand wurde immer schlechter, und die Patientin starb am 10. März 1896.

Section (Dr. Quensel): Pleuritis adhaesiva dextra, Bronchitis, Oedema pulmonum. Das Herz von gewöhnlicher Grösse und Consistenz, die Musculatur zeigt braune Atrophie und Fettdegeneration; die Klappen und Oeffnungen ohne Veränderung, im unteren Theil der Aorta leichte arteriosklerotische Veränderungen.

d. Mit Fettleibigkeit.

Fall 22. V. N., 68 Jahre alt, Kaufmann, Arboga.

Cardiosclerosis, Angina pectoris, Adipositas universalis, Albuminuria.

Der Patient ist stets gesund gewesen, im Laufe der letzten Jahre aber sehr fettleibig geworden. Seit dem Herbst 1895 hat er bei schnelleren Körperbewegungen an Athemnoth gelitten; bei Anstrengungen hat er Schmerzen in der Herzgegend, im Rücken und der linken Schulter gefühlt, so dass er plötzlich stillstehen musste. Vor 5 Jahren hatte er einen Anfall von Nierensteinkolik, und während der letzten Jahre von Zeit zu Zeit Gefühl desselben Leidens.

Status am 8. Juni 1896: Der Patient ist sehr fettleibig.

Das Herz nicht nachweisbar vergrössert, der zweite Aortenton accentuirt, über der Aorta systolisches Geräusch.

Der Puls gespannt, vollkommen regelmässig.

Der Harn enthält eine Spur von Albumin, keinen Zucker.

Behandlung: geordnete Diät; NaJ.

Gruppe IV.

Fälle von Arteriosklerose mit ausgeprägten Symptomen vom Herzen.

a. Mit Syphilis in der Anamnese.

Fall 23. G. M., 29 Jahre alt, Commis, Stockholm.

Arteriosclerosis, Cardiosclerosis.

Der Patient hat geistige Getränke beträchtlich missbraucht, Syphilis 1886, Einreibungskur 1889 und 1890; seitdem keine Symptome von Lues. Während des letzten Jahres hat er bei Körperbewegungen an Athemnoth gelitten, und Herzklopfen ist leicht eingetreten; seit 5 Tagen hat er Oedem in den Beinen bemerkt.

Status am 19. Januar 1895: Sehr fettleibig, klagt über Athemnoth; unbedeutendes Oedem in den Unterschenkeln.

Das Herz nach links und rechts vergrössert, die Herzthätigkeit sehr unregelmässig, schwaches systolisches Geräusch an der Spitze.

Der Puls unregelmässig, frequent, klein.

Der Harn frei von Albumin.

Behandlung: geordnete Diät, Digital. + Chinin, Marienbaderwasser.

28. Januar 1895. Die Herzthätigkeit unregelmässig, kein Geräusch.

13. März 1895. Nach Missbrauch von Alkohol und Tabak ein Anfall von Herzschwäche mit Gefühl von Erstickung und unregelmässigem Puls.

20. März 1895. Die Herzthätigkeit regelmässig.

25. März 1895. Das Herz nach links etwas vergrössert, die Herzthätigkeit kräftig, regelmässig, die Töne rein, der zweite Aortenton accentuirt.

Der Puls voll, gespannt.

Periphere Arterien etwas rigid.

Fall 24. Auguste P., 34 Jahre alt, Kellnerin, Stockholm. Wurde am 9. October 1896 in das Seraphimerlazareth aufgenommen, am 26. October 1896 entlassen.

Arteriosclerosis, Hypertrophia cordis, Syphilis hepatis, Nephritis chronica, Enteritis chronica.

Die hereditären Verhältnisse ohne Interesse. Seit ihrem 14. Lebensjahre hat die Patientin theils als Köchin, theils als Kellnerin eine anstrengende Beschäftigung gehabt und ist oft Nachtwachen und Erkältung ausgesetzt gewesen. In ihrem 23. Lebensjahre gebar sie ein Kind, litt einige Zeit darnach an heftigen Schmerzen in dem linken Schenkel und der linken Hüfte; sie wurde im Krankenhaus behandelt und genas nach einigen Monaten. Im Alter von 28 Jahren litt sie an einem Halsleiden mit rothen Flecken im Halse und bedeutender Heiserkeit; diese Krankheit dauerte mehrere Monate lang und ist seitdem mehrmals zurückgekehrt; im Herbst 1895 Peritonitis; darnach wurde eine Geschwulst in der Lebergegend entdeckt. Zu Ostern 1896 eine mehrere Monate dauernde Diarrhöe, welche vor einigen Wochen wieder auftrat; starke Schmerzen und Empfindlichkeit in der Lebergegend.

Status am 18. October 1896: Kopfweh und leichte Schmerzen in der Lebergegend; Diarrhöe.

Das Herz nach links vergrössert — die Dämpfung 3 cm ausserhalb der linken Mammillarlinie — der zweite Aortenton accentuirt; kein Geräusch.

Puls: Frequenz 100 pro Minute, gespannt, erhöhter arterieller Druck.

Periphere Arterien rigid.

Die Leber beträchtlich vergrössert, auf der vorderen Oberfläche uneben, der untere Rand in Folge langgedehnter Einziehungen wellenförmig; an der vorderen Oberfläche und dem unteren Rand in der rechten Mammillarlinie eine grössere, feste, unebene Geschwulst, welche bei den Respirationsbewegungen verschoben wird.

Die Milz vergrössert, kann nicht sicher palpirt werden.

Der Harn: Menge etwa normal, Albumin $^1/_2$—1 pro Mille, Nierenepithel und hyaline Cylinder.

Augenhintergrund an beiden Augen normal.

Das Blut: Hämoglobingehalt 90 Proc. (Fleischl), rothe Blutkörperchen 3 500 000.

Behandlung: KJ, Infus. amar.

28. October 1896. Die Patientin wird gebessert entlassen.

Fall 25. W. E., 34 Jahre alt, Weinhändler, Stockholm.

Arteriosclerosis, Cardiosclerosis, Albuminuria.

Gesund bis 1891; wurde dann von Syphilis inficirt; hat Einreibungscur und Injectionscur durchgemacht. Anfang 1896 begann er an Schwere im Kopf und an Schwindel zu leiden; diese traten nach dem Mittagsessen am stärksten auf. Seinem eigenen Erachten nach hat der Patient geistige Getränke nicht missbraucht.

Status am 15. Mai 1896: Der Patient klagt über Schwere im Kopf und Schwindelgefühl; diese sind früh Morgens am leichtesten, nach dem Mittagsessen am stärksten.

Das Herz: starker Herzstoss im 6. Intercostalraum, in der Mammillarlinie; starke Dämpfung über dem Brustbein; der zweite Aortenton accentuirt; kein Geräusch.

Der Puls regelmässig, gespannt.

Periphere Arterien rigid.

Der Harn enthält eine Spur von Albumin, keinen Zucker.

Die Leber etwas vergrössert.

Behandlung: Marienbaderwasser, Diät, NaJ.

4. Juni 1896. Der Harn fast frei von Albumin.

28. September 1896. Der Harn frei von Albumin, schwache Accentuirung des zweiten Aortentones; die Schwere im Kopfe und das Schwindelgefühl verschwunden.

27. November 1896 Das Körpergewicht des Patienten hat um 6 kg abgenommen; im Harn Spuren von Eiweiss. Ord.: Pilul. jodat. ferros.

3. Mai 1897. Die objectiven Symptome vom Herzen unverändert; im Harn nur eine äusserst geringe Spur von Albumin; der Patient fühlt sich gesund.

Fall 26. R. H., 35 Jahre, Agent.

Cardiosclerosis, Albuminuria.

Alkoholmissbrauch seit längerer Zeit; Syphilis 1886, wurde mit Einreibungskur behandelt; fühlte sich vollkommen gesund bis zum Herbst 1892, zu welcher Zeit er anfing an Athemnoth zu leiden; insbesondere war es ihm schwierig, gegen den Wind zu gehen, er war dabei oft genöthigt, stehen zu bleiben.

Status am 27. November 1893: Der Patient klagt über Athemnoth bei Bewegungen, erwähnt die Schwierigkeit, gegen den Wind zu gehen; Tremor in der Zunge und den Händen.

Das Herz nach links beträchtlich vergrössert; systolisches Geräusch, am stärksten über der Spitze.

Der Puls regelmässig, ziemlich gespannt.

Die Leber vergrössert, palpabel.

Der Harn enthält Albumin.

Behandlung: Milchdiät, KBr.

Fall 27. E. A. N., 38 Jahre, Kaufmann, Stockholm.

Cardiosclerosis, Aortitis.

Der Vater im Alter von 46 Jahren an einer Hirnblutung gestorben; die Mutter lebt und leidet an Diabetes mellitus, ein Bruder hat Schmerzen in der einen Ferse und viele Urate im Harn. Der Patient ist luetisch inficirt gewesen und soll desswegen behandelt worden sein; kein Alkoholmissbrauch; während der letzten Jahre fettleibig. Ist bis zum Jahre 1889 gesund gewesen; litt damals an Influenza mit Lungencatarrh. Februar 1890 wurde er wegen Lebensversicherung untersucht (Prof. Waern): dabei wurde bemerkt, dass der erste Ton über der Spitze von einem kurzen, schwachen, systolischen Nebengeräusch begleitet war, der zweite Pulmonaliston nicht verstärkt, der Puls klein, regelmässig, 100, beim Sitzen 80 pro Minute. Ernährungszustand gut, der Körperumfang am Nabel 96 ^{cm}; im Harn kein Albumin.

Während der letzten Jahre und zwar besonders während des allerletzten hat der Patient bei anstrengenderen Bewegungen an Herzklopfen und Athemnoth gelitten. Im Herbst 1896 wieder Influenza mit Lungencatarrh. Wurde am 12. October 1896 (von Dr. Forssberg) untersucht: das Herz war vergrössert 1—2 ^{cm} ausserhalb der linken Mammillarlinie, kein Geräusch, kein Albumin im Harn. Hämoglobingehalt 100 Proc. (Gowers), Bronchitis mit spärlichen Rhonchi. Im December 1896 und Januar 1897 Anfälle von schwererer Bronchitis, die Herzsymptome verstärkt, neuralgiforme Schmerzen an mehreren Stellen, der Puls gespannt und contrahirt.

Status am 14. Januar 1897: Der Patient ist von kräftigem Körperbau, etwas fettleibig. Klagt über Athemnoth und Herzklopfen.

Das Herz nach links vergrössert, an der Spitze eine Andeutung von Galopprhythmus, der zweite Ton stark accentuirt. Kein Geräusch.

Der Puls gespannt, klein, regelmässig, etwas beschleunigt.

Periphere Arterien contrahirt, nicht deutlich rigid.

Die Bauchorgane ohne Bemerkung.

Der Harn enthält weder Zucker noch Eiweiss.

Behandlung: NaJ, Gymnastik, KBr.

6. März 1897. Der Patient klagt über schwere Athemnoth, Albumin im Harn.

8. März 1897. Aussehen blass, schwere Athemnoth, spärliche Rasselgeräusche in den Lungen, lebhafte Schmerzen in beiden Beinen, streifige Röthung an der Aussenseite des rechten Unterschenkels, leichtes prae-tibiales Oedem auf beiden Seiten, die untere Grenze der Leber palpabel, periphere Arterien stark zusammengezogen, gespannt. Seit dem 3. März die Abendtemperatnr etwas über 38° C.

12. März 1897. Der Patient starb früh Morgens.

Section am 13. März 1897 (Prof. Wallis). Das Herz und insbesondere die linke Kammer mässig vergrössert. Klappen und Mündungen gesund. An der inneren Fläche der Aorta gleich oberhalb der Klappen zwei atheromatöse Erhebungen, je eine an den Mündungen der Kranzarterien. Die Erhebungen sind an der Oberfläche eben, nicht kalkig. Ihre Grösse ist quer zum Gefäss etwa 2 ^{cm}, in der Längsaxe des Gefässes etwas weniger. Sonst ist die innere Fläche der Aorta glatt und eben. Die Oeffnungen beider Coronararterien sind verengt, die der rechten Arterie in einem so hohen Grade, dass eine feine Knopfsonde kaum hineingeführt werden kann. Beim Aufschneiden der linken

Coronararterie bemerkt man kleinere atheromatöse Flecke auf der Intima. An der Herzspitze in der vorderen Wand der linken Kammer ein ziemlich grosser sklerotischer Herd. Bedeutende Stasis in der Leber, der Milz, den Nieren und den Lungen; seröse Flüssigkeit in dem Herzbeutel und Lungensack. Seröse Anschwellung der Plicae aryepiglotticae und der ganzen Schleimhaut des Kehlkopfes.

Fall 28. Hanna S., Frau, 38 Jahre alt. Wurde am 7. März 1894 in das Seraphimerlazareth aufgenommen, am 8. Mai 1894 entlassen.

Arteriosclerosis, Cardiosclerosis (Insufficientia valv. aortae), Aortitis, Angina pectoris.

Nach ihrem 15. Lebensjahre begann die Patientin geistige Getränke zu geniessen und zwar bald in einer nicht unbeträchtlichen Menge; auch hat sie täglich Cigarren geraucht. Im Alter von 22 Jahren Peritonitis, darnach lange dauernder Fluss aus den Genitalien und Blasencatarrh. Acuter Gelenkrheumatismus im 26. Lebensjahre, ohne Complication von Seiten des Herzens. Im 28. Lebensjahre luetisch inficirt und im Zusammenhang damit lange dauernde Heiserkeit. Im 32. Lebensjahre fing sie an, bei anstrengender Beschäftigung an Athemnoth und Herzklopfen zu leiden (die Patientin war Tänzerin am Theater). Vor $1^1/_2$ Jahren stenocardische Anfälle, anfangs seltener, jeden 14. Tag, später 6—8—10 Mal täglich; während der letzten Woche ist die Patientin bettlägerig gewesen.

Status am 9.—22. März 1894: Die allgemeine Hautfarbe blass, der Ernährungszustand schlecht. Bei der Aufnahme geringes Oedem in den Beinen, Herzklopfen und Schmerzen in der Herzgegend, letztere verbreiten sich anfallsweise über die linke Schulter und den linken Arm. Die Anfälle werden durch Parästhesien in den Händen und Armen, besonders auf der linken Seite eingeleitet und von einem krampfhaften Gefühl in der Herzgegend, Angst und Beklemmung, begleitet. Sie dauern 5—10 Minuten lang und treten 2—4 Mal am Tage und 2—3 Mal in der Nacht auf.

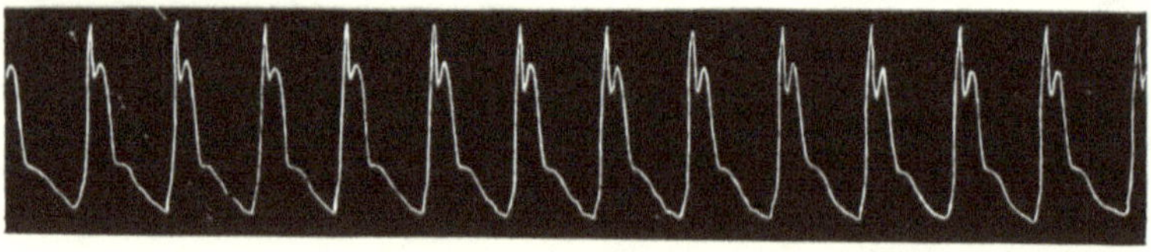

Fig. 4. Art. rad. dext.

Das Herz: Vorwölbung über das Herz; der Spitzenstoss im 6. Intercostalraum, gleich ausserhalb der Mammillarlinie 12 cm von der Mittellinie; nach rechts erstreckt sich die Dämpfung 5 cm von der Mittellinie. Systolisches und diastolisches Geräusch, am stärksten über der Basis. Starke Pulsation im Jugulum, systolisches Geräusch und Fremissement.

Der Puls regelmässig, celer; Frequenz 84 pro Minute. Capillarpuls.

Periphere Arterien gewunden und fester als normal.

Das **Blut**: rothe Blutkörperchen 4 000 000; Hämoglobingehalt 45 Proc. (Fleischl).

Die **Leber** nicht palpabel. Die Dämpfung in der Mamillarlinie 17 cm.

Harn: Menge vermindert, etwas getrübt, kein Eiweiss oder Zucker.

Behandlung: Milchdiät, Digitalin. cristallisat., NaJ, KJ.

18. März 1894. Die stenocardischen Anfälle weniger zahlreich, 1—2 täglich.

31. März 1894. Der Zustand während der letzten Tage besser als seit mehreren Monaten. Die Patientin hat die ganze Nacht ungestört geschlafen, kein stenocardischer Anfall.

6. April 1894. Leichte stenocardische Anfälle 1—2 Mal täglich.

5. Mai 1895. Der Zustand der Patientin ist während der letzten Zeit ziemlich unverändert gewesen. Seit dem 24. April ist sie nicht mehr bettlägerig gewesen. Die Herzthätigkeit regelmässig. Wird heute gebessert entlassen.

Fall 29. C. A. C., 38 Jahre alt, Commis, Stockholm. Wurde am 15. Juni 1893 in das Seraphimerlazareth aufgenommen, am 3. Juli 1893 entlassen.

Insufficientia et dilatatio cordis (Anasarca, Stasis hepatis).

Gesund bis zum 24. Lebensjahre; litt dann an rheumatischem Fieber; 2 Mal später dieselbe Krankheit. Jedesmal vollständig genesen und nach der Angabe des behandelnden Arztes frei von Symptomen von Seiten des Herzens. Im 32. Lebenjahre Syphilis, 2 Einreibungskuren; nachher keine Symptome. Während der letzten Jahre hat der Patient Alkohol in hohem Grade missbraucht. Athemnoth vor $^3/_4$ Jahren, im November 1892 Oedem in den Beinen, welches verschwand, Mitte Februar 1893 aber zurückkam.

Status: Athemnoth, Kraftlosigkeit, Oedem in den unteren Extremitäten und Bauchdecken.

Das **Herz** nach rechts und links vergrössert, die Herzthätigkeit regelmässig, die Töne schwach, kein Geräusch (zuweilen ein schwaches systolisches Geräusch über der Pulmonalis).

Der **Puls** ziemlich voll, regelmässig.

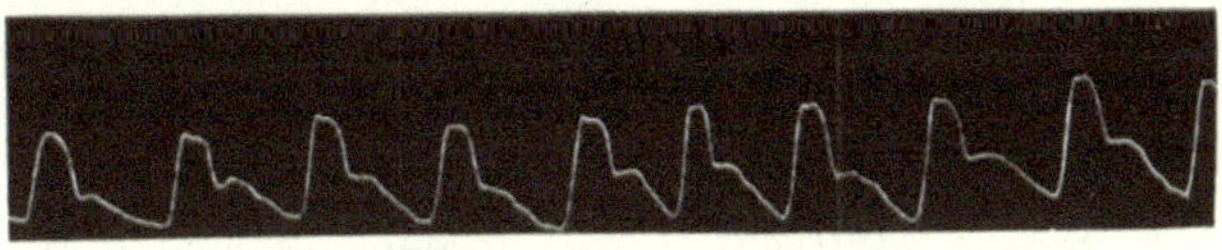

Fig. 5. Art. rad. dext.

Aa. radiales nicht rigid.

Die **Leber** ziemlich beträchtlich vergrössert.

Der **Harn** enthielt bei der Aufnahme eine Spur von Albumin, später nicht. Bei Stillliegen, Milchdiät und Digitalinbehandlung nahm das Oedem ab und verschwand; die Schwellung der Leber wurde geringer.

25. Juni 1893 wurde über der Herzspitze ein schwaches systolisches Geräusch gehört; es verschwand indess sehr bald.

3. Juli 1893. Das Oedem verschwunden, die Leber nicht vergrössert, die Herzdilatation fast vollständig verschwunden; kein Geräusch, nur ausnahmsweise von Zeit zu Zeit ein schwaches systolisches Geräusch über der Pulmonalis. Wird entlassen.

Fall 30. T., 46 Jahre alt, hoher Beamter, Stockholm.

Arteriosclerosis, Cardiosclerosis (Insufficientia et stenosis valvularum aortae), Dilatatio aortae, Aortitis, Angina pectoris, Albuminuria.

Hat eine gute Gesundheit gehabt und ist ein interessirter Sportsmann gewesen, jedoch keineswegs bis zur Uebertreibung. Syphilis 1878, von einem Specialisten behandelt. Während der letzten 6 Jahre Athemnoth, Schwindel und Schmerzen in der Herzgegend.

Status am 11. November 1895: Körperbau und Ernährungszustand gut, klagt über Athemnoth und Schwindel.

Das Herz nach links beträchtlich vergrössert; der Spitzenstoss stark, im 6. Intercostalraum, mehrere cm ausserhalb der Mammillarlinie; Dämpfung im 2. Interstitium, rechts vom Sternum und am Manubrium sterni; Aorta in Jugulum palpabel.

Starkes systolisches und diastolisches Geräusch über der Aortenmündung und dem Sternum; die Herzthätigkeit regelmässig.

Der Puls celer, voll; Capillarpuls in der Stirn, die Carotiden stark pulsirend. Duroziez' Phänomen in Aa. crurales, systolischer Arterienton in der Vola manus.

Periphere Arterien rigid und gewunden.

Die Leber etwas vergrössert.

Der Harn enthält Eiweiss.

Behandlung: KJ, Diät, Milch.

Im Winter und Frühling 1896 war der Zustand etwas verbessert, im Sommer 1896 eine Kur in Nauheim, durch welche sich der Patient sehr gebessert fühlte.

31. Juli 1896. Nach der Kur in Nauheim fühlt sich der Patient viel besser; objectiv ist sein Zustand indess ziemlich unverändert; ziemlich viel Albumin im Harn.

2. November 1896. Die Herzthätigkeit intermittent: viel Albumin.

9. December 1896. Fühlt sich besser, objectiv unverändert.

12. Januar 1897. Während der Nacht ein schwerer Anfall von Angina pectoris.

20. Februar 1897. Seit einiger Zeit Husten und Athemnoth; während der Nacht trat plötzlich motorische Aphasie ein; der Patient war nicht vollkommen bei Sinnen, hatte Hullucinationen.

25. Februar 1897. Das Sprechvermögen ist zurückgekehrt, der Patient bei Sinnen, leichtes Oedem in den Beinen. Digitalis, Diuretin.

10. März 1897. Der Zustand ist allmählich besser geworden, die Intelligenz des Patienten vollkommen normal, die Herzthätigkeit kräftiger. Das Oedem verschwunden.

24. März 1897. Seit einigen Tagen ist der Patient unklar und hallucinirt. Cheyne-Stokes'sches Phänomen, Schlaflosigkeit.

6. April 1897. Der Patient starb heute.

Section am 7. April 1897: Das Herz kolossal vergrössert, die beiden Herzkammern, vor Allem aber die linke hochgradig dilatirt und ihre Wände beträchtlich verdickt. Die Aortenklappen verdickt, retrahirt und kalkincrustirt. Aorta ascendens und Arcus aortae gleichförmig und beträchtlich dilatirt; die ganze Innenfläche atheromatös verändert, zum Theil kalkig. Die Oeffnungen der beiden Coronararterien sind durch atheromatöse Veränderungen auf der Innenfläche der Aorta verengt. Die Coronararterien atheromatös, zum Theil kalkig. Im Herzfleisch kleinere sklerotische Herde. Die Nieren sind ihrem Volumen nach nicht vermindert und zeigen ausgeprägte Stasissymptome.

Fall 31. A. E., 44 Jahre alt, Weinhändler.

Arteriosclerosis, Cardiosclerosis, Albuminuria.

Gesund, bis er im Alter von 36 Jahren luetisch inficirt wurde, machte eine gründliche antisyphilitsche Behandlung durch. Nachher gesund bis vor einem Jahre, zu welcher Zeit er anfing, sich schwach zu fühlen, litt beim Treppensteigen an Athemnoth und von Zeit zu Zeit an Herzklopfen; die Harnmenge scheint in der letzten Zeit vermehrt zu sein. Kein Alkoholmissbrauch.

Status am 26. September 1893: Das Herz nach links beträchtlich vergrössert; der Spitzenstoss 4^{cm} ausserhalb der Mammillarlinie; die Herztöne rein; der zweite Aortenton bedeutend accentuirt.

Der Puls regelmässig, gespannt.

Arteriae radiales rigid.

Die Leber vergrössert, leicht palpabel.

Der Harn spec. Gew. 1·014, enthält Albumin.

Behandlung: Milchdiät, NaJ.

Fall 32. W. S., 45 Jahre alt, Agent, Stockholm.

Arteriosclerosis, Cardiosclerosis, Albuminuria.

Der Patient hat gut gegessen und ziemlich viel Alkohol genossen; wurde im Jahre 1878 syphilitisch inficirt, machte eine Einreibungskur durch, fing im Jahre 1888 an, an Schwindelanfällen zu leiden, hatte 1891 einen schweren solchen Anfall; seit mehreren Jahren Athemnoth bei Bewegungen.

Status am 3. Januar 1895: Der Patient ist ziemlich fettleibig, klagt über schwere Athemnoth beim Treppensteigen, von Zeit zu Zeit leichte Schwindelanfälle.

Das Herz nach links etwas vergrössert; an der Spitze ein ausgedehntes systolisches Geräusch, welches nach der Basis hin abnimmt; die Herzthätigkeit etwas unregelmässig.

Der Puls unregelmässig, etwas gespannt.

Arteriae radiales etwas rigid, die Temporalarterien stark gewunden.

Die Leber unter dem Rande des Brustkastens palpabel.

Der Harn enthält beträchtlich Eiweiss.

Behandlung: Geordnete Diät; bedeutende Beschränkung der geistigen Getränke; $^1/_2$—1 Liter Milch täglich. Karlsbaderwasser, NaJ.

4. Juni 1895.. Bedeutend verbessert; mit der Diät wird fortgefahren.

1. September 1895. Das Herz arbeitet fast vollkommen regelmässig; das systolische Geräusch an der Spitze findet sich fortdauernd vor, scheint aber schwächer zu sein; im Harn nur Spuren von Albumin.

Fall 33. F. B., 48 Jahre alt, Bureaudiener, Stockholm. Wurde am 30. December 1892 in das Seraphimerlazareth aufgenommen, am 27. Mai 1893 entlassen.

Arteriosclerosis, Cardiosclerosis (Stenosis ostii venosi sin).

Keine hereditäre Belastung; die hygienischen und diätetischen Verhältnisse sind immer günstig gewesen, hat geistige Getränke nicht missbraucht; im Alter von 5 Jahren Masern und im 29. Lebensjahre Syphilis, welche von einem Specialisten behandelt wurde. Im Herbst 1891 fing der Patient an, beim Gehen Schmerzen in den Unterschenkeln zu fühlen; nachdem er sich einige Zeit still gehalten hatte, verschwanden die Schmerzen; sie kamen indess im rechten Bein zurück, wurden aber durch Massage verbessert. Im Februar 1892 Venenthrombose im rechten Bein; der Patient wurde bald wieder hergestellt. Im Frühling 1892 wurde er im Krankenhause Sabbatsberg wegen Schmerzen in der rechten Hüfte behandelt. Im Sommer 1892 waren die beiden Füsse eingeschlafen, der Patient litt an schwerem Schmerz im rechten Fuss, im Herbst desselben Jahres wurde er im oben erwähnten Krankenhaus wegen Geschwüren in den Zehen des rechten Fusses behandelt, Gangrän trat ein, so dass die 4. und 5. Zehe amputirt werden mussten. Seit dieser Zeit Schmerzen, Einschlafen, Kriechen und Stechen in den Füssen uud Unterschenkeln. Wurde am 30. Decembar 1892 in das Seraphimerlazareth aufgenommen.

Status am 31. December 1892: Schmerzen, Stechen, Drücken in den Füssen: „die Zehen sassen wie in einem Schraubstock.“ Eine Andeutung des Romberg'schen Symptomes; keine motorischen, sensiblen oder sensorischen Störungen; die Reflexe normal.

Das Herz nicht nachweisbar vergrössert, an der Spitze präsystolisches Geräusch mit starkem ersten Ton, an der Basis der zweite Ton accentuirt am stärksten über der Aorta.

Der Puls voll und gleichmässig; Sphygmomanometer (Potain) zeigt in den Aa. radiales einen Druck von 210—220 ^{mm} Hg.

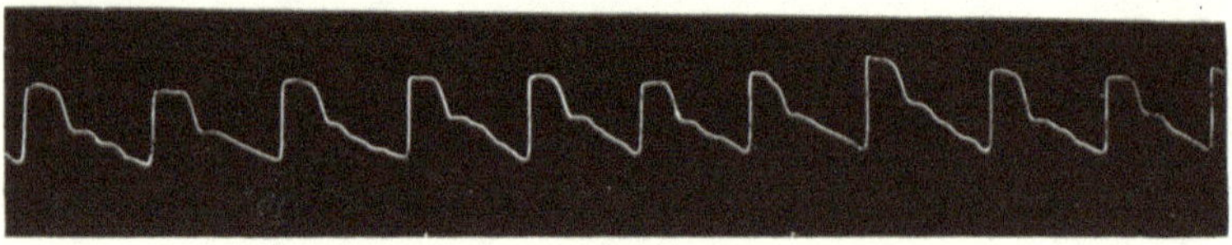

Fig. 6. Art. rad. dextra. D. 10. April 1893.

Periphere Arterien: die Wände rigid, verdickt.

Das Blut: Hämoglobingehalt 70 Proc. (Fleischl); rothe Blutkörperchen 4 200 000.

Der Harn, spec. Gew. 1·018, enthält weder Zucker noch Eiweiss.

Leber und Lungen ohne Bemerkung.

Behandlung: KJ, Bäder, faradische Elektricität, Trinitrin (1 proc. Weingeistlösung, 2—6 Tropfen 2 Mal täglich.)

20. Januar 1893: Hämoglobingehalt 85 Proc. (Fleischl), rothe Blutkörperchen 4 600 000.

27. Mai 1894. Der Patient wird gebessert entlassen.

Am 12. Juni 1893 erhängte sich der Patient. Durch das Entgegenkommen des Obducenten erhielt ich Gelegenheit, das Herz zu untersuchen.

Das Herz war wenig vergrössert, die Wände der beiden Kammern etwas dicker als normal, die Zipfel der Mitralisklappe zusammengewachsen und bildeten eine spaltförmige Oeffnung, in welcher kaum die Spitze des kleinen Fingers hineindringen konnte. Auf der Innenseite der beiden Coronararterien einige gelbweisse, ziemlich stark umgrenzte Verdickungen, welche an ein paar Stellen die ganze Peripherie des Gefässes umfassten und eine nicht unbeträchtliche Verengerung von dessen Lichtung verursachten. Im Herzfleisch hier und da einige kleinere, aber völlig deutliche Bindegewebsschwielen.

Fall 34. G. O. G., 48 Jahre alt, ehemaliger Schutzmann, Stockholm. Wurde am 8. Juli 1893 in das Seraphimerlazareth aufgenommen, am 6. August 1893 entlassen.

Arteriosclerosis, Cardiosclerosis, Asthma cardiale, Gastritis chronica.

Die hygienischen Verhältnisse gut; schon vom 22. Lebensjahre an Missbrauch von Alkohol, während der letzten 15 Jahre in einem sehr hohen Grade. Der Patient hat nicht an rheumatischem Fieber gelitten. Im 18. Lebensjahre Syphilis. Vor 5—6 Jahren ein aus rothbraunen Flecken bestehendes Exanthem über den ganzen Körper, Geschwüre im Rachen. Wurde von Prof. Welander behandelt. Während der letzten 15 Jahre hat der Patient in zunehmendem Grade an Athemlosigkeit, Herzklopfen, Husten, sowie von Zeit zu Zeit an Schwindel, Ohrensausen und dyspeptischen Symptomen gelitten. Alle diese Symptome steigerten sich im October 1892, so dass der Patient das Bett hüten musste; Februar 1893 Schwellung in den Beinen, im Bauch und in den Händen. Wurde im Krankenhaus Sabbatsberg behandelt, die Schwellung verschwand, stellte sich aber nach der Entlassung bald wieder ein.

Status: Cyanose, die Venen ausgedehnt, Ascites, mässiges Oedem in den Unterschenkeln, Tremor in den Fingern und der Zunge.

Das Herz nach links beträchtlich, nach rechts in weniger hohem Grade vergrössert; die Herzthätigkeit unregelmässig, kein Geräusch, der zweite Aortenton accentuirt.

Der Puls unregelmässig; Frequenz 68 pro Minute.

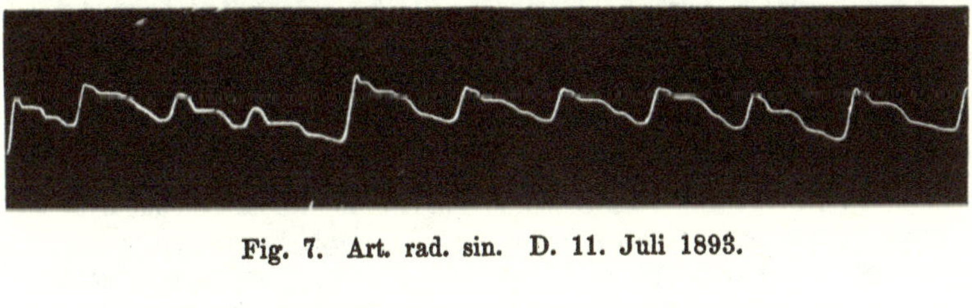

Fig. 7. Art. rad. sin. D. 11. Juli 1893.

Arteriae radiales rigid.

Die Leber vergrössert, die Oberfläche glatt.

Der Harn enthält Spuren von Albumin, keine Cylinder.

Der Mageninhalt giebt keine Reaction auf Salzsäure.

Durch Stillliegen, Milchdiät und Digitalinbehandlung wurde der Patient beträchtlich gebessert.

Am 18. Juli 1893 wurde an der Spitze ein bald vorhergehendes systolisches Geräusch beobachtet.

22. Juli 1893. Oedem und Ascites verschwunden, Anfälle von Athemnoth in der Nacht.

27. Juli 1893. Die Anfälle von Athemnoth haben aufgehört. Spuren von Albumin im Harn.

6. August 1893. Der Patient wird, beträchtlich gebessert, entlassen.

Fall 35. G. O., 48 Jahre alt, Ingenieur, Norrland.

Cardiosclerosis (Insufficientia valvul. aortae), Aortitis.

Vor 25 Jahren wurde der Patient syphilitisch inficirt und mit Einreibungskur behandelt; seitdem keine Symptome von Lues. Im Allgemeinen gesund; nur während der letzteren Jahre rheumatische Sehmerzen hier und da im Körper. Seit vielen Jahren hat der Patient viel geraucht. Anfang December 1896 ein starker Anfall von Schwindel, welcher früh Morgens vor dem Aufstehen eintrat. Als er nach ein paar Stunden vom Bett aufstehen wollte, vermochte er es nicht wegen des starken Schwindels. Keine Kopfschmerzen, weder vor noch nach dem Anfall. Am folgenden Tage stand er auf; keine Parese oder Paralyse. Seitdem ist das Schwindelgefühl allmählich verschwunden; ein dasselbe begleitendes Ohrensausen bleibt jedoch noch bestehen. Von Zeit zu Zeit nach Körperbewegungen Stechen über der Herzgegend. Hat mit dem Rauchen fast ganz aufgehört.

Status am 22. Januar 1897: Ziemlich fettleibig, gesundes Aussehen.

Das Herz: Der Spitzenstoss nicht fühlbar; Dämpfung nach rechts ausserhalb der Mammillarlinie, Pulsationen im Epigastrium und Jugulum; diastolisches Geräusch über dem Sternum; der zweite Ton über der Aorta und dem Manubrium Sterni accentuirt.

Der Puls gespannt, regelmässig, etwas celer; schwacher Capillarpuls.

Periphere Arterien nicht deutlich rigid, aber gewunden.

Die Bauchorgane ohne Bemerkung.

Augenhintergrund an beiden Augen gesund.

Der Harn enthält kein Eiweiss.

Behandlung: Diät, Gymnastik, KJ.

19. Juli 1897. Objectiv unverändert; der Kranke fühlt sich gesund.

Fall 36. L. M. A., 53 Jahre alt, Cassirer, Avesta.

Arteriosclerosis, Cardiosclerosis (Insufficientia et Stenosis valvul. aortae), Aortitis, Angina pectoris.

Der Patient bekam 1883 Syphilis und wurde ärztlich behandelt. Seit mehreren Jahren nervös; im Alter von etwa 50 Jahren begann er bei stärkeren Bewegungen an Athemnoth und Druck auf der Brust zu leiden; schlechter Schlaf. Anfang des Sommers 1896 war die Herzthätigkeit unregelmässig, wurde durch Digitalis verbessert.

Status am 12. October 1896: Der Patient ist früher ziemlich fettleibig gewesen, jetzt etwas magerer. Ein kleiner Uratknoten an jeder Ohrenmuschel. Wird leicht dyspnoïsch.

Das Herz nach links vergrössert (4 cm ausserhalb der l. Mammillarlinie). Diastolische und systolische Geräusche schwach über der Spitze, stark über der Basis und dem Jugulum, wo Pulsation und systolisches Fremissement gefühlt werden.

Der Puls celer, gespannt, regelmässig; Frequenz 84 pro Minute. Capillarpuls, systolischer Ton in Palma manus, Duroziez' Phänomen in der A. femoralis. Alle Arterien pulsiren stark, Fremissement an den Carotiden.

Periphere Arterien: die Wände hart, die Temporalarterien gewunden.

Die Leber nicht vergrössert.

Der Harn enthält weder Albumin noch Zucker.

Behandlung: Milchdiät.

30. October 1896. Die Athemnoth erheblich vermindert.

25. Januar 1897. Seit dem letzten Besuch hat sich der Patient sehr wohl gefühlt, in der letzten Zeit etwas dyspnoïsch; hat heute eine Spur von Eiweiss im Harn. KJ, Digitalis.

23. März 1897. Der Patient klagt über Kurzathmigkeit und Schmerzen in der Brust in der Gegend der rechten Mammilla, die bei Bewegungen erscheinen; gleichzeitig Schmerzen in den oberen Extremitäten. Die Herzthätigkeit regelmässig. Systolisches und diastolisches Geräusch an der Basis, Spuren von Eiweiss im Harne.

14. Mai 1897. Der Patient ist gestorben.

Durch das Entgegenkommen von Herrn Dr. Grapengiesser bekam ich das Herz des Patienten zur Untersuchung.

Das Herz zeigt beträchtliche Hypertrophie und Dilatation, hauptsächlich der linken, aber auch der rechten Kammer. Die Aortenklappen retrahirt, verdickt, insufficient; die Oeffnung etwas zu eng. Aorta ascendens, Arcus aortae sind stark dilatirt, die ganze Innenseite knotig und uneben mit gelblichen Erhebungen und narbigen Einsenkungen, die Wand beträchtlich verdickt, insbesondere die Intima. Die Oeffnungen der Kranzarterien, besonders die der linken verengt; lässt mit Schwierigkeit eine feine Knopfsonde hindurch. In den beiden Kranzarterien ist die Intima hier und da stellenweise verdickt und gelblich. Keine makroskopischen Herzschwielen, nirgends Verkalkung. Die übrigen Klappen und Oeffnungen gesund.

Nach der Mittheilung von Dr. Grapengiesser zeigte die Section Stasis in den inneren Organen; beide Lungen waren an der Brustwand festgewachsen.

Fall 37. H. G., 54 Jahre alt, Gelehrter, Stockholm.

Arteriosclerosis, Cardiosclerosis (Insufficientia et Stenosis valvul. aortae), Angina pectoris.

Der Patient wurde als Kind luetisch inficirt, hat aber im Allgemeinen eine gute Gesundheit gehabt, 1878 rheumatische Schmerzen, 1889 Influenza. Während der späteren Jahre bedeutende Athemnoth und Stechen in der Herzgegend.

Status am 10. December 1894: Kräftiger Körperbau, normaler Ernährungszustand, klagt über Athemnoth bei Bewegungen; Herzklopfen und Schmerzen in der Herzgegend, welche nach dem Rücken und dem linken Arm ausstrahlen und anfallsweise auftreten, kein Oedem.

Das Herz kolossal vergrössert, insbesondere nach links; systolisches und diastolisches Geräusch, am stärksten über der Auscultationsstelle der Aorta, über dem Manubrium Sterni und Jugulum; die Herzthätigkeit regelmässig.

Der Puls voll, gleichmässig, Frequenz etwa 70 pro Minute.

Die peripheren Arterien gewunden, nicht hart.

Die Leber etwas vergrössert.

Der Harn enthält weder Eiweiss noch Zucker.

Behandlung: Milch, KJ, Badekur in Nauheim, Gymnastik.

Das Befinden des Patienten war im Winter und Frühjahr 1895 ziemlich befriedigend. Im Sommer 1895 und 1896 Badekur in Nauheim. Im Herbst 1896 Husten, eine Spur von Albumin im Harn, später leichtes Oedem in den Beinen. Der Patient starb plötzlich am 9. November 1896.

Section am 12. November 1896. Arteria basilaris und übrige grössere Gefässe an der Hirnbasis hochgradig arteriosklerotisch. Das Herz enorm vergrössert, die Wände kolossal verdickt, die Mitralisklappe weich und unverändert, die Aortenklappe vollständig verkalkt, die Aortenöffnung beträchtlich verengt; die Coronargefässe verkalkt; an der vorderen Wand der linken Kammer eine leichte Ausbuchtung; bedeutende Schwielen im Herzfleisch.

Fall 38. Christina A., 55 Jahre alt, Frau, Östhammar. Wurde am 3. März 1896 in das Seraphimerlazareth aufgenommen; am 21. April 1896 gestorben.

Arteriosclerosis, Cardiosclerosis, Hepatitis syphilitica, Nephritis chronica.

Die Mutter der Patientin lebt noch, 81 Jahre alt; der Vater ist an „Wassersucht“ gestorben. Die hygienischen Verhältnisse der Patientin gut; die Patientin hat nicht Alkohol missbraucht. Sie ist bis vor 15 Jahren gesund gewesen; zu dieser Zeit wurde vom Arzt Eiweiss im Harn constatirt. Gleichzeitig fing sie an, sich bei der geringsten körperlichen Anstrengung matt und müde zu fühlen, es trat Oedem in den Beinen, später auch in den Armen, dem Gesicht und dem Bauch auf. Es wurde allmählich besser, jedoch wurde sie nie vollkommen gesund. Vor 5 Jahren Verschlechterung, dieselben Symptome; nach ein paar Monaten Besserung. In der letzten Zeit dyspeptische Symptome, Husten, Herzklopfen, Schwindel, Schwierigkeit beim Gehen.

Status am 6. April 1896: Angeschwollene, empfindliche Lymphdrüsen am Halse.

Das Herz nach links vergrössert, die Dämpfung 4 cm ausserhalb der linken Mammillarlinie; schwaches diastolisches Geräusch am stärksten über der Aorta.

Der Puls kräftig, gleichmässig, ziemlich gespannt; Frequenz 70 pro Minute.

Periphere Arterien verdickt, werden als Stränge gefühlt.

Die Leber etwas vergrössert.

Der Harn enthält 2—2·5 pro Mille Albumin, spärliche Cylinder.

Das Blut: rothe Blutkörperchen 2 100 000: Hämoglobingehalt 25 Proc. (Fleischl).

10. April 1896. Die Patientin wurde heute nach der chirurgischen Klinik übergeführt und ihr daselbst die Halslymphdrüsen exstirpirt: die Drüsen waren käsig degenerirt und zum Theil in Schmelzung.

21. April 1896. Der Zustand der Patientin, die am 14. April wieder in die medicinische Klinik gebracht wurde, ist immer schlechter geworden, bis sie heute starb.

Section am 22. April 1896 (Dr. Boheman). Pachymeningitis interna haemorrhagica; die Gefässe an der Gehirnbasis zeigen zerstreute arteriosklerotische Verdickungen. Chronische Nephritis, Amyloid-Milz. Die Leber lobirt: strahlenförmige Bindegewebsschwielen, welche an einigen Stellen die Oberfläche erreichen und dort den Einsenkungen entsprechen. In dem vergrösserten linken Leberlappen eine kastaniengrosse Höhle mit gelblichem, zerfliessenden Inhalt und grauweisser, dünner Wand; auf der äusseren Seite des rechten Lappens ein ähnlicher, erbsengrosser Herd. Mesenterialdrüsen von graugelatinösem Aussehen in der Peripherie und eiteriger Schmelzung im Centrum.

Fall 39. J. J., 56 Jahre alt, Schreiner, Stockholm. Wurde am 17. Februar 1894 in das Seraphimerlazareth aufgenommen; am 17. April 1894 gestorben.

Arteriosclerosis, Cardiosclerosis (Insufficientia valvul. aortae), Aortitis.

Seit dem 15. Lebensjahre hat der Patient von Zeit zu Zeit an rheumatischen Schmerzen gelitten; hat Scharlach und Pocken gehabt. Im 45. Lebensjahre wurde ein „Herzfehler“ constatirt. Vor 2 Jahren Schmerzen in der Herzgegend, Herzklopfen und Athemnoth; in der letzten Zeit Husten und Oedem der Unterbeine. In den sechziger Jahren Lues; von Zeit zu Zeit Alkoholmissbrauch.

Status: Starke Athemnoth, Oedem an der Brust, Venenpuls am Halse.

Das Herz nach links vergrössert, an der Spitze systolisches und diastolisches Geräusch; dieses nimmt gegen die Aorta an Stärke zu und ist über dem Sternum am stärksten; der zweite Pulmonaliston verstärkt.

Periphere Arterien fest, rigid, strangförmig; Arterienton in der Hand.

Der Puls unregelmässig; Frequenz 74 pro Minute; Capillarpuls.

Die Leber vergrössert.

Der Harn enthält Spur von Albumin, wenige, körnige Cylinder.

Behandlung: Digitalin.

17. April 1894. Der Patient starb heute.

Section am 20. April 1894. Pachymeningitis haemorrhagica interna; Leptomeningitis chronica; Sklerose in den Gehirnarterien; Pneumonia chronica indurativa tuberculosa in der rechten Lungenspitze; Oedem, Stasinduration und Infarct in den Lungen. Das Herz beträchtlich vergrössert, die Aortenklappen insufficient, ihre freien Ränder verdickt und retrahirt, relative Insufficienz in der Mitralis und Tricuspidalis. Degeneratio cordis adiposa et Obesitas cordis. Arteriae coronariae cordis ziemlich stark erweitert, hier und da beim Abgang kleinerer Zweige kleine gelbweisse, harte Flecke, welche sich durch die ganze Dicke der Intima erstrecken. Die Innenseite der Aorta ascendens und des Arcus Aortae zeigen hochgradige Veränderungen, welche theils aus erbsen- bis pfenniggrossen, unregelmässigen, erhabenen Verdickungen ohne Zerfall bestehen, theils Geschwüre von etwa derselben Grösse mit gelbgrauem, an einigen Stellen kalkigem Boden und unebenen, verdickten, unregelmässigen Rändern darstellen. Ausserdem finden sich weissgelbe, harte verkalkte Partien derselben Grösse wie die eben genannten, aber ohne Zerfall. In der Brust- und Bauchaorta ähnliche Veränderungen in geringerer Zahl. Muskatleber und Stasniere.

Fall 40. S. J. L., 58 Jahre alt, Bureaudiener, Stockholm.

Arteriosclerosis, Cardiosclerosis (Insufficientia valvul. aortae), Aortitis, Dilatatio aortae, Asthma cardiale, Albuminuria.

Der Patient wurde im Jahre 1866 syphilitisch infectirt und nur ungenügend behandelt. Seitdem gesund bis in den letzten Jahren, als er begann, bei Bewegungen an Athemnoth zu leiden; im Jahre 1895 wurde Albumin im Harn und ein Herzfehler constatirt; September 1895 ein Anfall von starker Athemnoth (Asthma cardiale); im Januar 1896 traten die Anfälle jeden oder jeden zweiten Tag auf.

Status am 28. Mai 1896: Der Patient klagt über schwere Anfälle von Athemnoth.

Das Herz nach links beträchtlich vergrössert, Dämpfung im 2. Interstitium, an dem rechten Sternalrand und über dem Manubrium sterni. Systolisches und diastolisches Geräusch, am stärksten über der Aortenmündung und dem Manubrium sterni. Der Aortenpuls wird im Jugulum gefühlt.

Der Puls celer, etwas unregelmässig.

Die peripheren Arterien gewunden, etwas rigid.

Der Harn enthält eine Spur von Albumin.

Behandlung: KJ, Milchdiät.

3. Juni 1896. Die Anfälle von Athemnoth sind wesentlich leichter geworden.

Fall 41. C. J. S., 61 Jahre alt, Schreiner, Stockholm. Wurde am 4. December 1895 in das Seraphimerlazareth aufgenommen, am 24. Januar 1896 entlassen. Wurde zum zweiten Mal am 11. März 1897 aufgenommen und am 9. April 1897 entlassen.

Arteriosclerosis, Ulcera anticruris syphilitica, Chorioretinitis syphilitica.

Beide Eltern starben im hohen Alter. Alkoholmissbrauch und Lues werden verneint. Der Patient hat Masern, Icterus, Pneumonie, Influenza und mehrere Traumata durchgemacht. Anfang November 1895 Schüttelfrost und Fieber, matt und kraftlos, Jucken und Kriebeln im Körper, einige Mal Schwindel, Kopfschmerzen; der Patient ist sehr empfindlich und fängt leicht an zu weinen.

Status am 9. December 1895: Das Aussehen nicht kränklich; der Patient klagt über Jucken und Kriechen in der Haut. Syphilitische Geschwüre an beiden Unterschenkeln.

Das Herz nach links beträchtlich vergrössert (starker Spitzenstoss, 3 cm ausserhalb der Mammillarlinie), die Töne kräftig, kein Geräusch.

Der Puls gleichmässig, kräftig; Frequenz 80 pro Minute.

Die Augen: Chorio-retinitis syphilitica, Maculae corneae. Chorioiditische Atrophien und Pigmentherde sowohl in der Maculargegend als mehr peripherisch; Trübungen in beiden Glaskörpern.

Behandlung: Milchdiät, KJ, Einreibungskur.

2. Januar 1896. Die Geschwüre an den Unterschenkeln vollständig geheilt.

24. Januar 1896. Der Patient wird nach 30 Einreibungen entlassen.

Nach der Entlassung aus dem Lazareth war der Patient während 4 Monaten gesund, später schwächlich und schwermüthig, leichte Athemnoth. Am 28. Februar Apoplexie und rechtsseitige Hemiplegie und vorübergehende Aphasie; wurde am 11. März in das Seraphimerlazareth aufgenommen.

Status am 15.—30. März 1897: Am grösseren Theil des Körpers ein Exanthem, an den Unterschenkeln ein chronisches Ekzem mit Geschwüren.

Das Herz nach links vergrössert, der Spitzenstoss im 4. Interstitium, 3 cm ausserhalb der Mammillarlinie; der erste Ton etwas unklar, der zweite Aortenton etwas verstärkt.

Der Puls tardus, gleichmässig und etwas gespannt.

Periphere Arterien hart, uneben, sklerotisch, insbesondere die Aa. radiales, brachiales und crurales.

Die Lungen emphysematös.

Der Harn, spec. Gew. 1·025, klar, enthält weder Eiweiss noch Zucker.

Die Gefühlsstimmung deprimirt.

Die Augen zeigen die schon beschriebenen Veränderungen.

Leichte motorische und sensible, rechtsseitige Hemiplegie.

9. April 1897. Der Patient ist in Bezug auf die Hemiplegie beträchtlich gebessert; wird entlassen.

b. Mit Alkoholmissbrauch in der Anamnese.

Fall 42. A. L., 41 Jahre alt, Kaufmann, Stockholm.
Arteriosclerosis, Cardiosclerosis, Albuminuria.

Während mehrerer Jahre hat der Patient Alkohol missbraucht; seit ein paar Jahren Athemnoth, Herzklopfen, Husten und Verstopfung.

Status am 12. October 1895: Tremor in den Händen und der Zunge, leichte Cyanose, Hustenreiz mit Expectorat.

Das Herz nach rechts und links vergrössert, die Herzthätigkeit unregelmässig, die Töne rein, kein Geräusch.

Der Puls unregelmässig, klein.

Periphere Arterien dick.

Die Leber vergrössert, leicht palpabel.

Der Harn enthält ziemlich viel Albumin.

Die Lungen: Rhonchi und lose Rasselgeräusche in den unteren Theilen der beiden Lungen.

Behandlung: Diät; Pil. tereb. c. Chin. + KJ + Digital.

18. October 1895. Die Herzthätigkeit regelmässig, die Erweiterung des Herzens nach rechts geringer; die Töne rein; der zweite Aortenton accentuirt. Der Puls regelmässig, voll gespannt.

Der Eiweissgehalt des Harns geringer, der Husten verschwunden.

31. October 1895. Der Patient fühlt sich in jeder Hinsicht besser; noch eine Spur von Albumin im Harn; die Herzthätigkeit ist gut; die Bronchitis hat aufgehört.

Fall 43. P. E., 44 Jahre alt, ehemaliger Kaufmann, Norrland.
Arteriosclerosis, Cardiosclerosis.

Der Patient hat viele Jahre lang Alkohol missbraucht, ist aber später total enthaltsam geworden.

Status am 6. Juni 1894: Seit mehreren Jahren klagt der Patient über Herzklopfen und Schwindelanfälle, wird leicht dyspnoïsch.

Das Herz nach links vergrössert, der Spitzenstoss im 6. Interstitium, etwas ausserhalb der Mammillarlinie; die Töne rein, der zweite Aortenton stark accentuirt.

Der **Puls** regelmässig, gespannt, hart.

Arteriae radiales etwas verdickt, uneben.

Der **Harn** frei von Eiweiss und Zucker.

Behandlung: NaJ, 1·5 ^{grm} NaBr zur Nacht.

Fall 44. C. M. Ö., Ingenieur, 45 Jahre alt, Stockholm.

Arteriosclerosis, Cardiosclerosis, Albuminuria.

Der Patient hat nicht Syphilis gehabt, aber geistige Getränke in ziemlich bedeutender Menge genossen; ist bis vor 2 Jahren gesund gewesen; er musste dann wegen Athemnoth und Herzklopfen während einiger Zeit das Bett hüten. November 1895 waren diese Symptome sehr schwer.

Status am 1. Juni 1896: Kräftiger Körperbau, guter Ernährungszustand.

Das Herz: Die Spitze im 6. Interstitium, 3 ^{cm} ausserhalb der Mammillarlinie, nach rechts eine ziemlich starke Dämpfung etwas ausserhalb der rechten Sternallinie, die Herzthätigkeit regelmässig, nur selten fällt ein Herzschlag aus. Die Töne rein, der zweite Ton überall, insbesondere über der Aorta, klingend.

Der **Puls** gespannt, voll.

Periphere Arterien rigid, uneben.

Die **Respiration** zeigt andeutungsweise das **Cheyne-Stokes**'sche Phänomen.

Der **Harn** enthält ziemlich viel Albumin; keinen Zucker.

Behandlung: Milchdiät, NaJ.

Fall 45. V. M., 46 Jahre alt, Gipsarbeiter, Stockholm. Wurde am 13. Januar 1894 in das Seraphimerlazareth aufgenommen; am 1. April 1894 gestorben.

Arteriosclerosis, Cardiosclerosis (Insufficientia valvul. aortaé), Nephritis chronica, Pleuritis exsudativa dextra.

Alkoholmissbrauch, zuweilen 4—5 Liter Bier täglich; Syphilis wird ververneint. Vor 7—8 Jahren fing der Patient an, an trockenem Husten zu leiden, vor 6 Jahren wurde vom Arzte ein Herzfehler diagnosticirt, von welchem der Patient jedoch keine subjectiven Symptome hatte. Erst vor 3 Jahren Athemnoth bei Bewegungen, stärker während des letzten Jahres, wo auch Herzklopfen hinzutrat. Wurde vom 2. October bis 2. December 1893 im Krankenhaus behandelt, litt damals an einseitiger Pleuritis; das Exsudat wurde 3 Mal entleert. Die Athemnoth ist so schwer, dass der Patient nur kurze Zeit die Bettlage einnehmen kann; ist sehr abgemagert.

Status am 16. Januar 1894: Dem Patienten wird das Liegen schwer; in der Regel steht oder geht er; klagt über schwere Athemnoth. **Cheyne-Stokes**'sche Respiration. Hartes Oedem in den Füssen und Unterschenkeln.

Das Herz: Vorwölbung der Herzgegend. Beträchtliche Vergrösserung nach links: die Spitze im 6. Interstitium, 4·5 ^{cm} ausserhalb der linken Mammillarlinie; auch Vergrösserung nach rechts. An der Spitze ist der erste Ton unklar; daselbst entferntes, diastolisches Geräusch, an der Basis systolisches und langgezogenes diastolisches Geräusch. Die Herzthätigkeit ziemlich regelmässig.

Periphere Arterien rigid; systolischer Ton, die Carotiden stark pulsirend.

Der Puls celer; Frequenz 100 pro Minute.

Die Lungen: in der rechten Pleurahöhle klare, seröse Flüssigkeit.

Der Harn enthält eine Spur von Eiweiss und hyaline Cylinder.

Der Patient wurde unter Anwendung von Digitalis und Calomel anfangs etwas besser, starb aber am 1. April 1894.

Section am 3. April 1894. Das Herz nach rechts und links beträchtlich vergrössert, die Wände der beiden Kammern stark verdickt, zerstreute sklerotische Herde in der Muskelsubstanz. Die Mitralisklappe normal; die Aortenklappen insufficient, ihre Zipfel verdickt mit kleineren Kalkschollen; ihre Anheftungsränder zusammengewachsen. Endarteriitis in der Aorta ascendens und dem Arcus Aortae. In den Coronararterien, insbesondere beim Abgang der Seitenzweige, kleinere gelbweisse, nicht verkalkte Herde. Die ganze rechte Lunge mittels dicker Bindegewebsschwielen an der Brustwand festgelöthet; durch die Schwielen kommt man in eine Höhle, welche etwa 300 ^{gm} schmutzig gelbgrauer, mit gelbweissen Fetzen gemischter, trüber Flüssigkeit enthält. Chronische Nephritis mit Amyloiddegeneration.

Fall 46. C. L. N., 46 Jahre alt, Anwalt, Nerike.

Cardiosclerosis, Albuminuria, Adipositas universalis.

Der Patient hat nicht an Syphilis gelitten, aber ziemlich viel Alkohol genossen; ist sehr fettleibig gewesen, hat aber während der letzten Zeit an Gewicht wieder etwas abgenommen. Juni 1995 wog er 125 ^{kg}, Mai 1896 120 ^{kg}, und Juli 1896 108 ^{kg}. Anfang 1896 Husten, Mai Athemnoth beim Gehen nebst Schmerzen und Drücken auf der Brust; in der letzten Zeit haben die Kräfte abgenommen.

Status am 10. August 1896: Der Patient ist trotz der Abmagerung sehr fettleibig; leidet an Athemnoth.

Das Herz bedeutend nach links, etwas nach rechts vergrössert; an der Spitze ein systolisches Geräusch, der zweite Ton an der Basis, insbesondere über der Aorta, accentuirt. Die Herzthätigkeit etwas unregelmässig.

Der Puls gespannt, voll, etwas unregelmässig.

Periphere Arterien rigid, etwas gewunden.

In den Lungen Rasselgeräusche in den unteren Abschnitten.

Der Harn giebt deutliche Reaction auf Albumin; enthält keinen Zucker.

Behandlung: Diät, Gymnastik, Digital. + KJ.

Fall 47. C. G. N., Bureaudiener, 46 Jahre alt, Stockholm.

Arteriosklerosis, Dilatatio aortae, Retinitis albuminurica.

Beträchtlicher Alkoholmissbrauch und sehr anstrengende Arbeit als Capitain auf einem Schleppboot. Seit 1877 (28 Jahre) Husten, Athemnoth, später Herzklopfen, Kopfschmerzen, Influenza (1893), seitdem hat sich der Patient nicht gesund gefühlt. Wurde im Jahre 1888 im Krankenhaus Sabbatsberg wegen Husten behandelt; damals fand sich noch kein Herzfehler vor; von Albumin im Harn von Zeit zu Zeit Spuren. Im Frühjahr 1894 wurde der Patient wegen zunehmendem Husten und Athemnoth wieder 6 Wochen lang im Krankenhaus behandelt; Albuminurie (2—0·5 pro Mille). Während der späteren Jahre sind Anfälle von Schwindel plötzlich erschienen. Seit vielen Jahren Aufstossen von saurem Wasser und schleimiges Erbrechen des Morgens.

Status am 20. September 1895: Der Patient klagt über starke Athemnoth bei der geringsten Bewegung, Herzklopfen und schwere Kopfschmerzen; kein Oedem.

Das Herz: leichte Vorwölbung; der Spitzenstoss schwach fühlbar im 5. Interstitium in der Mammillarlinie, die rechte Grenze 3 cm ausserhalb des rechten Sternalrandes. Dämpfung über dem Manubrium sterni und etwas ausserhalb desselben, an beiden Seiten. Der zweite Aortenton stark accentuirt, systolisches, rauhes Geräusch über der Aorta und am stärksten über dem Manubrium sterni.

Der Puls kräftig, regelmässig, der Radialispuls links kleiner als rechts.

Die Leber nicht nachweisbar vergrössert.

Periphere Arterien stark rigid und gewunden, Arteriae brachiales werden als harte Stränge gefühlt.

Die Augen: die Grenzen der beiden Papillen verwischt, die beiden Netzhäute von zahlreichen, zum Theil radiirenden, weissen Strängen durchsetzt; zahlreiche Blutungen.

Der Harn: die tägliche Menge vermehrt, spec. Gew. 1·015, Albumin 0·5—0·7 pro Mille, hyaline und äusserst feinkörnige Cylinder.

Das Blut: Hämoglobingehalt 55 Proc. (Fleischl); rothe Blutkörperchen 3 200 000.

Motilität und Sensibilität rechts etwas herabgesetzt.

Behandlung: Milchdiät, KJ, Sulfonal, Bromsalze, Bikarbonat.

8. October 1895. Die Kopfschmerzen verschwunden, der Zustand sonst unverändert.

Fall 48. C. A. N., 47 Jahre alt, Gastwirth, Stockholm.

Arteriosclerosis, Cardiosclerosis (Insufficientia valvul. aortae), Angina pectoris, Infarct. pulmonis sin.

Der Patient hat während vieler Jahre Alkohol ziemlich stark missbraucht; August 1893 mehrere Anfälle von Schmerzen, Druck und Beklemmung in der Herzgegend, besonders nach Anstrengungen und psychischen Erregungen. Seit mehreren Monaten Athemnoth bei Bewegungen.

Status am 25. September 1893: Ziemlich fettleibig, Körpergewicht 102 kg.

Das Herz nach rechts und links vergrössert; der zweite Aortenton klingend, keine deutlichen Geräusche.

Der Puls regelmässig, gespannt, fein.

Periphere Arterien etwas rigid und ihre Wände verdickt.

Der Harn enthält eine Spur von Albumin.

Der Patient klagt über leicht auftretende Athemnoth und die erwähnten, der Angina pectoris ähnlichen Anfälle.

Behandlung: Vichywasser und NaJ, geordnete Diät; Alkohol wurde verboten und Milch vorgeschrieben.

17. October 1893. Kein Eiweiss im Harn; der Patient fühlt sich gesund.

4. December 1893. Eine Spur von Eiweiss. Marienbaderwasser.

10. Januar 1894. Der Patient hat um 9·5 kg an Gewicht abgenommen; eine Spur von Albumin.

1. März 1894. Diastolisches Geräusch über der Herzbasis, schwaches systolisches über der Spitze. Hat um 13 kg an Gewicht abgenommen.

16. Mai 1894. Die Herzthätigkeit regelmässig, diastolisches Geräusch über der Herzbasis, schwaches systolisches Geräusch über der Spitze; der Harn frei von Albumin; Körpergewicht 86 kg.

26. September 1894. Diastolisches Geräusch über der Aorta, kein systolisches Geräusch an der Spitze; kein Albumin; Körpergewicht 86 kg.

7. März 1895. Das Herz nach links vergrössert; diastolisches Geräusch über der Aorta, der Harn frei von Albumin. Die stenocardischen Anfälle seit lange vollständig verschwunden.

12. Januar 1897. In der letzteren Zeit sind die stenocardischen Anfälle von Zeit zu Zeit wieder erschienen; heute fand ein sehr starker Anfall statt, die Schmerzen in der Herzgegend sehr schwer, nach dem Rücken ausstrahlend. Leichter Husten mit schwach blutgefärbtem Expectorat, Athemnoth.

14. Januar 1897. Das Expectorat deutlich blutgefärbt, Rasselgeräusche an einem circumscripten Bezirk an der linken Lunge in der Nähe der Spitze des Schulterblattes.

23. Januar 1897. Der Husten hat allmählich aufgehört; an der genannten Stelle werden indess noch deutliche Rasselgeräusche gehört. Der Patient fühlt sich gesund.

29. März 1897. Seit 14 Tagen wieder Anfälle von Athemnoth nebst Drücken an der Brust bei Bewegung im Freien, besonders gegen den Wind; auch hat der Patient an trockenem Husten gelitten. Die Herzspitze 4 cm ausserhalb der Mammillarlinie im 6. Interstitium. Die Herzthätigkeit etwas unregelmässig, diastolisches Geräusch über der Aorta; eine Spur von Albumin im Harn.

Fall 49. C. J. T., 50 Jahre alt, Kürschner, Stockholm. Wurde am 5. Februar 1895 in das Seraphimerlazareth aufgenommen; am 24. Februar 1895 gestorben.

Arteriosclerosis, Cardiosclerosis, Pleuritis exsudativa dextra.

Der Vater lebt und leidet an einer linksseitigen Parese (nach einem Schlagfluss). Die Mutter ist an Carcinom gestorben. Der Patient verneint Lues, hat aber täglich Branntwein und Bier zu den Mahlzeiten genossen. Hatte im 20. Lebensjahre rheumatische Schmerzen im Rücken; während der letzteren Jahre Herzklopfen und Athemnoth, welche Symptome Anfang 1894 sehr schwer wurden; damals kamen auch Oedem in den Beinen und Ascites hinzu; wurde durch ärztliche Behandlung gebessert, später aber wieder schlechter.

Status am 15. Februar 1895: Cyanose im Gesicht, das Oedem schon verschwunden.

Das Herz nach rechts und links vergrössert, die Töne dumpf, entfernt; keine Geräusche, der zweite Aortenton verstärkt.

Der Puls altus et celer, 96 Schläge pro Minute.

Periphere Arterien: Aa. temporales stark gewunden mit harten, festen, theilweise höckerigen Wänden; auch die A. radialis dextra stark sklerotisch.

Die Leber beträchtlich vergrössert.

Der Bauch enthält freie Flüssigkeit in mässiger Menge.

In den Lungen Rhonchi und Rasselgeräusche; Exsudat in der rechten Pleurahöhle.

Der Harn, sp. Gew. 1·010, enthält Eiweiss, einige wenige Cylinder.

Behandlung: Milchdiät, Digitalis.

Nach einer vorübergehenden Besserung trat bald wieder eine Verschlechterung ein; Anfälle von Herzschwäche erschienen, und der Patient starb am 24. Februar 1895.

Section am 25. Februar 1895 (Dr. Quensel). Aa. basilares et carotides zeigen zahlreiche gelbweisse Verdickungen ihrer Wand. Pleuritis serosa dextra, Pericarditis serofibrinosa. — Das Herz beträchtlich vergrössert, bedeutende Hypertrophie sowohl der rechten als auch der linken Kammer. Die Musculatur von blass graurother Farbe, im hinteren oberen Theil der linken Kammerwand einige kleinere grauweisse Stränge und Flecke. Klappen und Mündungen gesund. Aa. coronariae cordis sehr weit mit stark ausgeprägter Arteriosclerosis, insbesondere im Anfang der Arterien. Die Aorta zeigt bedeutende endarteriitische Veränderungen; ebenso die Aa. brachiales. Die Nieren etwas kleiner als normal, ihre Consistenz fest, die Oberfläche mit seichten Einsenkungen, an welchen die Kapsel verdickt ist: die Kapsel wird leicht entfernt; der Schnittrand scharf, die Dicke der Rinde normal, nirgends schwillt das Parenchym (Stasis renum).

Fall 50. A. L., 51 Jahre alt, Taglöhner. Wurde am 10. Juni 1895 in das Seraphimerlazareth aufgenommen, am 13. November 1895 entlassen.

Arteriosclerosis, Cardiosclerosis, Pleuritis exsudativa sin., Gastritis chronica, Anaemia secundaria.

Der Patient hat seit seinem 22. Lebensjahre Alkohol und ausserdem auch Schnupftabak missbraucht; ist nicht luetisch inficirt gewesen. Vom 46. Lebensjahre an hat er an Schwindel gelitten; während der letzten Jahre hat er auch Athembeschwerden gehabt. Seit Weihnachten 1894 von Zeit zu Zeit Diarrhöe; Februar 1895 Oedem in den Beinen. Die Athemnoth wurde schwerer, und die Kopfschmerzen nahmen zu.

Status am 12. Juni 1895: Allgemeiner Hydrops, Ascites, deutlicher Tremor in den Händen, der Zunge und den Füssen; die Lippen und Hände cyanotisch; Fieber.

Das Herz nach rechts und links vergrössert, zuweilen ein weiches systolisches Geräusch in der Nähe der Herzspitze, der zweite Pulmonaliston vielleicht etwas verstärkt.

Der Puls etwas unregelmässig, gespannt, voll.

Arteriae radiales et temporales sklerotisch.

Die Leber etwas vergrössert.

Das Blut: rothe Blutköperchen 2 400 000. Hämoglobingehalt 50 Proc. Fleischl).

Der **Harn** enthielt bei der Aufnahme Spuren von Albumin, die aber später verschwanden.

Behandlung: Milchdiät, Antifebrin, Natr. salicyl.

5. Juli 1895. Seit mehreren Tagen fieberfrei, der Magensaft enthält weder HCl, noch Milchsäure oder Lab; die Leber kleiner als im Status, kein hörbares Geräusch.

23. Juli 1895. Rothe Blutkörperchen 4 200 000. Hämoglobingehalt 70 Proc. (Fleischl).

19. August 1895. Pleuritisches Exsudat links, Fieber.

23. September 1895. Pleuritische Reibgeräusche links; fieberfrei; fängt an aufzustehen.

13. November 1895. Der Patient wird entlassen.

Fall 51. S. P., 52 Jahre alt, ehemaliger Droschkenkutscher, Stockholm. Wurde am 7. November 1896 in das Seraphimerlazareth aufgenommen, am 24. November 1896 entlassen.

Arteriosclerosis, Cardiosclerosis (Insufficientia valvul. aortae), Emphysema pulmonum, Epilepsia alcoholica, Delirium.

In hereditärer Hinsicht nichts von Interesse. Die hygienischen Verhältnisse gut, Lues wird verneint; hochgradiger Alkoholmissbrauch, insbesondere während der letzten 20 Jahre. Gesund bis April 1895, zu welcher Zeit die Füsse und bald darnach der ganze Körper anschwollen, Albumin im Harn; wurde im Krankenhause Sabbatsberg behandelt und nach 3 Wochen vom Oedem befreit. Im Herbst 1895 Schwierigkeit beim Harnen und wieder in demselben Krankenhause behandelt. August 1896 epileptiforme Anfälle. Am 6. November 1896 ein schwerer Schwindelanfall. Während der letzteren Jahre Herzklopfen.

Status 10—18. November 1896: Während der ersten Tage epileptische Anfälle (Alkohol), Delirium tremens.

Das **Herz:** Vorwölbung der Herzgegend, der Spitzenstoss 1 cm ausserhalb der linken Mammillarlinie, kräftig; Dämpfung nach rechts 1 cm ausserhalb der rechten Sternallinie; diastolisches Geräusch über der Aorta.

Fig. 8. Art. rad. dext. 22. November 1896. Arteriendruck 240—250 mm.

Der **Puls** regelmässig, celer; Frequenz 68 pro Minute. Capillarpuls, Duroziez' Phänomen; über dem Arcus volaris wird ein Ton gehört. Der Druck in der Aa. radiales 240—250 mm Hg (Potain).

Periphere Arterien, rigid, höckerig.

Die Leber und die Milz nicht vergrössert.

Die Lungen bieten deutliche Symptome von Emphysem dar.

Der Harn: Menge im Anfang des Aufenthaltes im Lazareth etwas normal, später vermehrt; bei der Aufnahme in das Lazareth viel Albumin (6 pro Mille, dann 4 pro Mille), später frei von Albumin; Zucker wurde nie beobachtet. Das spärliche Sediment enthielt rothe und weisse Blutkörperchen, aber keine Cylinder.

Der Hintergrund beider Augen normal.

Behandlung: Chloral, Bromsalze, Milchdiät.

23. November 1896. Der Harn enthält eine Spur von Albumin.

24. November 1896. Der Patient wird gebessert entlassen.

Fall 52. P. J. H., 55 Jahre alt, Briefträger. Wurde am 20. October 1893 in das Seraphimerlazareth aufgenommen, am 15. December 1893 entlassen.

Cardiosclerosis, Insufficientia cordis.

Der Patient hat Alkohol missbraucht; Lues wird verneint. Gesund bis October 1892; zu dieser Zeit Athemnoth, später Schwindelanfälle, Stechen und Beklemmung über der Herzgegend. Anfang Mai 1893 Oedem in den Beinen und Ascites, die Athemlosigkeit schwerer, wurde vom 16. August bis 15. September 1893 im Seraphimerlazareth behandelt; zeigte damals Oedem, Ascites, Albuminurie, vergrösserte Leber; bei der Entlassung kein Oedem, kein Albumin im Harn. Bald wieder verschlechtert, wurde wieder in das Lazareth aufgenommen.

Status am 25. October 1893: Cyanose, Oedem in den Beinen, kein Ascites, Athemnoth, Husten.

Das Herz: Kein Spitzenstoss, Dämpfung 1 ^{cm} rechts von dem Sternalrand, 1 ^{cm} ausserhalb der linken Mammillarlinie, die Herztöne dumpf; kein Geräusch.

Der Puls regelmässig, Frequenz 108 pro Minute.

Periphere Arterien gewunden; keine deutliche Arteriosklerose.

Die Lungen: zahlreiche Rasselgeräusche und Rhonchi; die Sputa blutgefärbt.

Die Leber vergrössert, wird 2 ^{cm} oberhalb der Nabelebene palpirt; kein Ascites.

Der Harn enthält eine Spur von Albumin, keine Cylinder.

Behandlung: Linctus pectoralis; — Vin. Glycyrrh. thebaic. (Rosén).

30. October 1893. Das Oedem in den Beinen verschwunden, die Sputa fortdauernd mit Blut gemischt.

29. November 1893. Wenn der Patient auf ist, Oedem und Ascites.

4. December 1893. Absolute Milchdiät, Digitalin. cristallisat.

9. December 1893. Die Harnmenge vermehrt, das Oedem und der Ascites haben abgenommen.

15. December 1893. Oedem und Ascites vollständig verschwunden; der Patient wird entlassen.

Fall 53. J. E., 55 Jahre alt, Haushälterin. Wurde am 19. Februar in das Seraphimerlazareth aufgenommen, am 2. April 1896 entlassen.

Arteriosclerosis, Cardiosclerosis (Insufficientia valvul. aortae), Aneurysma aortae.

Der Vater wahrscheinlich an Lungenschwindsucht, die Mutter in ihrem 72. Lebensjahre wahrscheinlich an einer Apoplexie gestorben. Die Patientin hat häufig Alkohol wie Bier und Schnaps getrunken, verneint aber denselben missbraucht zu haben. Die hygienischen Verhältnisse im Allgemeinen schlecht, in jüngeren Jahren litt die Patientin an rheumatischen Schmerzen in der linken Schulter und den beiden Kniegelenken; niemals rheumatisches Fieber. Vor 10 Jahren Schwindelanfälle, sank bewusstlos zum Boden, konnte indess zu Fuss nach Hause gehen. Seit mehreren Jahren des Abends Oedem in den Beinen, das Oedem am Morgen verschwunden; zu Weihnachten 1895 wurde das Oedem nach einer Erkältung stärker; Athemnoth, Herzklopfen.

Status am 24. Februar 1896: Oedem in den Beinen, Athemnoth.

Das Herz: Vorwölbung der Herzgegend, diastolisches Fremissement über dem Manubrium sterni und im 1. und. 2. Rippeninterstitium, rechts von der Sternallinie. Der Spitzenstoss im 5. Interstitium, ausserhalb der Mammilarlinie, nach rechts geht die Dämpfung 3—4 ^{cm} ausserhalb des rechten Sternalrandes. Diastolisches Geräusch, am stärksten über der Aorta; Pulsation während der Diastole rechts vom Manubrium Sterni. Die Carotiden pulsiren stark.

Der Puls regelmässig, klein, tardus, etwa 90 pro Minute. Capillarpuls.

Periphere Arterien sklerotisch, auch die Aa. femorales rigid.

Die Bauchorgane: Die Leber vergrössert, palpabel, fest.

Die Lungen: Bei der Aufnahme Zeichen einer rechtsseitigen Pneumonie.

Der Harn enthielt bei der Aufnahme Spuren von Albumin, die später verschwanden.

Behandlung: KJ, NaJ, Milch.

8. März 1896. Die Patientin beträchtlich gebessert; verlässt am Tage für einige Zeit das Bett.

2. April 1896. Die Patientin wird gebessert entlassen.

Fall 54. J. E., 60 Jahre alt, Zimmermann, Wedbo. Wurde am 10. Juli 1893 in das Seraphimerlazareth aufgenommen, am 31. October 1893 entlassen.

Arteriosclerosis, Cardiosclerosis, Ascites, Anasarca.

Beide Eltern, der Vater an einer Apoplexie gestorben. Die hygienischen und diätetischen Verhältnisse ziemlich gut, in der letzten Zeit besser. In seiner Jugend war der Patient Brauerknecht, genoss damals viel Bier und Porter, hat aber stärker geistige Getränke nicht im Uebermaasse getrunken. Lues wird verneint. Seit seinem 20. Lebensjahre hat er fast ununterbrochen an Schmerzen im linken Bein gelitten; dieses ist seit dieser Zeit kürzer als das rechte Bein gewesen. Vor etwa 20 Jahren fing er an, von Athemnoth und Herzklopfen belästigt zu werden; während der letzten 3 Jahre sind diese Symptome immer ausgeprägter geworden. Vor 10 Jahren Pneumonie. Im Herbst

1892 begannen die Beine und der Bauch anzuschwellen, wesswegen er 5 Wochen lang im Krankenhaus behandelt wurde; das Oedem verschwand, und die Athemnoth nahm ab. Vor 6 Wochen erschien das Oedem wieder, und der Patient wurde desswegen in das Seraphimerlazareth aufgenommen.

Status am 12. Juli 1893: Der Patient klagt über Athemnoth, kann im Bett nur sitzen; die Beine und der Bauch beträchtlich angeschwollen (Bauchumfang 111 ^{cm}); Ascites.

Das Herz: der Spitzenstoss im 5. Interstitium, etwas ausserhalb der Mammillarlinie; die Töne rein.

Der Puls regelmässig; Frequenz 72 pro Minute.

Periphere Arterien rigid, gewunden.

Die Lungen: in der linken Pleurahöhle klare, seröse Flüssigkeit.

Die Leber und die Milz nicht vergrössert.

Der Harn enthält eine Spur von Albumin.

Behandlung: Klystier, Ol. Ricini, Digitalin. cristallisat., Adonis, Diuretin.

Die Harnmenge stieg von 600 auf 1200, 2500, 4000 ^{ccm} pro Tag an. Das Oedem in den Beinen verschwand, das pleuritische Exsudat sowie der Ascites und die Athemnoth nahmen ab. Die Pulsfrequenz sank periodenweise auf 40 pro Minute; hierbei kamen 4 Herzschläge in normaler Folge nach einander, dann eine Pause u. s. w., so dass also jeder 5. Herzschlag ausfiel. Nach einiger Zeit wurden Frequenz und Rhythmus der Herzschläge wieder normal.

31. October 1893. Der Patient wird gebessert entlassen.

Fall 55. G. L., 65 Jahre alt, Schneider, Stockholm. Wurde am 23. October 1894 in das Seraphimerlazareth aufgenommen, am 21. November 1894 entlassen.

Arteriosclerosis, Cardiosclerosis, Pleuritis exsudativa dextra, Chorioretinitis, Albuminuria.

Die Verwandten des Patienten gesund; er hat während der letzten 30 Jahre Alkohol missbraucht; hat nicht Syphilis gehabt. Im 18., 27. und 30. Lebensjahre hat er an Febris intermittens, im 37. Lebensjahre an „rheumatischen“ Schmerzen in den Beinen ohne allgemeines Kranksein gelitten; während der letzten 12 Jahre Schmerzen in den Fingergelenken, vor 11 Jahren Erysipelas faciei. Während der letzten 4 Jahre hat er periodisch an Schwindelanfällen gelitten. Ostern 1894 schwerere derartige Anfälle, wurde später bei der geringsten Bewegung dyspnoisch, die Beine und der Bauch schwollen an.

Status am 24. October 1894: Cyanose im Gesicht, Oedem in den Beinen, Ascites, Cheyne-Stokes' Athmung, positiver Venenpuls am Halse.

Das Herz: Vorwölbung; der Spitzenstoss im 6. Interstitium, 6 ^{cm} links von der Mammillarlinie; die Dämpfung geht 1·5 ^{cm} rechts von der rechten Sternallinie; systolisches Geräusch an der Spitze, der zweite Pulmonalis- und der zweite Aortenton accentuirt.

Der Puls ziemlich gespannt, unregelmässig.

Periphere Arterien rigid; starke Pulsation der A. subclavia dextra.

Die Leber beträchtlich vergrössert, ihr unterer Rand deutlich palpabel.

Der Bauch von Ascites ausgedehnt.

Die Augen: am linken Auge Cataracta incipiens; an beiden Augen Chorioretinitis.

Die Lungen: Exsudat in der rechten Pleurahöhle.

Der Harn: die Menge anfangs gering, später grösser: enthält Albumin und spärliche hyaline und körnige Cylinder.

Behandlung: absolute Milchdiät, Ol. Ricini, Digitalin (1 mg), NaJ. Die Harnabsonderung nahm zu; am 3. November 3200 ccm. Der Patient konnte am 17. November dass Bett verlassen.

21. November 1894. Der Patient wurde beträchlich gebessert entlassen.

Der Patient wurde am 27. December wieder in das Lazareth aufgenommen; die Symptome etwa dieselben als bei der ersten Aufnahme; das Exsudat in der rechten Pleurahöhle fand sich noch vor. Behandlung: Calomel. Bei der Entlassung am 3. Februar 1895 war er wieder beträchtlich gebessert. Das systolische Geräusch an der Spitze war jetzt verschwunden.

Fall 56. G. S., 66 Jahre alt, Schuhmacher, Stockholm. Wurde am 15. October 1894 in das Seraphimerlazareth aufgenommen, am 30. November 1894 entlassen.

Arteriosclerosis, Cardiosclerosis, Sclerosis hepatis.

Die Eltern waren gesund und starben beide im hohen Alter an unbekannter Krankheit. Der Patient hat viele Jahre lang täglich Bier und geistige Getränke in beträchtlichen Mengen genossen; hat auch viel Fleisch gegessen; keine Lues. Gesund bis Weihnachten 1892, zu welcher Zeit er anfing, auch bei leichter Bewegung dyspnoisch zu werden; Husten und Herzklopfen erschienen. Im Sommer 1894 Verschlechterung, die Athemnoth nahm zu; 14 Tage vor der Aufnahme fing der Bauch an anzuschwellen.

Status am 17.—22. October 1894: Leichtes Oedem in den Beinen; Ascites; Bauchumfang 103 cm.

Das Herz: der Spitzenstoss im 5. Interstitium, gleich innerhalb der Mammillarlinie; die Dämpfung geht rechts 3 cm ausserhalb des rechten Sternalrandes. Die Herzthätigkeit unregelmässig, die Töne schwach; kein Geräusch.

Der Puls unregelmässig; Frequenz 108 pro Minute.

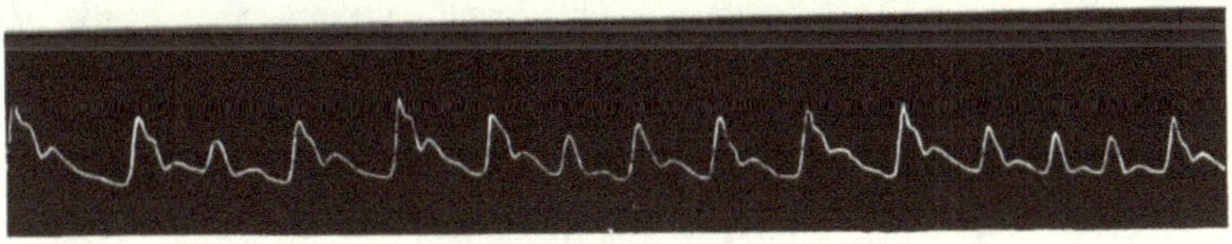

Fig. 9. Art. radialis.

Aa. radiales gespannt, etwas rigid.

Die Leber beträchtlich vergrössert, palpabel, eben; Höhe 18 cm.

Die Milz nicht vergrössert.

Der Harn enthält eine Spur von Albumin, die Menge sehr gering.

Behandlung: absolute Milchdiät, Ol. Ricini. Am 17. October 1 mg Digitalin.

Die Harnmenge stieg bald auf 2—3 Liter pro Tag, der Bauchumfang nahm ab, und die Ascitesflüssigkeit verschwand. Später bekam der Patient NaJ, 0·50 gm 2 mal täglich.

29. October 1894. Die Herzthätigkeit fortdauernd unregelmässig, die Athemnoth verschwunden, der Husten leichter.

30. November 1894. Der Patient wird beträchtlich gebessert entlassen. Die Leber kleiner, ihre Höhe 16·5 ^{cm}.

Fall 57. J. G. L., 66 Jahre alt, Schneider, Stockholm. Wurde am 22. April 1895 in das Seraphimerlazareth aufgenommen, am 20. Mai 1895 entlassen.

Arteriosclerosis, Cardiosclerosis, Nephritis chron. interstitialis, Sclerosis hepatis.

Der Vater und die Mutter des Patienten starben im hohen Alter. Seit seinem 25. Lebensjahre hat der Patient Alkohol in hohem Grade missbraucht. Zwischen seinem 40. und 50. Lebensjahre litt er an rheumatischen Schmerzen in den Muskeln; Lues wird verneint. Im Herbst 1891 Kraftlosigkeit, Schwindel, Athemnoth, Abmagerung. Diese Symptome waren im Jahre 1892 bald leichter, bald schwerer. Im Frühjahr 1894 Oedem in den Beinen und dem Bauch, Albuminurie; 3 mal im Krankenhause behandelt.

Status am 24. April 1895: Beträchtlicher Ascites; kein Oedem.

Das Herz nach rechts und links beträchtlich vergrössert; die Spitze im 6. Interstitium, 6 ^{cm} links von der linken Mammillarlinie; die Herztöne dumpf, kein Geräusch.

Der Puls unregelmässig.

Periphere Arterien rigid, gewunden.

Die Leber vergrössert, ihr unterer Rand wird leicht palpirt.

Der Harn enthält Albumin, 1 pro Mille, feinkörnige Cylinder.

Behandlung: Digitalin, Milchdiät.

Während einer starken Diurese nahm der Ascites ab und konnte am 8. Mai nicht mehr nachgewiesen werden. Alimentäre Glykosurie.

17. Mai 1895. Der Magensaft enthält keine Salzsäure, aber Pepsin und Lab; der Ventrikelinhalt mit Schleim gemischt.

20. Mai 1895. Der Patient wird gebessert entlassen.

Fall 58. A. W. S., 37 Jahre alt, Brauknecht. Wurde am 5. Februar 1896 in das Seraphimerlazareth aufgenommen, am 21. Februar 1896 entlassen.

Aortitis, Pneumonia acuta.

In hereditärer Hinsicht nichts von Interesse; Alkoholmissbrauch, insbesondere Missbrauch von Bier findet sich vor. Der Patient ist im allgemeinen gesund gewesen; 1882 Pneumonia dextra, 1888 Pneumonia sinistra, letztere von Delirium begleitet. Erkrankte in der Nacht zwischen dem 3. und 4. Februar 1896 zum dritten Mal an acuter Pneumonie.

Status am 10. Februar 1896: Kräftiger Körperbau, guter Ernährungszustand.

Das **Herz** etwas nach links vergrössert (die Spitze ausserhalb der Mammillarlinie); die Töne rein, der zweite Aortenton stark accentuirt, eigenthümlich klingend.

Der **Puls** gleichmässig und kräftig.

Die **Leber** vergrössert, palpabel.

Die **Lungen**: Symptome acuter Pneumonia dextra.

Der **Harn** enthielt bei der Aufnahme Albumin, später nicht.

Behandlung: Linctus pectoralis, Chloral.

14. Februar 1896. Der Patient fühlt sich vollkommen gesund, die Symptome von der rechten Lunge verschwunden.

21. Februar 1896. Der Patient wird entlassen.

Fall 59. J. U., 67 Jahre alt, Schuhmacher, Waxholm. Wurde am 14. October 1896 in das Seraphimerlazareth aufgenommen, am 8. December 1896 entlassen.

Arteriosclerosis, Cardiosclerosis, Pneumonia acuta.

Die Eltern im Alter von etwa 40 Jahren an nicht bekannten Krankheiten, eine Schwester an „Wassersucht" gestorben. Die hygienischen Verhältnisse gut. Der Patient hat viel geraucht und mehrere Jahre lang täglich 3 Glas Schnaps und etwas, jedoch nicht viel Bier genossen. Im 21. Lebensjahre ein Geschwür am Penis, von Bubonen gefolgt. 1880 ein rheumatisches Leiden. In der Mitte der achtziger begann der Patient von Athemnoth und Herzklopfen belästigt zu werden; schon früher Husten, 1892 nahm der Husten zu, Oedem erschien in den Füssen und später im ganzen Körper; wurde im Seraphimerlazareth behandelt, Diagnose: Myocarditis + Bronchitis + Oedema; Spuren von Eiweiss im Harn. Bei der Entlassung war der Harn albuminfrei. Kam in demselben Jahre in das Lazareth mit denselben Symptomen wieder zurück, die Diagnose: Arteriosclerosis + Dilatatio et Hypertrophia cordis + Myocarditis + Insufficientia relativa vulvulae mitralis + Bronchitis chronica. Seitdem sind die Symptome von Herzinsufficienz mehrmals erschienen. Erkrankte am 8. October 1896 mit Schüttelfrost, Stechen in der linken Seite, Athemnoth.

Status Mitte October 1896: Kein Oedem, Athemnoth, Stechen in der linken Seite.

Das **Herz**: Spitzenstoss im 5. Interstitium, 4^{cm} ausserhalb der Mammillarlinie; an der Spitze ein ausgedehntes systolisches Geräusch, der zweite Aorten- und der zweite Pulmonaliston accentuirt.

Der **Puls** unregelmässig, intermittent, kräftig; Frequenz 88 pro Minute.

Periphere Arterien stark gewunden und rigid.

Die **Lungen**: Symptome einer acuten Pneumonia sinistra.

Die **Leber** und die **Milz** nicht vergrössert.

Der **Harn**, spec. Gew. 1·020, enthält keinen Eiweiss.

Behandlung: Linct. pect., NaJ.

Der allgemeine Zustand des Patienten besserte sich im Krankenhause; jedoch fanden sich bei der Entlassung am 8. December 1896 noch Rasselgeräusche in den Lungen vor.

c. Mit anstrengender Arbeit in der Anamnese.

Fall 60. Johanna C. J., 52 Jahre alt, Arbeiterin, Stockholm. Wurde am 12. Juni 1895 in das Seraphimerlazareth aufgenommen und am 14. August 1895 entlassen; wurde zum zweiten Mal am 18. Juni 1896 aufgenommen und am 20. Juli 1896 entlassen.

Aortitis chronica, Cardiosclerosis (Stenosis ostii aortae), Neurasthenia.

Die beiden Eltern erreichten ein hohes Alter, der Vater scheint eine Zeit lang an Epilepsie gelitten zu haben, die Mutter bot Herzsymptome dar und wurde als „sonderbar" angesehen. Die Patientin verneint Alkoholmissbrauch und Lues, hat lange Zeit eine sehr anstrengende Arbeit gehabt. Im 25. Lebensjahre litt sie an rheumatischen Schmerzen in Armen und Beinen, wurde im Krankenhaus behandelt und genas. Im 46. Lebensjahre wurde sie im Krankenhaus wegen eines Ausschlages an den Beinen behandelt, bekam Bäder und genas. Kurz vor Weihnachten 1893 wurde sie im Krankenhaus Sabbatsberg wegen Influenza c. Bronchopneumonia bilat. behandelt: die Herzthätigkeit war unregelmässig, der Harn enthielt Albumin, welches nachher verschwand. Seitdem hat sie sich nicht gesund gefühlt; Anfang 1895 wurde ihr Zustand schlechter, kraftlos, dyspnoisch und herabgestimmt, ausserdem bekam sie Herzklopfen.

Status am 15. Juni 1895: Kein Oedem, keine Cyanose.

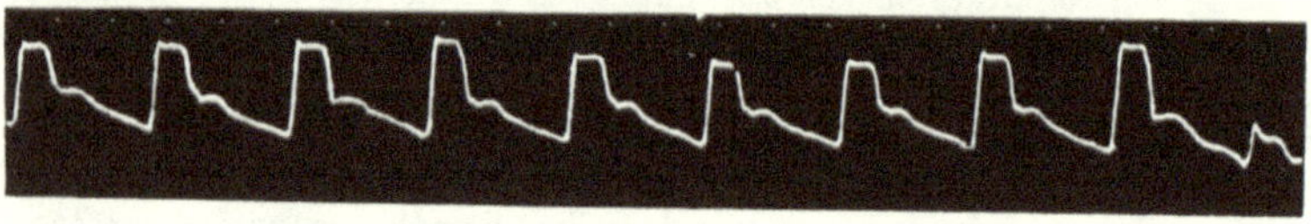

Fig. 10. Arteria rad. dextra, d. 28. Juni 1895.

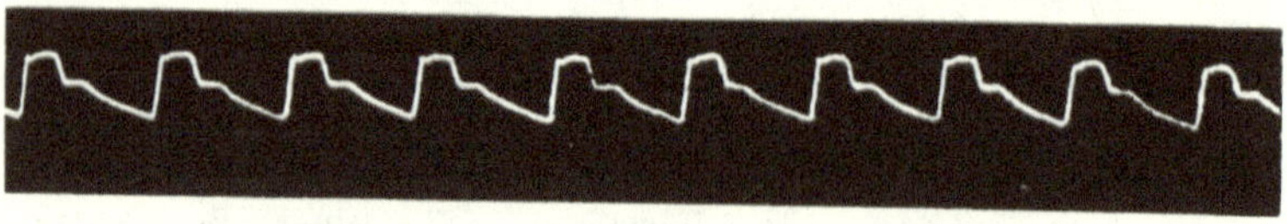

Fig. 11. Arteria rad. sinistra, d. 28. Juni 1895.

Das Herz: der Spitzenstoss im 5. Interstitium, innerhalb der Mammillarlinie, die Dämpfung nach rechts vergrössert; Dämpfung über dem Manubrium sterni, schwache Pulsationen im 1. Interstitium, rechts vom Sternum, Pulsationen im Jugulum, systolisches Fremissement in der rechten Fossa supraclavicularis. Systolisches Geräusch an der Spitze, am stärksten neben der Aorta; zuweilen wird auch ein diastolisches Geräusch gehört. Der zweite Ton über der Aorta hat einen deutlichen tympanitischen bis musikalischen Klang.

Der Puls tardus; Frequenz 56 pro Minute; die Pulsationen der rechten A. subclavia beträchtlich stärker als die der linken; ebenso ist der Radialispuls rechts kräftiger als links.

Periphere Arterien weder gewunden noch rigid.

Der Harn enthält weder Albumin noch Zucker.

Das Blut: rothe Blutkörperchen 4 200 000. Hämoglobingehalt 75 Proc. (Fleischl).

Die Sehfelder nicht unbeträchtlich verengt.

Behandlung: NaBr, KJ.

Die Patientin fühlte sich während ihres Aufenthaltes im Krankenhaus subjectiv gebessert, wurde am 14., August 1895 entlassen. Nachdem sie sich eine Zeit lang ziemlich gesund gefühlt hatte, wurde ihr Zustand aber bald wieder schlechter; wurde im Krankenhaus Sabbatsberg behandelt und endlich zum zweiten Mal in das Seraphimerlazareth aufgenommen.

Status am 22. Juni 1896: Die Patientin klagt über Aengstlichkeit und Unruhe. Die objectiven Symptome sind etwa wie am 15. Juni 1895 (s. oben). Die Aa. brachiales werden ungewöhnlich leicht palpirt, sind etwas verhärtet und verdickt.

Behandlung: Infusum amarum, Bromnatrium, Electricität.

Im Lazareth wurde der Zustand nur wenig verändert. Die Patientin wurde am 20. Juli 1896 entlassen.

Fall 61. J. K., 54 Jahre alt, Wittwe, Plätterin, Stockholm. Wurde am 11. Februar 1895 in das Seraphimerlazareth aufgenommen; am 19. Juli 1895 gestorben.

Arteriosclerosis, Aortitis chronica, Cardiosclerosis (Insufficentia valvul. aortae), Chorioretinitis.

Die Patientin hat während der letzten 20 Jahre sehr anstrengende Arbeit gehabt. In ihrer Jugend hat sie Intermittens, Pocken, „Nervenfieber“ und eine septische Osteomyelitis durchgemacht. Schon vor etwa 10 Jahren fing Athemnoth, welche später zugenommen hat, an; daneben Schmerz und Anschwellung in den Ellbogengelenken und Parästhesien in den Fingern. Nach der Influenza 1892 ist sie zur Arbeit unvermögend gewesen, die Athemnoth hat zugenommen, und ausserdem sind Schmerzen in der Herzgegend und cardiale Anfälle erschienen. Im Frühjahr 1894 wurde im Krankenhaus Aorteninsufficienz diagnosticirt. Kein Alkoholmissbrauch, keine Syphilis.

Status am 15. Februar 1895: Anfälle von Dyspnoe mit Schmerzen in der Herzgegend, geringe Cyanose an den Lippen, kein Oedem, bei Bewegungen heftiges Herzklopfen.

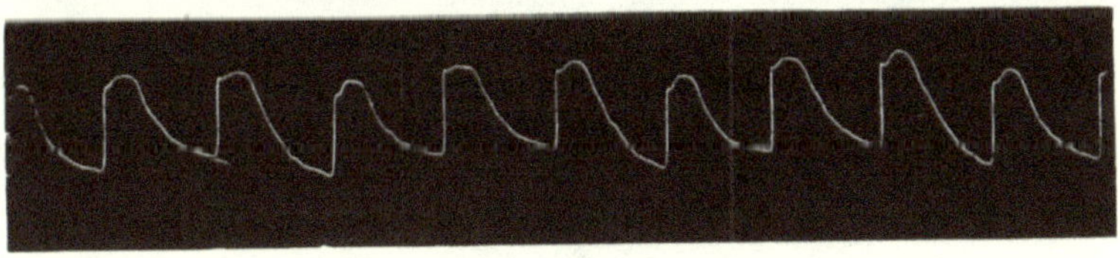

Fig. 12. Art. rad. dext. 4. April 1895.

Das Herz: Beträchtliche Vergrösserung nach links, weniger nach rechts; Dämpfung über dem Manubrium sterni und angrenzenden Theilen des ersten Interstitiums, Pulsationen im Jugulum, systolisches und diastolisches Geräusch, am stärksten über der Aorta, systolisches Fremissement im Jugulum. Die Blasegeräusche in dem Interscapularraum hörbar.

Der Puls regelmässig, celer; systolischer Ton in mittelgrossen Arterien; Capillarpuls.

Periphere Arterien gespannt, gewunden, etwas rigid.

Die Leber beträchtlich vergrössert, der untere Leberrand fest und eben, etwas empfindlich.

Der Harn, sp. Gew. 1·018—1·023, enthält eine Spur von Albumin und einige körnige Cylinder.

Die Augen: Im Hintergrund des linken Auges chorioretinitische Herde.

Behandlung: Digitalis, Linctus pectoralis.

1. März 1895. Bluthusten (Lungeninfarct).

Der Patientin wurde es nur vorübergehend besser, ihr Zustand immer schlechter, zahlreiche asthmatische Anfälle traten auf, und sie starb am 19. Juli 1895.

Section am 20. Juli 1895. Die Aortenklappen verdickt, retrahirt und insufficient, übrige Klappen gesund, chronische deformirende Aortitis mit Erweiterung der Aorta ascendens, die Wände der Coronararterien verdickt mit kleineren graugelben Flecken in der Intima. Am Pericardium viscerale ein dünner, ausgebreiteter, graulicher Beleg. Im Herzfleisch gelbe Partien eingesprengt. Infarcte in den Lungen und der Milz; Muscatleber: Stasnieren.

Fall 62. J. E., 55 Jahre alt, Hökerin, Stockholm. Wurde am 30. Januar 1894 in das Seraphimerlazareth aufgenommen, am 15. Februar 1894 gestorben.

Cardiosclerosis, Nephritis chronica.

Die Patientin hat eine sehr anstrengende Arbeit gehabt und unter ungünstigen Verhältnissen gelebt. Sie ist indess gesund gewesen, bis sie vor 5 Jahren an Husten und dyspeptischen Symptomen zu leiden begann. Vor 3 Jahren stiessen Schmerzen und Empfindlichkeit in der Magengrube und Herzgegend nebst Athemnoth und Müdigkeit hinzu; der Zustand wurde jedoch nach ein paar Monaten besser. Im letzten Herbst hat sie zuweilen ein „seltsames“ Herzklopfen gefühlt. Lues und Alkoholmissbrauch werden verneint. Januar 1893 Influenza, die Unterschenkel schwollen an, die Harnmenge nahm ab.

Status am 31. Januar 1894: Cyanose im Gesicht, Oedem im Unterschenkel, beträchtliche Athemnoth. Temperatur etwa 38°.

Das Herz beträchtlich vergrössert nach rechts und links, die Spitze nicht deutlich tastbar, die Dämpfung geht links bis zur vorderen Axillarlinie, rechts 4·5 cm ausserhalb des rechten Sternalrandes; die Breite = 22 cm. Die Herzgegend vorgewölbt, die Töne dumpf, keine Geräusche.

Der Puls unregelmässig, klein, Frequenz 85—90 pro Minute.

Die Leber vergrössert, sehr empfindlich.

Die Lungen: etwas kürzerer Ton über dem mittleren Teil der rechten Lunge, reichliche Rhonchi und Rasselgeräusche, die Sputa blutgefärbt.

Der Harn: Menge vermindert, Spuren von Albumin, hyaline Cylinder.

11. Februar 1894. Leichter Icterus. Digitalin.

15. Februar 1894. Die Patientin starb heute.

Section am 19. Februar 1894 (Dr. Westberg). Hypertrophie und Dilatation der Herzkammern, insbesondere der linken; die Aortenklappen sind bei der Wasserprobe sufficient, ihre Nodularregionen fibrös verdickt mit einer graugelatinösen, schwach höckerigen Schicht auf ihrer Kammeroberfläche. Die Ränder der Mitralissegel beträchtlich verdickt mit Confluenz von verdickten Sehnenfäden. Kein Zusammenwachsen zwischen den Zipfeln; parenchymatöse Myocarditis. In der Intima der Coronararterien circumscripte, atheromatöse Verdickungen, die Intima erscheint im übrigen diffus etwas dicker und mehr undurchsichtig als normal. Die Aorta zeigt nur ganz kleine atheromatöse Flecke. Lungenembolien und -infarcte. Stasisleber. Die Nieren etwas klein mit verdickter und etwas mehr als gewöhnlich adhärenter Kapsel, nach deren Ablösung die Oberfläche leicht granulirt erscheint. Das Parenchym ist zäher und bedeutend fester als normal. Ausserdem Stassymptome in den Nieren.

Fall 63. M. B., 62 Jahre alt, Waschfrau, Blidö. Wurde am 1. April 1895 in das Seraphimerlazareth aufgenommen, am 14. Mai 1895 entlassen.

Arteriosclerosis, Cardiosclerosis, Insufficientia cordis.

Seitdem die Patientin in ihrem 39. Lebensjahre Wittwe wurde, hat sie eine sehr anstrengende Arbeit gehabt, ist jedoch gesund gewesen, bis sie vor 10 Jahren an Schmerzen in den Armen, dem Rücken und den Beinen zu leiden begann; vor 5 Jahren erschien Oedem in den Füssen, den Unterbeinen und dem Bauch. Nach dem Stillliegen während einiger Zeit wurde sie besser. Schon bevor das Oedem auftrat, hatte die Patientin an Herzklopfen und Stechen in der Herzgegend sowie an Athemnoth gelitten. Vor einem Jahre gewaltsames Herzklopfen mit Beklemmung und Angst; der Anfall dauerte einige Minuten; später 2 ähnliche Anfälle.

Status am 8. April 1895: Die Hautfarbe cyanotisch, leichter Icterus. Oedem um das rechte Fussgelenk, Schmerzen in der Herzgegend. Beträchtliche Auftreibung über den Gelenken des rechten Fusses, in welchen die Beweglichkeit beschränkt und mit einem knitternden Geräusch verbunden ist. Schmerzen, wenn sich die Patientin auf den Fuss stützt; Auftreibungen um die Phalangealgelenke der Kleinfinger.

Das Herz: das Praecordium vorgewölbt, die Herzdämpfung etwas nach links vergrössert, ein systolisches Geräusch über der Spitze.

Der **Puls** wenig unregelmässig, kräftig, hart und gespannt.

Periphere Arterien gewunden und rigid.

Die **Leber** etwas vergrössert, palpabel.

Der **Harn** ohne Eiweiss und Zucker.

Behandlung: Milchdiät, Bäder, Carlsbaderwasser, Massage, Natr. Salicylic.

14. Mai 1895. Die Patientin wird gebessert entlassen.

Fall 64. M. B., 66 Jahre alt, Wittwe, Stockholm. Wurde am 20. November 1895 in das Seraphimerlazareth aufgenommen, am 30. März 1896 entlassen; wurde zum zweiten Male am 24. April aufgenommen, am 9. Juni entlassen; am 17. Juli zum dritten Male aufgenommen, am 30. September 1896 gestorben.

Arteriosclerosis, Cardiosclerosis, Aneurysma Aortae, Nephritis chronica interstitialis.

Die Mutter der Patientin an Carcinom, eine Schwester und eine Tante an Lungenschwindsucht gestorben. Hat 6 Kinder gehabt, von welchen nur 2 leben. Im allgemeinen hat die Patientin eine anstrengende Arbeit gehabt, ist aber gesund gewesen, bis sie vor 14 Jahren anfing, sich matt zu fühlen, wobei vom Arzte Albumin im Harn nachgewiesen wurde. Seitdem sind die Beine bei anstrengender Beschäftigung oft angeschwollen gewesen; in der letzten Zeit Schwindel, Athemnoth und Stechen in der Brust.

Status am 22. November 1895: Die Patientin klagt über Stechen in der Brust, kein Oedem.

Das Herz nach links und auch nach rechts beträchtlich vergrössert. Systolisches und diastolisches Geräusch, jenes am stärksten über der Spitze, dieses am stärksten über dem Sternum.

Der Puls hart, gespannt, regelmässig; Frequenz 72 pro Minute.

Arteriae radiales verdickt, uneben.

Die Leber und die Milz nicht vergrössert, kein Ascites.

Die Netzhäute zeigen Blutungen um die Gefässe herum.

Der Harn, spec. Gew. 1·016, enthält Eiweiss, 4 pro Mille, hyaline und körnige Cylinder.

Während des Aufenthaltes im Lazareth wurde die Patientin mehrere Male von Nasenblutungen betroffen.

Die Patientin wurde am 30. März 1896 entlassen. Während der nächsten Zeit fühlte sie sich ziemlich wohl, bald stellten sich aber Athemnoth und Herzklopfen sowie Oedem in den Füssen, Beinen und Armen wieder ein. Sie wurde daher am 24. April 1896 wieder in das Seraphimerlazareth aufgenommen. Sie zeigte dann ein beträchtliches Oedem in dem Gesicht, den Armen und den Beinen, starke Athemnoth, Rasselgeräusche in den unteren Theilen der Lunge, Albumin im Harn. Nach Behandlung mit Digitalisinfusion und Digitalin verschwanden die Oedeme und die Athemnoth. Die Patientin wnrde am 9. Juni 1896 entlassen, aber schon am 17. Juli 1896 zum dritten Male aufgenommen. Sie bot nun dieselben Symptome als das erste Mal, nebst starkem Oedem im ganzen Körper, grosser Athemnoth und beträchtlichem Ascites dar. Die Behandlung mit Digitalin, Diuretin u. s. w. bewirkte keine nennenswerthe Verbesserung, und die Patientin starb am 30. September 1896.

Section (Dr. Josefson). Sackförmige Erweiterung der Aorta ascendens, starke atheromatöse Veränderungen in der Aorta (Verkalkung, Ulcerationen); die Wände der peripheren Arterien rigid, verdickt. Das Herz hypertrophirt, insbesondere in seinem linken Theile. Die Aortenklappen nicht insufficient, normal; die Schliessungsränder der Mitralisklappe etwas verdickt. Das Herzfleisch zeigt hier und da eingesprengte weisse bis weissgelbe Flecke. Die Coronargefässe sind weit und sehr gewunden, zeigen auf der Innenseite gelbweisse, gelbe, harte Verdickungen. Die Nieren klein, fest, die Kapsel wird nur schwierig abgelöst, die Oberfläche stark granulirt, in der Rinde und dem Mark kleinere Streifen und Flecke von weisser Farbe. Doppelseitiger Hydrothorax und Lungenoedem.

Fall 65. J. A., 67 Jahre alt, Arbeiter. Wurde am 26. Mai in das Seraphimerlazareth aufgenommen, am 4. August 1896 entlassen.

Arteriosclerosis, Cardiosclerosis, Emphysema pulmonum.

Der Patient hat eine anstrengende Arbeit gehabt, verneint Alkoholmissbrauch und Lues. Vor 20 Jahren hatte er am rechten Unterbein ein Geschwür, welches die Amputation des Beines veranlasste. Sonst ist der Patient bis zum letzten Winter gesund gewesen; zu dieser Zeit fing er an von Stechen in der Brust, Athemnoth, Husten und Oedem im Bein geplagt zu werden.

Status am 29. Mai 1896: Leichte Cyanose an den Lippen, leichtes Oedem im Bein.

Das Herz: der Spitzenstoss im 6. Interstitium, 3 cm ausserhalb der Mammillarlinie. Systolisches Geräusch an der Spitze, der Rhythmus unregelmässig, der zweite Aorten- und der zweite Pulmonaliston verstärkt. Pulsation im Jugulum.

Der Puls unregelmässig; Frequenz 90 pro Minute.

Periphere Arterien rigid, Aa. subclaviae leicht palpabel, starr und hart.

Die Lungen emphysematös, Bronchitis.

Die Bauchorgane ohne Anmerkung.

Behandlung: Infus. Digital., Decoct. Senegae.

30. Juni 1896. Das Oedem und der Husten verschwunden.

18. Juli 1896. Der Patient ist seit 3 Tagen ausser Bett gewesen, beim Gehen leidet er etwas an Athemnoth. Im linken Beine wird des Abends leichtes Oedem beobachtet.

4. August 1896. Der Patient wird heute entlassen.

Fall 66. C. E., 58 Jahre alt, Frau, Wermdö. Wurde am 3. Juli 1393 in das Seraphimerlazareth aufgenommen; am 28. Juli 1893 gestorben.

Arteriosclerosis, Cardiosclerosis (Insufficientia valvulae mitralis), Peritonitis e perforatione proc. vermiformis.

Anstrengende Arbeit und schlechte hygienische Verhältnisse, insbesondere feuchte Wohnung werden von der Patientin als die Krankheitsursache angegeben. Mit Ausnahme von jährlich wiederkehrenden Schmerzen in den Gelenken ist sie jedoch immer gesund gewesen, bis sie vor 2—3 Jahren anfing an Athemnoth und verminderter Arbeitsfähigkeit zu leiden; vor ½ Jahre fingen die Füsse und Beine an anzuschwellen, die Patientin musste sich zu Bett legen; später schwoll auch der Bauch an.

Status am 6. Juli 1893: Beträchtliche Athemnoth, Cyanose, Oedem, Ascites.

Das Herz: der Spitzenstoss im 6. Interstitium, 3 cm ausserhalb der Mammillarlinie, Pulsation im Epigastrium, die rechte Grenze am rechten Sternalrand. Die Herzthätigkeit unregelmässig, systolisches Geräusch an der Spitze, am stärksten in der Höhe der Mammillarlinie; der zweite Aortenton und der zweite Pulmonaliston accentuirt.

Der Puls klein, unregelmässig; Frequenz 60 pro Minute.

Arteriae radiales rigid, nicht gewunden.

Die Leber vergrössert, fest.

Der Harn enthält eine Spur von Albumin, keine Cylinder.

Behandlung: Milchdiät, Digitalin, NaJ.

25. Juli 1893. Der Bauch stark aufgetrieben, empfindlich, starke Schmerzen. Die peritonitischen Symptome entwickelten sich schnell, und die Patientin starb am 28. Juli 1893.

Section (Dr. Quensel). Das Herz vergrössert; beide Kammern hypertrophisch und dilatirt, die Mitralissegel sklerotisch verdickt, die Klappe insufficient; die Aortenklappen gesund. Arteriosklerose in den Stämmen und Mündungen der Coronararterien; Aorta thoracica und abdominalis zeigen zahlreiche, weiche, atheromatöse Herde. Peritonitis; im Processus vermiformis ein pflaumenkerngrosses Concrement und distal davon eine gänsefederkielweite Perforationsöffnung.

Fall 67. L. L. 56 Jahre alt, Künstler, Stockholm.

Arteriosclerosis, Cardiosclerosis, Neurasthenia.

Der Patient hat eine sehr anstrengende intellectuelle Arbeit gehabt, hatte vor 3 Jahren einen Schlagfluss mit unbedeutender linksseitiger Hemiplegie welche sehr schnell vorüberging; darnach beobachtete er, dass die Pulsfrequenz sehr gering war und zuweilen nur 28 pro Minute betrug. Später ein paar Mal ähnlicher, leichter Schlagfluss ohne dauernde Hemiplegie; bekommt leicht Athemnoth und Herzklopfen.

Status am 28. September 1894: Sehr nervös, klagt über Druck und Beklemmung über dem Herzen.

Das Herz nach rechts und links etwas vergrössert; die Herzthätigkeit nicht vollkommen regelmässig, etwa 50 Schläge pro Minute; kein Geräusch; der zweite Aortenton accentuirt.

Der Puls gespannt, etwas unregelmässig.

Periphere Arterien rigid.

Die Leber palpabel unter dem Rand des Brustkastens.

Der Harn enthält eine Spur von Albumin.

Behandlung: Diät und Gymnastik.

Während des Jahres 1895 stieg die Pulsfrequenz allmählich auf 70—80 an, und der Rhythmus wurde fast vollkommen regelmässig.

Im Sommer 1895 ein neuer Schlagfluss ohne Hemiplegie; der Patient klagte nur über Einschlafen des linken Armes und des linken Beines.

Im Januar 1896 Lungeninfarct und Thrombus ind der Vena femoral. sin.; der Zustand sonst ziemlich unverändert.

Im Sommer 1896 Gürtelrose, welche den Patienten sehr plagte. Wurde dazu überredet eine Trockenkur durchzumachen; darnach wurde die Nervosität des Patienten im hohen Grade gesteigert, er wurde fast vollständig schlaflos, bekam Hallucinationen, starke Aengstlichkeit und Unruhe.

Der Patient starb am 7. März 1897.

d. Mit chronischem Rheumatismus in der Anamnese.

Fall 68. C. E. T., 58 Jahre alt, ehemaliger Gehilfe in einer Weinhandlung. Wurde am 1. November 1894 in das Seraphimerlazareth aufgenommen, am 12. December 1894 entlassen; wurde am 19. December 1894 zum zweiten Male aufgenommen und am 12. März 1895 entlassen.

Arteriosclerosis, Cardiosclerosis, Pleuritis exsudativa sinistra.

Der Patient gehört einer gesunden Familie an, verneint Alkoholmissbrauch und Lues. Seit vielen Jahren rheumatische Schmerzen in den Gelenken, ist indess nicht gezwungen gewesen, das Bett zu hüten. Mitte Juni 1894 wurde vom Arzte „Fett um das Herz“ diagnosticirt; der Patient fühlte sich matt und müde, hustete, wurde bei geringen Anstrengungen dyspnoisch; vor 2 Monaten Stechen in der linken Seite; hat während der letzten Zeit beträchtlich abgemagert.

Status am 3. November 1894: Der Patient klagt über Müdigkeit, Mattigkeit und Athemnoth.

Das Herz: die Dämpfung nach rechts bis zum rechten Sternalrand, nach links kann die Grenze der Dämpfung wegen des Exsudates in der linken Pleurahöhle nicht bestimmt werden; die Herzthätigkeit unregelmässig, die Töne rein, der zweite Pulmonalis- und der zweite Aortenton stark accentuirt.

Der Puls unregelmässig, Frequenz etwa 80 pro Minute.

Periphere Arterien stark sklerotisch, Arteriae radiales wie starre Röhrchen.

Die Leber und die Milz normal.

Die Lungen: Exsudat in der linken Pleurahöhle.

Der Harn sauer, spec. Gew. 1·025, enthält weder Eiweiss noch Zucker.

Behandlung: Natr. Salicyl. 4 ^{grm} pro Tag.

10. November 1894. Das Exsudat beträchtlich vermindert.

12. December 1894. Der Patient wird gebessert entlassen.

Bald nach der Entlassung Verschlechterung, Athemnoth, Oedem in den Beinen; wurde am 19. December wieder aufgenommen: das Exsudat fand sich noch vor; am 13. Januar 1895 wurden 400 ^{ccm}, am 2. Februar 1895 1100 ^{ccm} und am 11. Februar 1895 150 ^{ccm} seröses Exsudat durch Punktion entfernt. Bei der Entlassung am 12. März 1895 fand sich noch Exsudat vor.

Fall 69. A. L., 58 Jahre alt, Schreiner, Sundbyberg. Wurde am 27. September 1896 in das Seraphimerlazareth aufgenommen, am 1. November 1896 entlassen.

Arteriosclerosis, Cardiosclerosis, Arthritis deformans.

Keine hereditäre Belastung, Syphilis und Alkoholmissbrauch werden verneint. Gesund, bis die gegenwärtige Krankheit, Mitte August 1896, erschien. Nach anstrengender Arbeit fühlte er einen Tag am Abend ein schweres Stechen in der Herzgegend, sowie Herzklopfen, Athemnoth und Husten.

Status am 1. October 1896: Der Patient ist abgemagert, sein Aussehen ist blass, kein Oedem.

Das Herz: der Spitzenstoss im 6. Interstitium, 5 ^{cm} ausserhalb der Mammillarlinie; Dämpfung nach rechts 2 ^{cm} ausserhalb des rechten Sternalrandes, Dämpfung über dem Manubrium sterni und 2 ^{cm} nach rechts. Keine Pulsation im Jugulum. Die Herztöne rein, der zweite Aortenton verstärkt, klingend.

Der Puls voll, gleichmässig, Frequenz 70 pro Minute. Der Druck in der Arteria radiales 180 mm Hg (Potain).

Periphere Arterien stark gewunden, rigid, uneben.

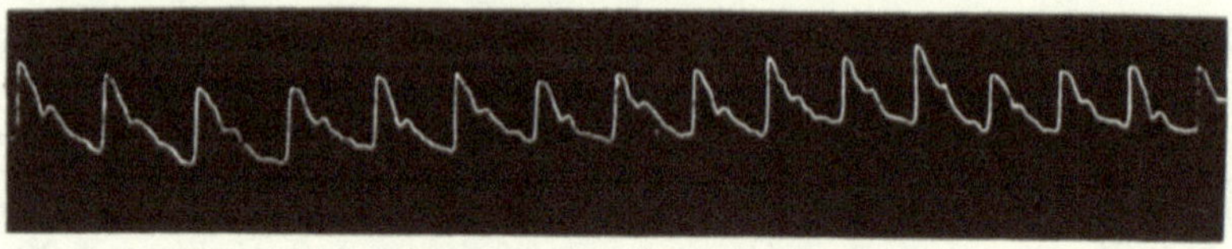

Fig. 13. Art. radialis. D. 27. October 1896.

Die Lungen bieten Symptome von Emphysem dar.

Die Leber nicht vergrössert.

Der Hintergrund der Augen zeigt keine pathologischen Veränderungen.

Der Harn sauer, spec. Gew. 1·022, enthält weder Albumin noch reducirende Substanzen.

Die linke Hand zeigt eine anfangende Arthritis deformans mit Anschwellung der Metacarpo-phalangealgelenke und Schiefstellung sämmtlicher Finger nach der Ulnarseite hin.

Behandlung: Milchdiät, NaJ. O. 5 grm 3 mal täglich.

5. October 1896. Der Patient athmet leichter, kann den ganzen Tag ausser Bett sein.

1. November 1896. Der Patient wird, frei von Herzklopfen, Athemnoth und Husten entlassen. Die Harnmenge ist die ganze Zeit etwas grösser als normal gewesen.

e. Mit Fettleibigkeit.

Fall 70. C. A. H., 37 Jahre alt, Ingenieur, Stockholm.

Arteriosclerosis, Cardiosclerosis, Albuminuria, Haemorrhagia retinae.

Der Patient ist sehr fettleibig gewesen, hat sich aber vollkommen gesund gefühlt. Während der letzten 15 Monate hat er um 20 kg abgemagert, zu dieser Zeit sich müde gefühlt und oft erbrochen.

Status am 8. November 1893: Der Ernährungszustand des Patienten ist fortwährend recht gut; Athemnoth bei Bewegungen.

Das Herz nach links beträchtlich vergrössert. Der Spitzenstoss im 6. Interstitium, etwas ausserhalb der Mammillarlinie. Ueber der ganzen Herzgegend wird ein schwaches, systolisches Geräusch gehört, der zweite Aortenton accentuirt.

Der Puls hart, gespannt, regelmässig.

Die Arteriae radiales rigid.

Der Harn: Menge gesteigert, 2·5 Liter pro Tag; enthält ziemlich viel Albumin.

Die Augen: im Hintergrund des rechten Auges mehrere rothe Flecke (Netzhautblutungen).

Behandlung: Milchdiät; NaJ.

Fall 71. J. A. W., 58 Jahre alt, Schiffscapitain, Söderhamn.

Arteriosclerosis, Cardiosclerosis.

In seinem 50. Lebensjahre war der Patient sehr fettleibig und hatte zu dieser Zeit grosse Schwierigkeiten, bergauf zu gehen; magerte später im Laufe eines halben Jahres um 15 kg ab, wodurch er eine Erleichterung erfuhr. Während der letzten vier Jahre ist er auf demselben Gewicht stehen geblieben. Im Laufe des letzten Jahres hat die Athemnoth bedeutend zugenommen, im Winter schwollen die Füsse an, und Andeutungen von Angina pectoris erschienen.

Status am 17. Mai 1895: Klagt über Athemnoth und Schwäche.

Das Herz nach links vergrössert, die Herzthätigkeit unregelmässig, kein Geräusch.

Der Puls unregelmässig, klein.

Arteriae radiales und temporales gewunden und rigid.

Die Leber vergrössert, wird unterhalb des Randes des Brustkastens leicht palpirt.

Der Harn enthält eine Spur von Albumin.

Wurde im Seraphimerlazareth vom 20. Mai bis zum 17. Juni 1895 mit Milchdiät und NaJ behandelt; Diagnose: Arteriosclerosis, Cardiosclerosis. Bedeutende subjective Verbesserung, kein Albumin im Harn.

20. Juli 1895. Die Herzthätigkeit fortwährend gut, das linke Bein etwas geschwollen, eine Spur von Albumin im Harn.

10. September 1895. Vorübergehende Lähmung in der linken Seite.

3. Januar 1896. Der Patient starb zu Hause.

Fall 72. C. W. P., 59 Jahre alt, Kaufmann, Wärmland.

Cardiosclerosis, Albuminuria, Adipositas universalis.

Gesund bis vor etwa einem Jahre, zu welcher Zeit er anfing, besonders beim Treppensteigen an Athemnoth zu leiden.

Status am 13. Mai 1896: Der Patient ist sehr fettleibig.

Das Herz nach links vergrössert (der Spitzenstoss 2 cm ausserhalb der Mammillarlinie), an der Spitze ein schwaches systolisches Geräusch; der zweite Aortenton äusserst stark accentuirt (klingend).

Der Puls regelmässig, hart, gespannt.

Periphere Arterien etwas rigid.

Die Leber nicht vergrössert.

Der Harn enthält eine Spur von Albumin.

Behandlung: Diät, NaJ.

Fall 73. B. S., 62 Jahre alt, Landwirth, Östergötland.

Arteriosclerosis, Cardiosclerosis.

Seit Frühjahr 1892 müde und matt, Herzklopfen bei unbedeutenden Anstrengungen, fing an abzumagern (früher war der Patient fettleibig); im Sommer 1892 fühlte er sich besser; im Herbst und Winter wieder Verschlechterung; in der letzten Zeit Uebelkeit und Aufstossen; die Esslust ziemlich gut.

Status am 7. März 1893: Körpergewicht 66·7 kg. Die Hautfarbe blass, leichter Icterus.

Das Herz nach links vergrössert, die Herzthätigkeit unregelmässig, kein Geräusch.

Periphere Arterien rigid.

Die Leber vergrössert.

Der Harn enthält eine Spur von Albumin.

Behandlung: Milchdiät, Digitalis, NaJ, Gymnastik.

14. März 1893. Kein Albumin im Harn.

19. Mai 1893. Die Herzthätigkeit viel besser, der Harn frei von Albumin; Körpergewicht 67·8 kg. Der Patient fühlte sich beträchtlich gebessert.

24. November 1896. Der Patient fühlt sich fortdauernd ziemlich wohl, hat mit der Behandlung mit NaJ und der Milchdiät und während des Sommers mit Gymnastik fortgesetzt. Bei der Untersuchung war das Herz nach links beträchtlich vergrössert, die Herzthätigkeit unregelmässig, der Harn enthielt eine Spur von Albumin.

31. März 1898. Der Patient fühlt sich fortdauernd recht gut. Die objectiven Zeichen sind unverändert. Die Leber doch nicht vergrössert.

Fall 74. R. S., 65 Jahre alt, Wittwe, Stockholm.

Arteriosclerosis, Cardiosclerosis, Bronchitis chronica.

Die Patientin hat seit mehreren Jahren an zunehmender Athemnoth und Husten gelitten. Während der letzten Zeit bedeutende Verschlechterung, sie musste während der letzten Nächte im Bette sitzen und fühlte von Zeit zu Zeit ein schmerzhaftes Drücken über dem Herzen.

Status am 24. Januar 1894: Die Patientin ist bedeutend fettleibig, leidet an starker Athemnoth.

Das Herz nach links vergrössert, wegen der Athemnoth und der Symptome von den Lungen ist die Auscultation erschwert.

Der Puls klein, gespannt, etwas unregelmässig.

Periphere Arterien rigid.

Die Lungen: Ueberall reichliche Rasselgeräusche und starke Rhonchi.

Der Harn enthält eine Spur von Albumin.

Behandlung: Pil. tereb. c. Chin. + KJ, Digitalis.

29. Januar 1894. Die Patientin fühlt sich bedeutend besser, die Rasselgeräusche sind vermindert; ein deutliches systolisches Geräusch über der Aorta und dem Manubrium Sterni, der Puls vollkommen regelmässig.

Behandlung: Milchdiät, NaJ.

6. October 1894. Fühlt sich fortdauernd besser. Gymnastik.

28. Mai 1895. Das Herz nach links vergrössert, schwaches systolisches Geräusch über der Aorta und dem Manubrium Sterni. Unter Gymnastik und der NaJ-Behandlung hat ihr Körpergewicht um 8 kg abgenommen, sie fühlt sich gesund, kann zum bis 4. Stock hinauf gehen.

17. August 1896. Fühlt sich fortdauernd sehr wohl, bewegt sich unbehindert, hat mit der Milchdiät und NaJ fortgesetzt. Die Symptome vom Herzen unverändert.

23. August 1897. Fühlt sich sehr gut. Die Herzthätigkeit regelmässig, systolisches Geräusch an der Herzbasis.

Fall 75. C. R., 72 Jahre alt, hoher Beamter, Stockholm.

Arteriosclerosis, Cardiosclerosis, Adipositas universalis, Albuminuria.

Hat eine gute Gesundheit genossen und ein sehr regelmässiges Leben geführt; in den letzten Jahren sehr fettleibig.

Seit einigen Jahren Athemnoth bei Bewegungen; während des letzten Jahres am Abend leichte Anschwellung der Füsse.

Status am 7. Mai 1895: Grosser und fettleibiger Mann, klagt über Athemnoth, besonders bei Bewegungen.

Das Herz nach links vergrössert, der zweite Aortenton stark accentuirt, kein Geräusch.

Der Puls regelmässig, gespannt, voll.

Periphere Arterien rigid, gewunden.

Der Harn enthält eine Spur von Albumin.

Die Leber etwas vergrössert.

Behandlung: Diät, Milch, NaJ.

Der Patient hielt sich während des Sommers in einem Badeort an der Westküste Schwedens auf und befand sich daselbst einigermaassen wohl. Im Herbst nahm die Anschwellung in den Füssen und Beinen zu, ein systolisches Geräusch erschien an der Herzspitze und Anfälle von Beklemmungen über die Brust traten auf. Die Herzthätigkeit regelmässig.

2. November 1895. Der Patient starb plötzlich.

Section am 3. November 1895 (nur das Herz wurde untersucht). Das Herz beträchtlich vergrössert, Hypertrophie und Dilatation der beiden Kammern; Klappen und Mündungen vollkommen gesund; sklerotische Veränderungen in den Coronargefässen und sehr zahlreiche sklerotische Herde im Herzfleisch.

f. Mit Heredität (möglicherweise).

Fall 76. J. A., 45 Jahre alt, Frau, Edsbro. Wurde am 13. October 1894 in das Seraphimerlazareth aufgenommen, am 21. November 1894 entlassen.

Arteriosclerosis, Cardiosclerosis, Diabetes insipidus, Albuminuria.

Die Mutter und eine Schwester litten vor ihrem Tode an Athemnoth. Die Patientin ist seit ihrer Kindheit von Durst geplagt gewesen. Sie hat viel Kaffee getrunken, Alkohol aber nicht genossen, auch nicht Lues gehabt. Im Jahre 1893 Abort und darnach während eines halben Jahres Gebärmutterblutungen. Seit Juni 1894 schwere Kopfschmerzen, zuweilen Herzklopfen, Schmerzen in der linken Hälfte des Bauches.

Status am 17. October 1894: Kein Oedem, die Zunge trocken, Kopfschmerzen, starker Durst.

Das Herz: der Spitzenstoss im 5. Interstitium, 1·5 ^{cm} ausserhalb der Mammillarlinie; rechts erstreckt sich die Dämpfung 1·5 ^{cm} lateral vom rechten Sternalrand; der zweite Aortenton deutlich accentuirt, der erste Ton etwas unklar; die Töne sonst rein.

Der Puls gleichmässig, Frequenz 72 pro Minute, durus et tardus.
Arteriae radiales sind etwas starrer als gewöhnlich.
Die Leber nicht vergrössert.
Der Hintergrund der beiden Augen normal.

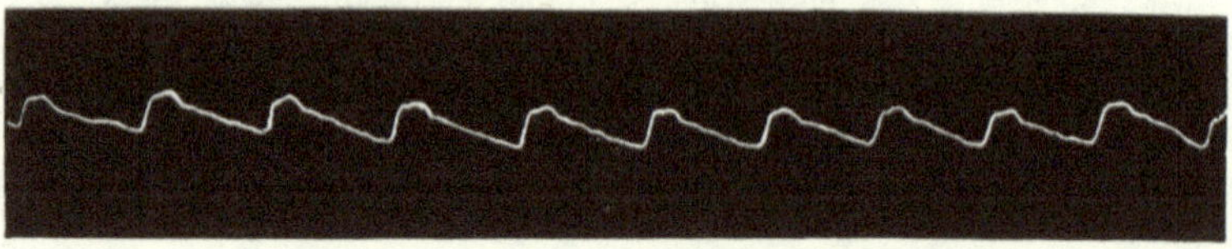

Fig. 14. Art. rad. sin. D. 17. October 1894.

Der Harn: spec. Gew. 1·003, enthält Spuren von Albumin, keinen Zucker, die Menge beträchtlich vermehrt, 4—5 Liter pro Tag.

Das Blut: rothe Blutkörperchen 4·400 000; Hämoglobin 85 Procent (Fleischl).

Behandlung: Milchdiät.

21. November 1894. Der Zustand der Patientin ist ziemlich unverändert geblieben, sie ist unruhig und grübelt über ihre Krankheit. Die Harnmenge hat zwischen 4 und 6·8 Liter pro Tag variirt; die Menge der genossenen Flüssigkeit gewöhnlich etwas grösser als die tägliche Harnmenge. Gebärmutterblutungen sind in 14tägigen Zwischenzeiten erschienen. Die gynäkologische Untersuchung hat nichts Abnormes ergeben. Die Patientin wird heute entlassen.

Fall 77. E. B., 48 Jahre alt, Frau, Stockholm. Wurde am 1. Januar 1896 in das Seraphimerlazareth aufgenommen, am 21. Januar 1896 entlassen.

Rheumatismus art. acutus, Arteriosclerosis, Insufficientia valvulae aortae.

Beide Eltern sind plötzlich gestorben. Die Patientin verneint Lues, ist im Allgemeinen gesund gewesen. Am 11. December 1895 Schmerzen im rechten Kniegelenk, welches anschwoll und empfindlich wurde; später ähnliche Symptome in anderen Gelenken. Unter Behandlung mit Natr. Salicyl. verschwanden die Gelenksymptome allmählich. Etwa 14 Tage vor dem Erkranken fühlte sich die Patientin beim Treppengehen dyspnoisch.

Status am 14. Januar 1896: Die Gelenksymptome vollkommen verschwunden.

Das Herz nicht nachweisbar vergrössert; an der Spitze systolisches und diastolisches Geräusch; letzteres stärker gegen die Basis.

Der Puls celer, regelmässig; Frequenz 76 pro Minute.

Periphere Arterien: Starke Pulsationen in den Carotiden am Halse, ebenso wie im Jugulum; deutlicher Capillarpuls an den Nägeln.

Arteriae radiales rigid, die rechte gewunden.

Das Blut: Hämoglobingehalt 65 Proc. (Fleischl); rothe Blutkörperchen 4000000.

Die Bauchorgane ohne Anmerkung.

Der Harn enthielt bei der Aufnahme eine Spur von Albumin, die später verschwand.

Behandlung: Natr. Salicyl.; Bäder, Liquor ferri alb.

21. Januar 1896. Die Patientin wird heute entlassen.

Fall 78. F. B., 60 Jahre alt, Bureaudiener, Stockholm. Wurde 8. November 1893 in das Seraphimerlazareth aufgenommen, am 21. December 1893 entlassen; wurde zum zweiten Mal am 25. Oktober 1894 aufgenommen, am 13. November 1894 entlassen.

Arteriosclerosis, Cardiosclerosis, Bronchitis.

Der Vater im 50. Lebensjahre an „Wassersucht" gestorben. Der Patient verneint Alkoholmissbrauch und Lues, ist bis zu seinem 36. Lebensjahre gesund gewesen, zu welcher Zeit er anfing, im Winter an Husten zu leiden; etwas später dyspnoisch, während der 3 bis 4 letzten Jahre Herzklopfen. April 1894 ein schwerer Anfall von Krampf und Schmerzen im Herz, welche nach dem Rücken und der linken Seite ausstrahlten, Angstgefühl und Beklemmung, pfeifende Respiration, Husten. Aehnliche Anfälle erschienen 2—3 mal wöchentlich; Anfang Mai Oedem in den Beinen. Wurde ärztlich behandelt, das Oedem verschwand; unter Badbehandlung blieben auch im Sommer die Anfälle aus; nach der Rückkehr im Herbst wurde der Patient am 8. November 1893 in das Seraphimerlazareth aufgenommen; klagte dann über Athemnoth und Herzklopfen; die Füsse waren geschwollen, der Patient hustete Blut, der Harn enthielt Albumin.

Status am 18. November 1893: Klagt über Mattigkeit und Beklemmung.

Das Herz: leichte Vorwölbung, der Spitzenstoss im 5. Interstitium, innerhalb der Mammillarlinie, die Herzdämpfung rechts 1^{cm} ausserhalb des rechten Sternalrandes, kein Geräusch.

Der Puls gleichmässig, Frequenz 60 pro Minute.

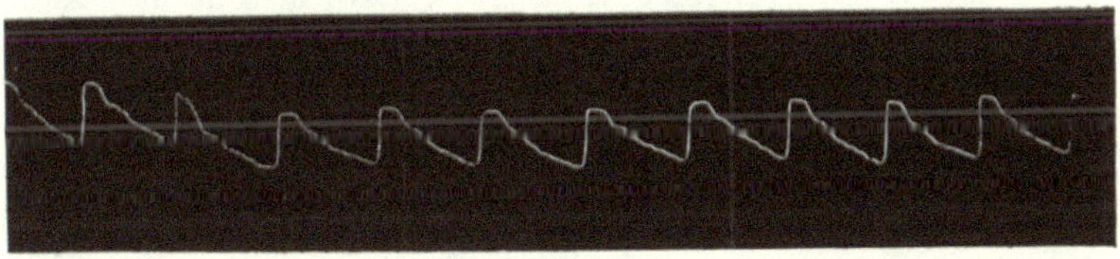

Fig. 15. Art. radialis sin. D. 8. November 1894. Arteriendruck 210^{mm}.

Arteria radialis sin. steif und hart.

Die Leber nicht vergrössert.

Die Lungen: reichliche Rhonchi und leise Rasselgeräusche, die Sputa übelriechend.

Der Harn sauer, spec. Gew. 1·021, enthält 0,5 pro Mille Eiweiss, die Menge seit der Aufnahme vermehrt, wenig Sediment mit einzelnen hyalinen Cylindern.

Behandlung: Milchdiät, Digitalis, Morphium, KJ, NaJ.

Der Patient besserte sich ziemlich schnell, die Bronchitis nahm ab und verschwand, der Patient wurde am 21. December 1893 entlassen. Dann war er bis September 1894 gesund; zu dieser Zeit trat Husten auf: im October Anfälle von Athemnoth, am 19. October ein schwerer und schmerzhafter Anfall, in den Sputis Streifen von Blut. Seit seiner Entlassung hat der Patient jeden Monat während 20 Tage NaJ genommen, und ist 10 Tage ohne NaJ gewesen. Wurde am 25. October 1894 wieder in das Lazareth aufgenommen.

Status am 29. October 1894: Leichtes praetibiales Oedem, Cyanose, Athemnoth in der Rückenlage.

Das Herz: deutliche Vorwölbung der Herzgegend, das Herz nach rechts und etwas nach links vergrössert (die Spitze gleich ausserhalb der Mammillarlinie), der zweite Aorten- und der zweite Pulmonaliston verstärkt; kein Geräusch.

Der Puls regelmässig; Frequenz 74 pro Minute, gespannt; der Druck in der Arteria radialis beträgt 210 ^{mm} Hg (Potain).

Arteriae radiales, insbesondere die linke, gewunden, arteriosklerotisch.

Die Leber nicht vergrössert.

Die Lungen, insbesondere die rechte, zeigen eine ausgebreitete Bronchitis.

Der Harn, spec. Gew. 1·016, enthält Spuren von Albumin, keinen Bodensatz.

Behandlung: Milchdiät, NaJ, 1 ^{grm} täglich.

Der Zustand des Patienten wurde schnell besser; das Oedem, der Husten und die Athemnoth verschwanden und bei der Entlassung am 13. November 1894 fühlte er sich vollkommen wieder hergestellt.

Fall 79. L. M. L., 69 Jahre alt, ehemaliger Kaufmann, Stockholm. Wurde am 31. October 1896 in das Seraphimerlazareth aufgenommen, am 15. Januar 1897 entlassen.

Arteriosclerosis, Cardiosclerosis, Emphysema pulmonum, Bronchitis chronica (Diabetes mellitus?)

Der Vater in hohem Alter gestorben, klagte über Athemnoth und Herzklopfen; eine Schwester an Herzfehler gestorben. Der Patient hat nicht Alkohol missbraucht, verneint Lues. Im 20. Lebensjahre Pneumonie, im 40. Erkältung des Kopfes, Schwindel und Erbrechen; lag 3 Wochen lang zu Bette. Seit Anfang der Achtziger rheumatische Schmerzen, seit mehreren Jahren dyspeptische Symptome. Vor 8 Jahren Athemnoth, Herzklopfen und Schwindel, 1894 heftige Erstickungsanfälle, wurde im Krankenhause wegen Arteriosklerose, Myocarditis und Albuminurie behandelt. Bald nachher erkrankte der Patient wieder heftiger und wurde 1895 wieder im Krankenhause wegen der soeben genannten Krankheiten, zu welchen sich Diabetes mellitus gesellt hatte, behandelt. Er hat beträchtlich abgemagert: Körpergewicht April 1894: 123 ^{kg}, Januar 1895: 100 ^{kg}, April 1896: 77 ^{kg}. Zum dritten Mal Februar-April 1896 im Krankenhause behandelt; jetzt zum vierten Mal.

Status am 5. November 1896: Kräftiger Körperbau, guter Ernährungszustand (Körpergewicht 88 ^{kg}). Der Patient klagt über Schwindel; Oedem in den Beinen.

Das Herz: der Spitzenstoss im 5. Interstitium, 1·5 ^{cm} ausserhalb der Mammillarlinie; nach rechts geht die Dämpfung bis gleich ausserhalb des rechten Sternalrandes; der zweite Ton über der Aorta und über der Pulmonalis etwas verstärkt; kein Geräusch; die Herzthätigkeit unregelmässig.

Der Puls irregularis et inaequalis.

Periphere Arterien: Aa. radiales und brachiales gespannt, rigid, sklerotisch, Aa. temporales stark gewunden und gespannt.

Die Leber nicht vergrössert.

Die Augen zeigen nichts Pathologisches.

Der Harn: Menge 2—3 Liter; bei der Aufnahme enthielt er Zucker, später aber nicht; Spuren von Albumin und spärliche Cylinder.

Behandlung: Infus. Digital., NaJ, Diät.

20. November 1896. Nachdem der Patient einige Bonbons gegessen hatte, enthielt der Harn Zucker, der am folgenden Tage wieder verschwunden war.

15. Januar 1896. Der Kranke wird gebessert entlassen.

g. Mit Gicht und Gallenstein in der Anamnese.

Fall 80. C. J. W. K., Contorist, 58 Jahre alt, Stockholm.

Arteriosclerosis, Cardiosclerosis, Asthma cardiale.

Der Patient hat seit 20 Jahren an Gichtanfällen und vor mehreren Jahren an Gallensteinkolik gelitten. Während der letzteren Jahre hat er in zunehmendem Grade an Athemnoth bei Bewegungen gelitten; in der letzten Zeit ist die Athemnoth sehr schwer gewesen und trat anfallsweise, besonders in der Nacht auf.

Status am 3. Januar 1896: Der Patient klagt am meisten über Anfälle von Athemnoth und über schweren Husten.

Das Herz nach links beträchtlich vergrössert; die Spitze 5 ^{cm} ausserhalb der linken Mammillarlinie im 6. Interstitium; die Herzthätigkeit etwas unregelmässig, die Töne rein, der zweite Aortenton stark accentuirt.

Der Puls frequent, hart, gespannt.

Periphere Arterien rigid und gewunden.

Die Leber unbedeutend vergrössert.

Die Lungen: leichte Bronchitis in den unteren Theilen.

Der Harn enthält nicht so wenig Albumin, aber keinen Zucker.

Der Augenhintergrund beiderseitig ohne Anmerkung.

Behandlung: Digitalis + KJ; Milchdiät.

8. Januar 1896. Die Athemnoth geringer; kaum Spuren von Albumin im Harn.

17. Januar 1896. Das Albumin und die Bronchitis verschwunden.

19. März 1896. Die Herzthätigkeit regelmässig, kräftig; der Harn enthält weder Albumin noch Zucker.

22. October 1896. Der Patient fühlt sich fortdauernd sehr wohl; kein Albumin im Harn.

23. Januar 1897. Der Patient ist fortdauernd frei von den nächtlichen Anfällen von Athemnoth; das Herz subjectiv von Zeit zu Zeit unruhig; objectiv keine Veränderung.

Behandlung: Valeriana + KBr.

29. Juni 1897. Der Patient klagt über Schlaflosigkeit.

Das Herz vergrössert, wie im Status angegeben ist; kein Geräusch, jedoch ist der erste Ton an der Spitze etwas unklar. Die Herzthätigkeit unregelmässig.

Die Lungen: in den unteren Theilen lose Rasselgeräusche.

Der Harn enthält kein Albumin.

Behandlung: Fol. Digit. + Ch. + NaJ; NaBr zur Nacht.

h. Mit verschiedenen Infectionskrankheiten in der Anamnese.

Fall 81. M. L., 56 Jahre alt, Frau, Långhundra.

Arteriosclerosis, Cardiosclerosis.

Gesund bis 1892, als sie Influenza bekam; seitdem hat sie sich schwach und matt gefühlt; 1893 Herzklopfen und Athemnoth bei Bewegungen.

Status 18. Juni 1895: Die Patientin klagt über Stechen in der Herzgegend und wird sehr schnell dyspnoisch.

Das Herz nach links und rechts vergrössert, über der Spitze wird ein ausgezogenes, systolisches Geräusch gehört; die Herzthätigkeit unregelmässig.

Der Puls klein, unregelmässig.

Arteriae radiales gewunden und rigid.

Die Leber etwas angeschwollen, leicht palpabel.

Oedem nirgends.

Der Harn enthält eine sehr geringe Spur von Albumin.

Behandlung: Digitalis; NaJ.

Fall 82. C. A. J. 65 Jahre alt, Schiffer. Wurde am 29. Mai 1896 in das Seraphimerlazareth aufgenommen, am 28. Februar 1897 entlassen.

Cardiosclerosis, Emphysema pulmonum, Bronchitis chronica.

Beide Eltern über 70 Jahre alt gestorben; 4 Geschwister, alle gesund. Der Patient hat Alkohol genossen, aber nicht missbraucht; Lues wird verneint. Im 23. Lebensjahre Febris typhoides, zwischen dem 28. und 32. Lebensjahre Wechselfieber. Im Jahre 1888 durch Kohlenoxyd vergiftet, fing darnach an, oberhalb des Nabels ein Gürtelgefühl und Schmerz um das Herz herum zu fühlen; wurde im Jahre 1889 wegen Myocarditis im Seraphimerlazareth behandelt. Vor 4 Jahren vermehrte Harnmenge, vor 2 Jahren Oedem in den Beinen und Füssen.

Status am 3. Juni 1896: Oedem bei der Aufnahme, das später verschwand; leichte Cyanose in den Lippen; zuweilen eintretende Athemnoth, Husten, reichliches Expectorat.

Das Herz: der Spitzenstoss im 6. Interstitium, 5^{cm} ausserhalb der Mammillarlinie; die Herzthätigkeit sehr unregelmässig, keine deutlichen Geräusche.

Der Puls sehr unregelmässig, Frequenz 45—50 pro Minute.

Arteriae radiales etwas starr.

Die Lungen: zahlreiche Rasselgeräusche in den unteren Theilen und Zeichen von Emphysem.

Der Harn, spec. Gew. 1·018, Menge 1·5—2·7 Liter pro Tag, Spur von Albumin.

Behandlung: Infus. Digitalis, Senega + KJ, Tinct. Strophanti.

15. Juni 1896. Die Athemnoth geringer, der Puls gleichmässiger.

1. Juli 1896. Von Zeit zu Zeit wird an der Herzspitze ein schwaches, langgezogenes, systolisches Geräusch gehört.

4. October 1896. Schwere Athemnoth, Cyanose, unregelmässige Herzthätigkeit. Während der folgenden Zeit abwechselnd Besserung und Ver-

schlechterung, und der Patient wurde am 28. Februar 1897 im grossen und ganzen etwas gebessert entlassen.

Fall 83. G. A. D., 67 Jahre alt, Werkführer, Stockholm. Wurde am 18. Februar 1896 in das Seraphimerlazareth aufgenommen, am 1. März 1896 entlassen.

Arteriosclerosis, Cardiosclerosis (Insufficientia + Stenosis valv. aortae), Albuminuria.

Der Vater an Lungenschwindsucht, die Mutter an Magencarcinom gestorben. Der Patient glaubt nicht, dass er Alkohol missbraucht hat, verneint Lues. Frühere Krankheiten: Masern, Cholera, Wechselfieber, Abdominaltyphus, Nierenentzündung. Nach allen diesen Krankheiten ist er vollständig genesen; während der letzten Jahre mehrmals Influenza und 1895 Lungenentzündung. Seit 4 Jahren hat er an Schmerzen zwischen den Schulterblättern, nach den Seiten hin ausstrahlend, gelitten.

Status am 24. Februar 1896: Der Patient klagt über grosse Schmerzen im Rücken, insbesondere wenn er liegt, nach den Seiten hin, am meisten links, ausstrahlend; Oedem in den Füssen.

Das Herz: der Spitzenstoss im 5. Interstitium, 1 ^{cm} lateral von der Mammillarlinie, an der Spitze undeutliches systolisches, deutliches diastolisches Geräusch; über der Aorta starkes systolisches, undeutliches diastolisches Geräusch; über der A. subclavia dextra starkes systolisches Geräusch, kein zweiter Ton

Der Puls kräftig, andeutungsweise celer; Frequenz 80 pro Minute.

Die rechte A. radialis rigid, verdickt.

Die Lungen emphysematös.

Die Bauchorgane normal.

Der Harn, spec. Gew. 1·020, enthält Albumin (0·5 pro Mille), keine Cylinder.

Behandlung: Milchdiät, Tinctura Strophanti, KBr.

1. März 1896. Der Patient wird ungebessert entlassen; fast während der ganzen Zeit seines Aufenthaltes im Krankenhause hatten die Schmerzen ihn am Schlafen verhindert.

i. Ohne etwas Bemerkenswerthes in der Anamnese.

Fall 84. C. J. S., 60 Jahre alt, Eisenbahnbeamter, Malmö.

Cardiosclerosis.

Gesund bis in die letzten Jahre, zu welcher Zeit er begann bei stärkeren Bewegungen an Athemnoth und Herzklopfen sowie an Druck auf der Brust zu leiden.

Status am 25. November 1895: Der Patient wird leicht athemlos.

Das Herz nach links und rechts vergrössert, die Herzthätigkeit äusserst unregelmässig, kein Geräusch, der zweite Aortenton accentuirt.

Der Puls unregelmässig, klein.

Arteriae radiales rigid.

Die Leber nicht vergrössert; kein Oedem.

Der Harn ohne Zucker und Albumin.

Behandlung: NaJ + Digitalis; NaJ + China; geordnete Diät; Gymnastik.

Fall 85. A. K., 65 Jahre alt, Frau, Waxholm. Wurde am 19. September 1896 in das Seraphimerlazareth aufgenommen, am 9. November 1896 entlassen.

Arteriosclerosis, Cardiosclerosis (Insufficientia valvulae mitralis), Dilatatio aortae, Nephritis chronica.

Die hygienischen Verhältnisse der Patientin gut; kein Alkoholmissbrauch und keine Lues; die Patientin soll bis vor 2 Jahren gesund gewesen sein; zu dieser Zeit fing sie an, an Herzklopfen zu leiden, und ein Herzfehler wurde von dem Arzt diagnosticirt. Im Frühjahr 1896 Athemnoth, im Spätsommer 1896 Husten, später Oedem in den Beinen.

Status am 21. bis 22. September 1896: Athemnoth, Oedem, Herzklopfen, heftiger Husten mit grauweissem, zähen Expectorat.

Das Herz: deutliche Vorwölbung, der Spitzenstoss im 5. Interstitium, 2 cm ausserhalb der Mammillarlinie; Dämpfung rechts bis zu der rechten Parasternallinie, an der Spitze ein ausgedehntes systolisches Geräusch, der zweite Pulmonaliston accentuirt, deutlicher Rhythmus bigeminus. Starke Pulsationen im Jugulum und Fossae supraclaviculares.

Der Puls unregelmässig, bigeminus.

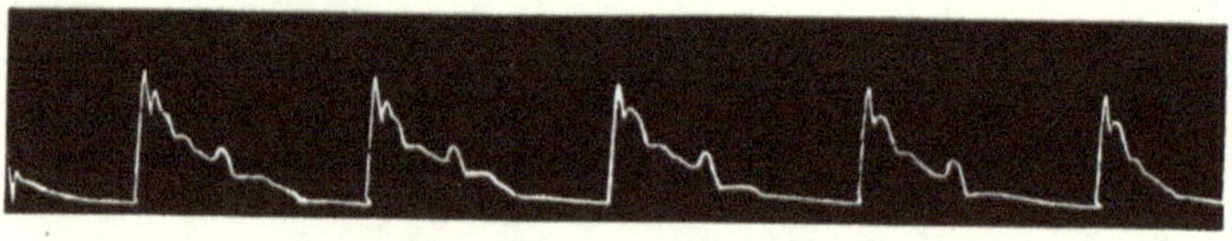

Fig. 16. Arteria rad. dext. Den 9. September 1896.

Arteriae radiales rigid und Aa. brachiales deutlich palpabel.

Die Bauchorgane ohne Anmerkung.

Der Harn sauer, spec. Gew. 1·013, enthält 4 pro Mille Albumin, keinen Zucker und kein Blut, ziemlich zahlreiche hyaline und körnige Cylinder. Die Menge vermindert.

Behandlung: Diuretin, Digitalin. cristallisat., Vinum Glycyrrh. thebaic. (Rosén), NaJ.

Während des Aufenthaltes im Lazareth nahm das Oedem ab, der Pulsus bigeminus verschwand, kam aber periodenweise zurück.

9. November 1896. Der Patient wird gebessert entlassen.

Fall 86. W. L., 67 Jahre alt, Kaufmann, Stockholm.

Arteriosclerosis, Cardiosclerosis.

Gesund bis December 1895, zu welcher Zeit er anfing, an Athemnoth und Schmerzen in der Magengrube sowie an Husten zu leiden.

Status am 30. Januar 1896: Klagt über Schwierigkeit beim Treppengehen wegen der dabei auftretenden intensiven Athemnoth.

Das Herz nach rechts und links vergrössert, die Herzthätigkeit sehr unregelmässig, kein Geräusch.

Der Puls unregelmässig, klein, gespannt.

Periphere Arterien gewunden und rigid.

Die Lungen: Rasselgeräusche und Rhonchi, besonders in der rechten Lunge.

Die Leber etwas vergrössert.

Der Harn enthält eine Spur von Albumin.

Behandlung: Digital. + Ch. + NaJ; Milchdiät.

17. Februar 1896. Der Patient fühlt sich beträchtlich besser, die Herzthätigkeit regelmässig, die Athemnoth vermindert, fortdauernd eine Spur Albumin im Harn. Gymnastik.

23. October 1896. Der Patient hat während des Sommers und Herbstes sich ziemlich wohl befunden; der Husten und die Rasselgeräusche in den Lungen waren im Sommer verschwunden, seit einigen Tagen klagt aber der Patient wieder über Husten; spärliche Rasselgeräusche werden gehört.

1. Februar 1897. Die Herzthätigkeit wieder unregelmässig, klagt über Athemnoth. Digitalis, NaJ.

2. April 1897. Klagt über Kopfschmerzen, sonst ist der Patient ziemlich gesund.

Fall 87. S. P., 70 Jahre alt, Holzhändler, Stockholm. Wurde am 15. December 1893 in das Seraphimerlazarath aufgenommen, am 10. Februar 1894 entlassen.

Arteriosclerosis, Cardiosclerosis.

Der Patient verneint Alkoholmissbrauch und Lues, er ist bis August 1893 gesund gewesen, damals erschien Athemnoth, die sich im October verschlimmerte. Bei der Aufnahme in das Krankenhaus klagte er hauptsächlich über Athemnoth und Schmerz in der Magengrube; weder Ascites noch Oedem.

Status am 21. December 1893.

Das Herz nach links vergrössert (der Spitzenstoss im 5. Interstitium, 1 ^{cm} ausserhalb der Mammillarlinie). Zuweilen wird ein schwaches systolisches Geräusch an der Spitze gehört; die Herzthätigkeit unregelmässig.

Der Puls voll, aber ungleichmässig.

Arteriae radiales rigid, werden als Perlenschnüre gefühlt.

Arteria brachialis dextra zeigt ein haselnussgrosses Aneurysma.

Die Leber vergrössert, die untere Grenze auf der Höhe des Nabels.

Harn: Menge vermindert (500—750 ^{ccm}), enthält weder Zucker noch Eiweiss.

Die Lungen bieten Symptome von Emphysem dar.

Behandlung: Absolute Milchdiät, Digitalin.

Die Harnmenge nahm rasch bis auf 2—3 Liter pro Tag zu und hielt sich eine längere Zeit über das Normale. Gleichzeitig mit der vermehrten Diurese nahm die Athemnoth ab und verschwand fast vollständig.

10. Februar 1894. Der Patient wird beträchtlich gebessert entlassen.

Fall 88. A. S., 71 Jahre alt, Arbeiter, Stockholm. Wurde am 19. Januar 1894 in das Seraphimerlazareth aufgenommen, am 13. Juni 1894 entlassen.

Cardiosclerosis (Insufficientia valvulae mitralis), Nephritis chronica.

Der Patient hat nicht Alkohol missbraucht, nicht Lues gehabt, ist aber ein starker Raucher gewesen. Vor 4—5 Jahren bei stärkerer Bewegung Herzklopfen und Athemnoth, welche Symptome allmählich zunahmen; hierzu gesellte sich später Oedem in den Beinen. Wegen diesen Symptomen ist er während der letzteren Jahre ein paar Mal jährlich im Krankenhaus behandelt worden, und zwar auch im Seraphimerlazareth (August 1893) mit den Zeichen von Herzvergrösserung, Herzinsufficienz und Albuminurie.

Status am 22. Januar 1894: Cyanose im Gesicht, starkes Oedem in den Beinen, Athemnoth.

Das Herz: der Spitzenstoss im 5. Interstitium, 3—4 ^{cm} ausserhalb der Mammillarlinie; die Dämpfung reicht rechts bis zum rechten Sternalrand; systolisches Geräusch an der Spitze, die Herzthätigkeit unregelmässig.

Der Puls weich, unregelmässig; der arterielle Druck 175 ^{mm} Hg (Potain).

Periphere Arterien nicht deutlich sklerotisch.

Die Leber war bei der Aufnahme palpabel, später nicht mehr.

Der Harn: die Menge bei der Aufnahme gering, nahm aber dann rasch zu; enthält Albumin.

Behandlung: Milchdiät, Digitalin, NaJ.

Während des Aufenthaltes im Lazareth kamen die Athemnoth und das Herzklopfen mehrere Mal zurück, die Harnmenge nahm ab; jedesmal wurden diese Symptome gebessert oder verschwanden vollkommen unter Anwendung von Digitalin oder Infus. Digital.

13. Juni 1894. Der Patient wird ziemlich gesund entlassen.

Fall 89. M. L.. 73 Jahre alt, Wittwe, Liljeholmen. Wurde am 23. Mai 1893 in das Seraphimerlazareth aufgenommen, am 19. Juni 1893 entlassen.

Arteriosclerosis, Cardiosclerosis.

Die Patientin ist bis in die letzten Jahre im allgemeinen gesund gewesen. Vor einigen Jahren begann sie hier und da im Körper rheumatische Schmerzen zu fühlen. Im Herbst 1892 Anschwellung der Füsse, der Beine, des Bauches und des Gesichts; Kopfschmerzen und Schwindel. Nach ein paar Monaten waren diese Symptome verschwunden. Sie kamen aber Anfang April 1893 wieder zurück.

Status am 24. Mai 1893: Oedem in den Beinen, Ascites, leichte Cyanose.

Das Herz nach links vergrössert, systolisches Geräusch an der Spitze, Accentuirung der Töne an der Basis; nach Bewegungen wird das Geräusch stärker.

Der Puls regelmässig, klein.

Periphere Arterien rigid und gewunden.

Behandlung: Stillliegen, Digitalin.

Das Oedem und die Ascites verschwanden, und die Patientin wurde am 19. Juni 1893 entlassen.

Fall 90. C. L. A., 74 Jahre alt, Gymnasiallehrer, Linköping.

Arteriosclerosis, Cardiosclerosis, Dilatatio Aortae, Angina pectoris.

Der Patient ist bis zum Herbst 1888 im allgemeinen gesund gewesen; zu dieser Zeit bekam er in der Herzgegend nach einer grösseren Anstrengung einen Anfall von heftigem Schmerz, welcher nach dem Rücken und den Armen ausstrahlte. Aehnliche Anfälle erschienen später mehrmals, hörten aber im Frühjahr 1889 auf. Der Patient war dann bis zum Herbst 1894 gesund; zu dieser Zeit erschien ein neuer Anfall, nach welchem wiederholt weitere, aber sehr leichte Anfälle auftraten.

Status am 7. Januar 1896: Der Patient ist ziemlich mager.

Das Herz nach links vergrössert; kein deutlicher Spitzenstoss, die Dämpfung erstreckt sich aber 2 cm ausserhalb der linken Mammillarlinie. Die Herzthätigkeit regelmässig, ein starkes systolisches Geräusch wird über der ganzen Herzgegend gehört und pflanzt sich längs der grossen Gefässe und in das Jugulum fort. Im Jugulum werden die Pulsationen der Aorta gefühlt. Die Stärke des Geräusches ist über die ganze Herzgegend etwa gleich gross. Deutliche Töne können nirgends wahrgenommen werden.

Der Puls regelmässig, gleichmässig, gespannt.

Periphere Arterien gewunden und rigid.

Die Leber normal.

Der Harn enthält eine Spur von Albumin.

Behandlung: Milchdiät, NaJ.

Der Patient war ziemlich gesund und konnte seinen Dienst versehen, starb aber plötzlich an einem Anfall von Angina pectoris am 8. December 1896.

Gruppe V.

Fälle von Arteriosclerosis mit stark hervortretenden Nierensymptomen.

a. Mit Alkoholmissbrauch in der Anamnese.

Fall 91. K. E. W., 43 Jahre alt, Nachtwächter, Stockholm. Wurde am 6. October 1896 in das Seraphimerlazareth aufgenommen, am 24. October 1896 entlassen.

Arteriosclerosis, Cardiosclerosis, Cirrhosis hepatis atrophica, Nephritis chronica, Tuberculosis pulmonum.

Die Eltern gesund und ordentlich, der Vater ist im hohen Alter gestorben. Als Kind war der Patient gesund, im 23. Lebensjahre weicher Schanker; Lues wird verneint, intensiver Alkoholmissbrauch. Seit mehr als 16 Jahren dyspeptische Symptome, Tremor, Erbrechen von Blut, Delirien; epileptiforme Anfälle, anfangs monatlich, später 1—2 jährlich; Anschwellung des Bauches; in der letzten Zeit Icterus.

Status am 8.—11. November 1896: Bei der Aufnahme unklar; epileptische Anfälle; Delirien; das Gesicht gedunsen, cyanotisch; leichter Icterus, kein Oedem; Tremor in Händen und Zunge; hat einige Tage Blut gehustet; Athemnoth; leichtes Fieber.

Das Herz nach links etwas vergrössert, der zweite Aortenton accentuirt.

Der Puls gleichmässig, hart; Frequenz 80 pro Minute.

Die peripheren Arterien zeigen zahlreiche rosenkranzähnliche Erhärtungen und sind an gewissen Stellen stark gewunden.

Die Lungen: kürzerer Ton und harte Rasselgeräusche über den beiden Spitzen.

Der **Bauch** gespannt, aufgetrieben (Umfang 95 ^{cm}), enthält freie Flüssigkeit.

Die **Leber**: die Dämpfung beträchtlich vermindert.

Der **Harn** seiner Menge nach herabgesetzt, enthält Eiweiss, hyaline Cylinder und während der ersten Zeit Blut.

Behandlung: Chloral, Emuls. oleosa + Op., Decoct. diuret., Urea.

Während der nächstfolgenden Zeit schritt die Anschwellung des Bauches weiter fort; am 11. December 1896 wurden 11 Liter Flüssigkeit durch Punction entfernt; nach dieser Operation war es sogar bei tiefen Eindrücken nicht möglich, die Leber oder die Milz zu palpiren.

24. December 1896. Der Patient starb heute.

Section am 28. December 1896 (Dr. **Boheman**). Das Herz von gewöhnlicher Grösse, die Musculatur von normaler Dicke, grauroth mit zahlreichen, gelblichen Streifen; Arteriosklerose in den Kranzarterien und ausgebreitete Sklerose in den Körperarterien. Tuberculosis pleurarum. In beiden Lungen ältere tuberculöse Veränderungen, sowie Stasis und Oedem; tuberculöse Peritonitis; etwa 7 Liter, theilweise hämorrhagische Flüssigkeit; Peritoneum parietale und viscerale von miliaren und theilweise grösseren, confluirenden, grauweissen Knötchen (Wärzchen) dicht besetzt; im Ileum ein 5-Pfennig grosses tuberculöses Geschwür. Hochgradige atrophische Lebercirrhose. Chronische parenchymatöse Nephritis.

Fall 92. F. P., 58 Jahre alt, Haushälterin, Stockholm. Wurde am 6. September 1895 in das Seraphimerlazareth aufgenommen, am 6. December 1895 entlassen.

Arteriosclerosis, Aortitis chronica, Nephritis chronica, Eczema.

Hat anstrengende Arbeit gehabt und ziemlich viel Bier genossen; Lues wird verneint; ist ziemlich fettleibig gewesen; seit lange starke Varices; wurde im Jahre 1886 im Seraphimerlazareth wegen Nephritis chronica + Eczema behandelt; bei der Entlassung war der Albumingehalt des Harns 3 pro Mille; vom Herzen wurde zu dieser Zeit nichts Besonderes bemerkt. In letzterer Zeit Athemnoth, welche während des Sommers 1895 zunahm.

Status am 16. September 1895: Die Patientin ist fettleibig, klagt über Athemnoth, Herzklopfen; ausgebreitetes Ekzem an den unteren Extremitäten.

Das **Herz**: der Spitzenstoss 1 ^{cm} ausserhalb der linken Mammillarlinie; starke Vergrösserung auch nach rechts; der zweite Aortenton stark accentuirt; kein Geräusch.

Der **Puls** hart, gleichmässig; Frequenz 60 pro Minute.

Periphere Arterien gewunden und rigid.

Der **Harn**, spec. Gew. 1·015, enthält Albumin, 0·75 pro Mille, aber keinen Zucker; körnige und Epithelcylinder, Epithelzellen und Leukocythen.

1. October 1895. Der Hintergrund beider Augen normal; ein schwaches systolisches Geräusch über der Aortenmündung.

16. October 1895. Systolisches Geräusch über der Aorta und dem Sternum; der zweite Aortenton stark accentuirt; Harnmenge 2300 ^{ccm}.

5. December 1895. Das systolische Geräusch über der Aorta und dem Sternum hat an Stärke zugenommen; die Herzthätigkeit fortdauernd regelmässig.

6. December 1895. Die Patientin wird auf ihren eigenen Wunsch entlassen.

b. Mit anstrengender Arbeit in der Anamnese.

Fall 93. H. S. K., 44 Jahre alt, Frau, Stockholm. Wurde am 17. October 1895 in das Seraphimerlazareth aufgenommen, am 23. December 1895 entlassen.

Cardiosclerosis, Nephritis chronica, Retinitis albuminurica.

In hereditärer Hinsicht nichts Bemerkenswerthes; die Patientin hat von Zeit zu Zeit eine sehr anstrengende Arbeit gehabt; keine Symptome von Lues werden zugestanden. Vor 17 Jahren einmal Bluthusten; später hat sie einige Mal, zuletzt vor 4 Jahren, an Bluthusten gelitten; zwischen diesen Anfällen kein Husten. Im Sommer 1894 Mattigkeit, Kopfschmerzen, Athemnoth und Herzklopfen; zur Weihnachtszeit 1894 Anschwellung der Beine; wurde vom 10. Mai bis 1. Juni 1895 im Krankenhaus behandelt, wo organischer Herzfehler und Nephritis diagnosticirt wurden; wegen wieder auftretender Anschwellung wurde sie vom 2. Juli bis 20. August 1895 zum zweiten Mal im Krankenhaus gepflegt. Bald darauf wieder Anschwellung der Beine und am 15. October des rechten Armes.

Status am 21. October 1895: Cyanose der Lippen, Oedem in den Beinen und dem rechten Arm.

Das Herz nach rechts und links vergrössert; keine deutlichen Geräusche; der zweite Aortenton schwach gespalten.

Der Puls klein, unregelmässig; Frequenz etwa 80 pro Minute.

Periphere Arterien etwas rigid.

Die Leber nach unten etwas vergrössert.

Der Bauch enthält freie Flüssigkeit.

Die Augen: in der rechten Netzhaut weisse Streifen um die Gefässe und weisse glänzende Flecke.

Der Harn enthält Albumin, sowie hyaline und körnige Cylinder.

Behandlung: Digitalis, Milchdiät, Diuretin.

23. December 1895. Die Patientin wird, frei von Ascites und Oedem, entlassen.

Fall 94. P. G. B., 55 Jahre alt, Schiffer. Wurde am 27. September 1896 in das Seraphimerlazareth aufgenommen, am 5. November 1896 entlassen.

Arteriosclerosis, Nephritis chronica, Emphysema pulmonum.

Keine hereditären Krankheitsanlagen, Alkoholmissbrauch und Syphilis werden verneint; der Patient hat eine anstrengende Arbeit gehabt. Gesund bis Anfang September 1896, zu welcher Zeit er anfing, sich matt zu fühlen und leichten Kopfschmerz bekam. Am 21. September erschien Anschwellung der Unterschenkel, welche sich allmählich auf die Oberschenkel, Arme, Hände und den Bauch erstreckte. Der Harn, dessen Menge schon im September abgenommen hatte, wurde immer spärlicher.

Status am 3. October 1896: Das Oedem in den Armen und Beinen, welches bei der Aufnahme ziemlich beträchtlich war, ist schon verschwunden; dagegen bleibt noch der Ascites zurück.

Das Herz vielleicht etwas vergrössert nach links; Dämpfung über dem Manubrium sterni; die Herztöne rein; der zweite Aortenton accentuirt; die Herzthätigkeit regelmässig.

Der Puls regelmässig, etwas gespannt; Frequenz 56 pro Minute, der Druck in der Art. radialis dextra 200—210 ^{mm} Hg (Potain).

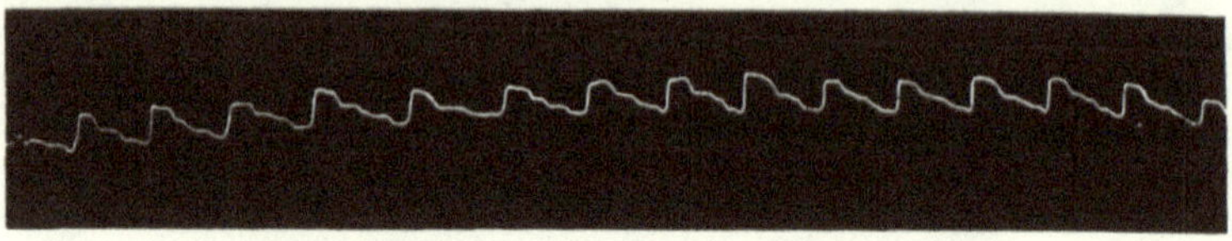

Fig. 17. Art. rad. dext. D. 5. November 1896.

Arteriae radiales rigid; Arteriae temporales gewunden.

Die Leber nicht vergrössert.

Der Hintergrund beider Augen normal.

Die Lungen emphysematös; der Umfang des Bauches 85 ^{cm}.

Der Harn enthielt zuerst 2 pro Mille Albumin, rothe und weisse Blutkörperchen, körnige und epithelbekleidete Cylinder; seine Menge war geringer als normal; später stieg diese an und hielt sich über das Normale; kein Sediment; Eiweiss 1 pro Mille.

Behandlung: Milchdiät, Decoct. Fol. Uvae Ursi; NaJ.

14. October 1896. Bauchumfang 73 ^{cm}, kein Ascites, im Harn Spuren von Albumin.

25. October 1896. Die Harnmenge hat zwischen 3 und 2 Liter pro Tag variirt; minimale Spuren von Albumin.

27. October 1896. NaJ. Der Druck in der Arteria radialis dextra beträgt 220 ^{mm} Hg (Potain).

5. November 1896. Der Patient fühlt sich vollkommen gesund, hat Spuren von Albumin im Harn; wird entlassen.

Fall 95. P. A. L., 57 Jahre alt, Unterförster. Wurde am 31. August 1896 in das Seraphimerlazareth aufgenommen, am 31. October 1896 entlassen.

Arteriosclerosis, Asthma cardiale, Emphysema pulmonum, Bronchitis, Nephritis chronica.

Heredität für Tuberculose; der Patient verneint Alkoholmissbrauch und Lues, ist lange nervös gewesen. Im 22. Lebensjahre bekam er nach heftiger Körperbewegung einen Anfall von starkem Herzklopfen mit Angst und Athemnoth; später sind ähnliche Anfälle ohne körperliche Anstrengung erschienen. Hat schon lange an schlechter Verdauung gelitten. Vor 6 Jahren acute Nephritis mit Oedem, vor 1 Jahre Bronchitis mit Athemnoth und reichlicher Schleimsecretion. Februar 1896 Oedem in den unteren Extremitäten, welches seitdem zurückgeblieben ist.

Status am 7. September 1896: Oedem in den Unterschenkeln; am 8. September ein Anfall von Tachycardie — die Pulsfrequenz über 140 pro Minute, der Puls weich und unregelmässig — kalter Schweiss und Angst, Husten, reichliche Geräusche in den Lungen, Athemnoth und Cyanose. Nach dem Anfall keine Athemnoth. Der Patient klagt über Husten, Athemnoth und Schmerz im Epigastrium; leidet an Diarrhöe.

Das Herz: der Spitzenstoss schwach, im 5. Interstitium, etwas innerhalb der Mammillarlinie; die Dämpfung geht rechts zwei Finger lateral vom Sternum, links bis zur Mammillarlinie, unten 6—8 cm unterhalb der Mammille. Die Töne dumpf; der zweite Pulmonaliston accentuirt.

Der Puls regelmässig; Frequenz 80—90 pro Minute.

Periphere Arterien rigid, etwas gewunden.

Die Lungen zeigen Symptome von Emphysem; reichliches Expectorat.

Die Leber vergrössert. **Die Milz** nicht vergrössert.

Der Harn, spec. Gewicht 1·015, enthält 4 pro Mille Albumin, spärliche hyaline Cylinder, keinen Zucker; die Menge anfangs geringer, später grösser als normal.

Behandlung: Senega + NaJ, Digitalis, Bromsalze, Pil. tereb. c. Chin.

13. September 1896. Während der Nacht ein schwerer Anfall von Asthma cardiale; nach Digitalis verbesserte sich der Zustand.

16. September 1896. In der Nacht wieder ein schwerer Anfall; Pulsfrequenz 150 pro Minute.

1. October 1896. Seit dem 16. September kein Anfall; das Expectorat geringer.

14. October 1896. Heute ohne irgend welche Veranlassung ein neuer Anfall, welcher 3—4 Stunden lang dauerte; er bestand aus Herzklopfen, kaltem Schweiss und Athemnoth nebst Schmerzen über der Herzgegend und Cyanose im Gesicht. Der Puls war kaum zu fühlen, unregelmässig; Frequenz 160—170 pro Minute.

31. October 1896. Die Bronchitis gebessert; der Patient wird entlassen.

c. Mit chronischem Rheumatismus in der Anamnese.

Fall 96. A. N. S., 47 Jahre alt, Verwalter eines Eisenwerkes, Norrland.

Arteriosclerosis, Cardiosclerosis, Asthma cardiale, Nephritis.

Der Patient soll Alkohol nicht missbraucht haben, und auch nicht luetisch inficirt gewesen sein; litt im Jahre 1888 an Muskelrheumatismus; hatte im Jahre 1891 Spuren von Albumin im Harn, seit 1894 kommt das Albumin im Harn constant vor, etwa 0·5 pro Mille; spec. Gew. des Harns etwa 0·015; hyaline Cylinder; Harnmenge 2—2 $^1/_2$ Liter pro Tag. Während des letzten Jahres Athemnoth und Anfälle von schwerer Beklemmung über dem Herzen mit frequentem und unregelmässigem Puls und schwerer Athemnoth.

Status am 20. December 1895:

Das Herz nach links beträchtlich vergrössert; starke Dämpfung über dem Sternum; der zweite Aortenton accentuirt.

Der Puls regelmässig, gespannt.

Arteriae radiales rigid.

Die Leber nicht vergrössert.

Der Hintergrund beider Augen zeigt nichts Bemerkenswerthes.

Der Harn enthält eine Spur von Albumin; die Menge etwa 2 Liter pro Tag.

Behandlung: Milchdiät, NaJ.

d. Mit Heredität.

Fall 97. R. S., 53 Jahre alt, Kaufmann, Stockholm.

Arteriosclerosis, Cardiosclerosis, Nephritis chronica interstitialis, Retinitis albuminurica.

Ein Bruder des Patienten ist im Alter zwischen 50 und 60 Jahren an Herzleiden gestorben (von mir beobachtet), ein zweiter Bruder etwa in demselben Alter an derselben Krankheit gestorben; ein dritter Bruder im Alter von etwa 60 Jahren an Cancer recti gestorben; er zeigte in den peripheren Arterien eine ausgeprägte Arteriosklerose (er wurde mehrere Jahre lang von mir beobachtet).

Der Patient hat ein sehr regelmässiges Leben geführt, aber streng gearbeitet, ist nicht luetisch inficirt gewesen und hat im allgemeinen eine gute Gesundheit genossen.

Januar 1894 fing er an, besonders beim Treppengehen an Athemnoth und Herzklopfen zu leiden; in der letzten Zeit hat sein Sehvermögen abgenommen und er hat selber bemerkt, dass die Harnmenge grösser geworden ist.

Status am 18. Mai 1894: Der Patient klagt über Athemnoth bei Bewegungen, die Harnmenge gross, der Patient hat in der letzten Zeit abgemagert — früher war er ziemlich fettleibig.

Das Herz beträchtlich vergrössert nach links; die Spitze im 6. Interstitium, 1^{cm} ausserhalb der Mammillarlinie; die Töne rein; der zweite Aortenton stark accentuirt.

Der Puls regelmässig, gespannt, hart.

Arteriae radiales weich.

Arteriae temporales stark gewunden.

Die Leber: die Dämpfung in verticaler Richtung vermindert.

Die Augen: in beiden Augen Retinitis albuminurica, an den Regiones maculae luteae Fettflecke; in der Papille des linken Auges kleinere Blutungen (Dr. Nordenson).

Der Harn: die Menge sehr vermehrt, spec. Gew. 0·010, enthält ziemlich viel Albumin, spärliche hyaline und feinkörnige Cylinder.

Der Patient versuchte eine Cur in Nauheim, fand sich aber dabei nicht gut; fuhr sodann nach Baden-Baden, wo er sich besser fühlte. Im folgenden Jahre, 1895, besuchte er Wörishofen, wo er von Kneipp behandelt wurde. Im Herbst trat Herzinsufficienz nebst Oedem und Ascites ein, systolisches Geräusch über der Herzspitze, Cheyne-Stokes'sche Respiration. Anfangs waren Digitalis und Diuretin kräftig wirksam, so dass die Herzinsufficienz eine Zeit lang ferngehalten werden konnte. Später wurden die Stassymptome permanent, und der Patient starb am 4. Januar 1896.

Section. Ausgebreitete Arteriosclerosis in der Aorta und den grossen Gefässen; besonders waren die Hirngefässe stark sklerotisch. Das Herz sehr beträchtlich vergrössert, die Kammern dilatirt und die Wände verdickt. Die Kranzgefässe stellenweise sklerotisch, im Herzfleisch fanden sich sklerotische

Herde; die Klappen und Mündungen gesund. Die Nieren waren von etwa gewöhnlicher Grösse, fest; die Kapseln wurden mit einiger Schwierigkeit abgelöst, die Oberfläche war feinkörnig, uneben. Im Magen 2 etwa 10-pfenniggrosse, typische Magengeschwüre in der Nähe von der Cardia und der Curvatura minor.

e. Mit schlechten hygienischen Verhältnissen und verschiedenen Infectionskrankheiten in der Anamnese.

Fall 98. A. H., 52 Jahre alt, Arbeiter, Stockholm. Wurde am 14. October 1896 in das Seraphimerlazareth aufgenommen, am 14. November 1896 entlassen.

Arteriosclerosis, Aortitis chronica, Nephritis chronica.

Der Vater an Lungenschwindsucht gestorben, keine erbliche Belastung betreffend Herzkrankheiten. Die hygienischen Verhältnisse schlecht. Alkoholmissbrauch und Lues werden verneint. Im 9. Lebensjahre hatte der Patient die Masern, im 15. die Pocken, im 21. Typhoidfieber, sowie Pneumonie 1878 und 1881. Wurde 1891 wegen Nephritis chronica im Seraphimerlazareth behandelt. Hat sich seitdem vollkommen gesund gefühlt, bis vor 3 Wochen ein Oedem in den Beinen nebst Kopfschmerzen und Mattigkeit erschien. Vor einer Woche der Bauch gespannt, Oedem in den Armen und dem Gesicht, Herzklopfen.

Status am 17. October 1896: Leichtes Oedem in den Unterschenkeln und im Gesicht; kein Ascites.

Das Herz nicht nachweisbar vergrössert, der zweite Aortenton verstärkt, kein Geräusch. Dämpfung im 1. Interstitium rechts vom Sternum, Pulsation im Jugulum kann sowohl gefühlt als gesehen werden.

Der Puls hart und gespannt, Frequenz 80 pro Minute, regelmässig.

Periphere Arterien gewunden und starr.

Die Augen normal.

Der Harn: die Menge vermehrt (2—3 Liter pro Tag); enthält 1,2 pro Mille Albumin, hyaline und körnige Cylinder.

Behandlung: Milchdiät, Antipyrin, NaJ.

17. October 1896. Plötzlich schwere Schmerzen in der Magengrube, welche nach der Brust ausstrahlten. Athemnoth, Erbrechen, Schwindel, Kopfschmerzen; der Anfall dauerte 30 Minuten.

26. October 1896. Kein Oedem. Der Albumingehalt im Harn 0·5 pro Mille, spärliche hyaline und körnige Cylinder.

14. November 1896. Der Harn enthält eine Spur von Albumin. Der Patient wird gebessert entlassen.

f. Mit verschiedenen Infectionskrankheiten in der Anamnese.

Fall 99. L. H., 67 Jahre alt, Kaufmann, Stockholm. Wurde am 9. Januar 1896 in das Seraphimerlazareth aufgenomen, am 13. März 1896 entlassen; aufs Neue am 28. März 1897 aufgenommen und ist am 30. März 1897 gestorben.

Arteriosclerosis, Cystitis chronica, Nephritis chronica.

Der Pat. stammt aus einer gesunden Familie; er hat Malaria und Scharlach im 22. bezw. 25. Lebensjahre gehabt; während der letzten fünf Jahre schwere Kopfschmerzen im Zusammenhang mit Schwankungen der Lufttemperatur. Er verneint Alkoholmissbrauch und Lues. Vor 4 Jahren Schwierigkeit beim Harnen, Harndrang, Cystitis; wurde im Seraphimerlazareth vom 12. August bis 2. October 1895 behandelt. Gleich vor der Aufnahme litt er an Schwindel und Ohnmachtsanfällen. Die Cystitis wurde während des Aufenthaltes im Krankenhause verbessert. Im December 1895 wurden die Blasensymptome schlechter.

Status am 10.—11. Januar 1896: Ernährungszustand und Musculatur reducirt.

Das Herz nicht vergrössert; die Töne schwach, rein, der zweite Aorten- und Pulmonaliston etwas verstärkt.

Der Puls regelmässig; Frequenz 76 pro Minute.

Arteriae radiales etwas gewunden, nicht sklerotisch.

Die Bauchorgane normal.

Der Harn trübe, alkalisch, schlechtriechend; enthält Albumin, 2 pro Mille; das Sediment besteht aus Leukocyten und Blasenepithel, keine Cylinder.

Behandlung: Salol.

Der Patient wurde am 13. März 1896 entlassen, gebessert in Bezug auf die Cystitis.

Der Patient wurde am 28. März 1897 wieder in das Seraphimerlazareth aufgenommen und starb am 30. März I897.

Section am 1. April 1897. Frische Pachymeningitis haemorrhagica interna; eine nussgrosse Geschwulst, von der Dura mater an der Grenze zwischen der vorderen und der mittleren Hirngrube gleich nach links vom linken N. opticus ausgehend und nur zu geringem Theil diesen Nerven bedeckend. Eine der Geschwulst entsprechende Impression ist auf der unteren Oberfläche des Frontallappens ersichtlich. Das Herz klein und schlaff; die Klappen und Oeffnungen gesund; die Coronargefässe ohne Anmerkung. In der Aorta zerstreute, zum Theil verkalkte, atheromatöse Herde. Die Nieren von etwas geringerer Grösse als normal; ihre Consistenz vermehrt, der Schnittrand scharf, die Rindensubstanz hat eine geringere Dicke als normal mit weissgrauem Farbenton; das Mark zeigt collaterale Hyperämie. Die Arterien rigid und klaffend. Die Kapsel etwas verdickt und löst sich nur mit einiger Schwierigkeit ab. Chronische Cystitis, Stasmilz und Stasleber.

Fall 100. C. C., 46 Jahre alt, Tischler, Stockholm. Wurde am 16. November 1896 in das Seraphimerlazareth aufgenommen, am 16. Januar 1897 entlassen.

Arteriosclerosis, Cardiosclerosis, Nephritis chronica, Retinitis albuminurica.

Beide Eltern des Patienten in hohem Alter gestorben; der Patient ist Erkältungen oft ausgesetzt gewesen und hat in einer feuchten und zugigen Wohnung gelebt. Lues und Alkoholmissbrauch werden verneint. Im 7. Lebensjahre Malaria, im 26. Typhoidfieber. Vor 6 Jahren wegen Nephritis im Krankenhause behandelt. Seitdem ziemlich gesund bis Anfang März 1896, zu welcher Zeit er Kopfschmerzen bekam, matt wurde und später an Uebelkeit und Erbrechen litt.

Status am 24. November 1896: Ernährungszustand und Musculatur schlecht, die Hautfarbe blass, kein Oedem. Der Patient klagt über Kopfschmerzen und Athemnoth.

Das **Herz** nach links vergrössert; der Spitzenstoss im 5. Interstitium, 4^{cm} ausserhalb der linken Mammillarlinie, hebend, stark; der zweite Aortenton accentuirt.

Der **Puls** gespannt; Frequenz 64 pro Minute.

Periphere Arterien stark gewunden, höckerig, rigid.

Die **Bauchorgene** ohne Anmerkung.

Der **Harn** spec. Gew. 1·011; die Menge vermehrt; enthält Albumin und Cylinder.

Der **Hintergrund beider Augen** zeigt Blutungen und weisse Flecke.

Behandlung: Milchdiät, NaJ, NaBr, Digitalis.

Während des Aufenthaltes im Lazareth kamen Erbrechen und Kopfschmerzen ziemlich oft vor. Auch klagte der Patient zuweilen über Athemnoth.

16. Januar 1897. Der Patient wird gebessert entlassen.

Fall 101. O. F., 54 Jahre alt, Tischler, Sundbyberg. Wurde am 16. August 1894 in das Seraphimerlazareth aufgenommen; am 14. November 1894 gestorben.

Cardiosclerosis, Nephrits chronica, Uraemia.

Der Patient verneint Alkoholmissbrauch und Lues; im 8. Lebensjahre Scharlach, im 26. Pneumonie; sonst gesund bis Mitte Juni 1893, zu welcher Zeit er an Diarrhöe, Erbrechen und Kopfschmerzen erkrankte: nach 14 Tagen gesund. Mitte Juni 1894 erkrankte er wieder in derselben Weise, hütete das Bett einen Monat; die Diarrhöe war jetzt verschwunden, der Patient fühlte sich aber nicht gesund; bald fingen die Füsse und Beine an zu schwellen.

Status am 20. August 1894: Oedem in den unteren Extremitäten; das Gehör schlecht.

Das **Herz**: der Spitzenstoss im 5. Interstitium, sogleich innerhalb der Mammillarlinie. Die Herztöne etwas schwach; der zweite Aorten- und der zweite Pulmonaliston accentuirt.

Der **Puls** gleichmässig, kräftig; Frequenz 57 pro Minute.

Periphere Arterien etwas rigid.

Die **Leber** nicht vergrössert.

Die **Lungen** zeigen einen leichten Grad von Emphysem.

Der **Harn** sauer, fast hell, spec. Gew. 1·009, enthält Albumin (3 pro Mille). Die Menge beträchtlich vermehrt, 3—4 Liter pro Tag.

Behandlung: Milchdiät.

16. September 1894. Linksseitige Otitis media; Paracentesis.

Im October klagte der Patient über Bauchschmerzen, Uebelkeit und litt wiederholt an Erbrechen.

13. November 1894 erkrankte der Patient unter den Symptomen einer Lungenentzündung und starb am 14. November 1894.

Section am 19. November 1894. (Dr. **Westberg**). Pachymeningitis interna haemorrhagica recens. Chronische parenchymatöse Nephritis mit Amyloiddegeneration und secundärer Granularatrophie. Acute fibrinöse Pneumonie, chronische tuberculöse Pneumonie. Leichte Hypertrophie des Herzens; die Klappen normal. Chronische deformirende Endarteriitis in den Kranzarterien des Herzens.

g. Nichts Bemerkenswerthes in der Anamnese.

Fall 102. J. E. K., 37 Jahre alt, Ackerarbeiter, Vendelsö. Wurde am 18. Juni 1896 in das Seraphimerlazareth aufgenommen, am 24. August 1896 entlassen. Wurde zum zweiten Mal am 9. September 1896 aufgenommen, am 10. September 1896 gestorben.

Arteriosclerosis, Hypertrophia cordis, Nephritis chronica, Pericarditis, Pleuritis dextra.

Alkoholmissbrauch und Lues werden verneint; Mai 1893 Oedem um die Fussknöchelchen herum. Wurde vom 19. April bis 30. Mai 1895 im Seraphimerlazareth behandelt. Diagnose Nephritis chron. c. Hypertrophia cordis, — der Spitzenstoss hebend, systolisches Geräusch an der Spitze, die Harnmenge vermehrt, Albumin 2 pro Mille, hyaline und Epithelcylinder. — Nachher fühlte er sich gesund bis März 1896, zu welcher Zeit er besonders in der Nacht an Athemnoth und Herzklopfen zu leiden begann. Allmählich wurde die Athemnoth permanent. Konnte indess fortdauernd arbeiten.

Status am 20. Juni 1896: Bei der Aufnahme leichtes Oedem in den Unterschenkeln, welches bei Bettlage bald verschwand; keine Athemnoth. Reibegeräusch über dem unteren Theil der rechten Lunge. Tremor in der Zunge und in den Händen.

Das Herz: der Spitzenstoss im 5. Interstitium, ausserhalb der Mammillarlinie, hebend; die rechte Grenze etwas ausserhalb des rechten Sternalrandes; der zweite Aortenton beträchtlich verstärkt; deutliches systolisches Geräusch in der Nähe der Spitze, welches beim Stehen verschwindet.

Der Puls hart, gespannt; Frequenz 88 pro Minute.

Periphere Arterien in hohem Grade rigid, die Arterien und besonders die Aa. temporales werden als harte Stränge gefühlt.

Die Leber nicht nachweisbar verändert.

Die Augen bieten nichts Pathologisches dar.

Der Harn: Menge vermehrt; spec. Gew. 1·010; Albumin 3 pro Mille, hyaline Cylinder.

Das Blut: rothe Blutkörperchen 3 250 000, Hämoglobingehalt 75 Proc. (Fleischl).

Die pleuritischen Symptome waren bei der Entlassung des Patienten am 24. August 1896 verschwunden.

Der Patient erschien am 9. September 1896 wieder; deutliche pericarditische Reibegeräusche. Gestorben am 10. September 1896.

Section (Dr. Quensel). Verdickungen in den Hirngefässen; Pleuritis adhaesiva bilateralis, Pericarditis acuta fibrinosa; das Herz beträchtlich vergrössert, die Kammerwände verdickt, Klappen und Mündungen gesund. Die Coronargefässe zeigen zahlreiche, gelbliche, grössere und kleinere Verdickungen. In der ganzen Aorta zahlreiche, gelbliche Verdickungen; einige kleinere Flecke verkalkt. Arteriae radiales in starre Röhren verwandelt, an ihrer Innenfläche zahlreiche, gelbliche, kalkincrustirte Flecke. Die eine Niere von normaler, die andere von etwas geringerer Grösse als normal; beide Nieren fest, schwellen nicht im Schnittrande, die Kapseln werden mit einiger Schwierigkeit abgelöst;

die Oberfläche zeigt eine gewisse feinkörnige Unebenheit. (Die mikroskopische Untersuchung der Nieren zeigt starke Schrumpfungserscheinungen und Gefässveränderungen Dr. Josefson.)

Fall 103. J. A. A., 44 Jahre alt, Stallknecht, Songa. Wurde am 12. November 1895 in das Seraphimerlazareth aufgenommen, am 17. März 1896 entlassen.

Arteriosclerosis, Aortitis, Cardiosclerosis, Nephritis chronica interstitialis, Retinitis albuminurica, Uraemia.

Der Patient verneint Lues und Alkoholmissbrauch. Im Anfang des Sommers 1895 Kopfschmerzen, Uebelkeit und Erbrechen, welche Symptome anfallsweise und zwar anfangs jeden 3. bis 4. Tag, später öfter erschienen.

Status am 17. November 1895: Die Kopfschmerzen sind während der letzten Tage leichter gewesen.

Das Herz nach links vergrössert; die Töne rein; der zweite Aortenton verstärkt, klingend. Dämpfung rechts vom Manubrium Sterni; Pulsation im Jugulum mit schwachem Fremissement.

Der Puls kräftig, regelmässig; Frequenz 62 pro Minute.

Periphere Arterien gewunden und rigid.

Der Harn, spec. Gew. 1·011, enthält Albumin 1—2 pro Mille, Menge 2000—3000 ccm pro 24 Stunden.

Die Augen: beiderseits in der Netzhaut Blutungen und weisse Retinalherde.

Behandlung: Milchdiät, NaJ.

Während des Aufenthaltes im Lazareth variirte der Zustand des Patienten insofern, dass die Kopfschmerzen eine Zeit lang verschwunden sein konnten, und dann für einen oder zwei Tage wiederkamen.

17. März 1896. Der Patient wird ungebessert entlassen.

Gruppe VI.

Fälle von Arteriosclerosis mit Symptomen vom centralen Nervensystem.

a. Mit Syphilis in der Anamnese.

Fall 104. K. M. P., 44 Jahre alt, Cementarbeiter. Wurde am 31. Juli 1896 in das Seraphimerlazareth aufgenommen, am 16. November 1896 entlassen.

Arteriosclerosis, Hemiplegia dextra, Emphysema pulmonum.

Die Eltern des Patienten im hohen Alter an unbekannter Krankheit gestorben; der Patient hat Alkohol genossen, seinem Dafürhalten nach aber ohne ihn zu missbrauchen. Im Jahre 1878 hatte er einen Schanker mit Bubo, aber keine sekundären Symptome. Januar 1896 und Mitte Juni 1896 plötzlich auftretendes Einschlafen im rechten Arm und stotternde Sprache. Beide Mal gingen die Störungen schnell zurück. Am 29. Juli 1896 plötzliche Lähmung der ganzen rechten Körperhälfte, die Sprache stotternd.

Status am 5. August 1896: Rechtsseitige Hemiplegie ohne Anästhesie, die Sprache stotternd, keine Aphasie. An der oberen Fläche der Glans penis eine kreisrunde, scharfrandige und eingesenkte Narbe von 6—7 mm Durchmesser.

Das Herz nicht vergrössert, der zweite Aortenton accentuirt.

Der Puls kräftig, regelmässig; Frequenz 70 pro Minute.

Periphere Arterien rigid.

Die Lungen: Emphysem und Bronchitis.

Die Bauchorgane ohne Anmerkung.

Der Harn enthält weder Zucker noch Albumin.

Behandlung: Hg-Einreibungen, KJ.

Während des Aufenthaltes im Lazareth wurde die Motilität gebessert, und die Sprachstörung verschwand.

16. November 1896. Der Patient wird entlassen.

b. Mit Alkoholmissbrauch in der Anamnese.

Fall 105. W. E., 43 Jahre alt, Werkführer, Stockholm. Wurde am 23. Januar 1894 in das Seraphimerlazareth aufgenommen, am 19. Februar 1894 gestorben.

Arteriosclerosis, Cardiosclerosis (Stenosis valvulae mitralis), Embolia Arteriae fossae Sylvii, Nephritis chronica interstitialis.

Die Eltern leben, gesund. Im 28. Lebensjahre litt der Patient an rheumatischen Schmerzen ohne Anschwellung und Fieber. Darnach gesund bis zum Herbst 1893, zu welcher Zeit er bei Bewegungen anfing, an Athemnoth zu leiden, und auch bemerkte, dass die Herzthätigkeit unregelmässig war. Drei Wochen vor Weihnachten wurde die Athemnoth sehr lästig, und der Patient hatte einen drückenden Schmerz in der Magengrube. Später Oedem in den Beinen. Er hat 0·3 Liter Porter und 1·2—1·5 Liter Bier täglich genossen. Lues wird verneint.

Status am 26. Januar 1894: Gesichtsfarbe blass, Lippen cyanotisch, kein Oedem. Der Patient klagt über Athemnoth und Druckgefühl im Magen.

Das Herz: Vorwölbung der Herzgegend, der Spitzenstoss im 5. Interstitium, 4 cm ausserhalb der Mammillarlinie; Dämpfung nach rechts 3—4 cm ausserhalb der rechten Sternallinie; systolisches Geräusch über der Tricuspidalis, sonst keine Geräusche über dem Herzen; im Jugulum zuweilen ein schwaches systolisches Geräusch; der zweite Aortenton deutlich markirt. Positiver Venenpuls in den Venae jugulares.

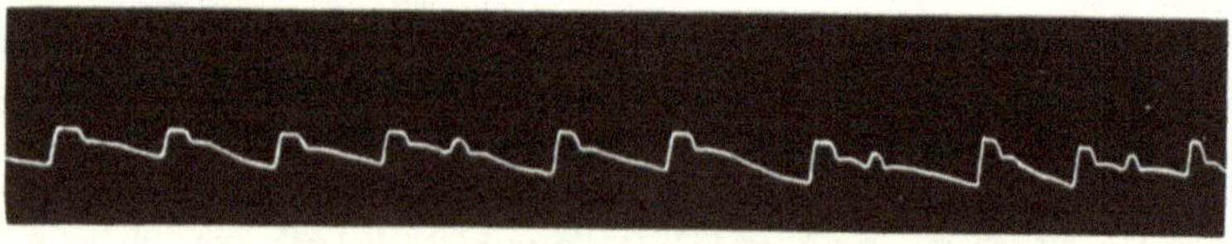

Fig. 18. Art. rad. sin. D. 31. Januar 1894.

Der Puls unregelmässig; Frequenz etwa 60 pro Minute. Die Pulscurve zeigt einen Pulsus bigeminus.

Periphere Arterien deutlich rigid.

Die Leber vergrössert, palpabel unterhalb der Nabelebene, Lebervenenpuls.

Die Milz nicht vergrössert.

Das Blut: rothe Blutkörperchen 5 400 000.

Der Harn, spec. Gew. 1·012, enthält weder Albumin noch Zucker; die Menge anfangs gering, später vermehrt.

Behandlung: Milchdiät, Sulfonal, Bromsalze.

2. Febnuar 1894. Apoplectischer Insult, rechtsseitige Hemiplegie, soporöser Zustand.

14. Februar 1894. Ein wiederholter apoplektischer Anfall. Cheyne-Stokes'sche Athmung.

19. Februar 1894. Der Patient starb heute.

Section am 24. Februar 1894 (Dr. Westberg). Hypertrophie und Dilatation des Herzens, besonders der linken Kammer. Cordae tendineae der linken Kammer verdickt, kalkincrustirt und zusammengeschmolzen, so dass sie nebst den ebenfalls verdickten und zusammengewachsenen Klappensegeln die atrioventriculare Oeffnung auf eine knopflochförmige, nur für den Kleinfinger durchgängige Ritze reduciren. Auf der inneren Seite des diese Oeffnung umgebenden Sehnenringes finden sich kleine, rothe, hahnenkammähnliche Excrescenzen; zwischen diesen ist die Oberfläche ulcerirt mit blossgelegten Kalkwarzen im Grunde. Auch die Aortenklappen sind etwas verdickt und retrahirt. Die Tricuspidalis- und Pulmonalisklappen normal. In der Wand der linken Kammer und besonders im Septum zahlreiche Sehnenflecke von der Grösse eines Hanfkorns bis zu einer Erbse, im allgemeinen in die Musculatur diffus übergehend; viele hängen mit kleinen, verdickten Arterienästen zusammen. Die Stämme der Coronararterien zeigen dagegen keine auffallenden Veränderungen. Die Intima der Aorta bietet nur wenige, unbedeutende, flache Verdickungen in der Nähe der Theilung dar.

Im Gehirn fanden sich Embolien in der linken Arteria fossae Sylvii und ausgebreitete Encephalomalacie in den Nervenkernen, der Capsula interna und angrenzenden Theilen der Hemisphäre sowie im Temporallappen der linken Seite. Lungenhypostase und acute Pneumonie in der rechten Lunge. Leichte Stasis in der Leber, Stasmilz mit frischen Infarcten. Chronische, interstitielle Nephritis, sowie Stasis und Infarcte in den Nieren.

Fall 106. C. J. P., 54 Jahre alt, Arbeiter, Stockholm. Wurde am 9. August 1894 in das Seraphimerlazareth aufgenommen, am 7. November 1894 entlassen.

Arteriosclerosis, Cardiosclerosis, Hemiplegia sinistra.

Beide Eltern im hohen Alter gestorben. Der Patient hat eine strenge Arbeit gehabt, hat täglich Alkohol genossen, jedoch seinem Dafürhalten nach nicht missbraucht, ist nicht luetisch inficirt gewesen. Vor 12 Jahren hatte er eine bald vorübergehende Nephritis, vor 6 Jahren rheumatische Schmerzen in den Fuss- und Kniegelenken; vor einem Jahre Schwäche im linken Arme. Während der Nacht zwischen dem 6. und 7. August 1894 Apoplexie mit linksseitiger Hemiplegie. Während der letzten Jahre hat der Patient bei grösseren Anstrengungen an Athemnoth gelitten.

Status am 11. August 1894: Linksseitige Hemiplegie mit leichter Anästhesie.

Das Herz: Spitzenstoss im 5. Interstitium, in der Mammillarlinie. Dämpfung nach rechts 2 ^{cm} ausserhalb des rechten Sternalrandes, nach links bis zur Mammillarlinie; die Töne rein.

Der Puls voll, etwas unregelmässig, bigeminus; Frequenz 60 pro Minute. Arteriendruck 250 ^{mm} Hg (Potain).

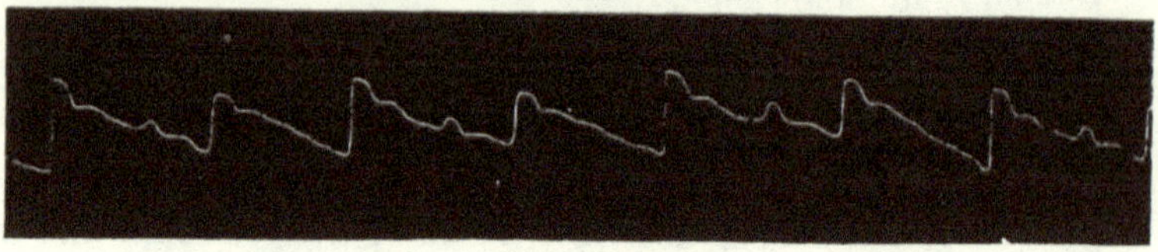

Fig. 19. Art. rad. dext., Arteriendruck 250 ^{mm} Hg.

Periphere Arterien rigid und gespannt.

Die Leber und die Milz nicht vergrössert.

Der Harn, spec. Gew. 1·021, kein Albumin.

Behandlung: KJ, Electricität, NaJ.

Die Motilität wurde gebessert, und die Herabsetzung der Sensibilität verschwand.

25. September 1894 durfte der Patient das Bett verlassen; die Herzthätigkeit wurde darnach unregelmässiger, und am 12. October wurde ein deutlicher Pulsus bigeminus beobachtet.

30. October 1894. Der Puls weniger unregelmässig, die Spannung in den Arterien nicht so gross. Harnmenge 1400—2200 ^{ccm}; kein Albumin im Harn. Der Patient befindet sich ziemlich gut.

7. November 1894. Der Patient wird heute bedeutend gebessert entlassen.

Fall 107. C. J. S., 60 Jahre alt, Verkäufer, Stockholm. Wurde am 18. März 1896 in das Seraphimerlazareth aufgenommen; am 29. Mai 1896 gestorben.

Arteriosclerosis, Tumor cerebri, Emphysema pulmonum.

Der Vater des Patienten an Apoplexie, die Mutter, 82 Jahre alt, an Altersschwäche gestorben. Der Patient ist immer gesund und kräftig gewesen; hat zu einem gewissen Grad Alkohol missbraucht; ist nicht syphilitisch inficirt gewesen. Vor einem Monat fing er an, an Schwäche in der linken Hand zu leiden; später Schwäche im linken Bein und der linken Gesichtshälfte.

Status am 21. März 1896: Leichte linksseitige Hemiparese.

Das Herz nicht vergrössert, der zweite Aortenton accentuirt.

Der Puls kräftig, sehr hart; Frequenz 60 pro Minute.

Arteriae radiales ziemlich rigid.

Die Lungen emphysematisch.

Die Bauchorgane ohne Anmerkung.

Der Harn enthält weder Eiweiss noch Zucker.

Behandlung: Electricität, KJ, Bismuth, Salipyrin, Gymnastik.

1. April 1896. Ein Krampfanfall mit Bewusstlosigkeit.

19. April 1896. Ein ähnlicher Anfall.

Später wurde eine Sensibilitätsverminderung auf der linken Seite constatirt. der Patient litt an Kopfschmerzen, der Zustand verschlechterte sich immer mehr, und der Patient starb am 29. Mai 1896.

Section am 1. Juni 1896 (Dr. Quensel). Die Gefässe der Hirnbasis verdickt, rigid; Tumor in der rechten Hirnhälfte. Das Herz etwas erweitert; die Musculatur zeigt in der rechten Kammer eine bedeutende Fettinfiltration; in der linken findet man zerstreute, kleine, gelbliche, fettdegenerirte Partien. Klappen und Mündungen gesund. In der Aorta bedeutende arteriosklerotische Veränderungen. Pleuropneumonia acuta sinistra. Die Leber und die Nieren ohne Veränderungen.

Fall 108. P. G. A., 61 Jahre alt, Maurer, Stockholm. Wurde am 29. März 1895 in das Seraphimerlazareth aufgenommen, am 2. Mai 1895 entlassen.

Arteriosclerosis, Cardiosclerosis, Nephritis chron. interstitialis, Hemiparesis dextra.

Im 48. Lebensjahre hatte der Patient ein starkes Trauma an der Brust; nach 2 Monaten vollständige Genesung. Hat im allgemeinen eine schwere Arbeit gehabt; seit seinem 22. Lebensjahre hat er Alkohol missbraucht; hat nicht an Lues gelitten. Während der letzten Jahre Athemnoth bei Treppensteigen, die Kräfte haben abgenommen, Kopfschmerzen. Am 21. März 1895 Stechen und Kriechen in der rechten Hand; während der nächstfolgenden Tage Schwäche im rechten Arme.

Status am 4. April 1895: Klagt über Schwäche im rechten Arme.

Das Herz nach rechts und links etwas vergrössert; die Töne rein, der zweite Aortenton verstärkt.

Der Puls regelmässig, voll, gespannt.

Arteriae radiales und brachiales gewunden und rigid.

Die Lungen: leichte Bronchitis.

Der Harn enthält eine Spur von Albumin, spez. Gew. 1·023; Epithelcylinder und grobkörnige Cylinder.

Der rechte Arm schwächer als der linke (10·7 bezw. 25·0).

Das rechte Bein beträchtlich schwächer als das linke; der Gang unsicher. Keine Sensibilitätsstörungen; die Sehnenreflexe bei den rechten Extremitäten gesteigert.

Behandlung: Milchdiät, KJ.

18. April 1895. Schwaches Nasenbluten.

30. April 1895. Auf der rechten Seite bedeutend kräftiger als vorher (rechte Hand 22·5, linke Hand 32·5); fortgesetzt eine Spur von Albumin.

2. Mai 1895 Der Patient wird fast genesen entlassen.

Fall 109. M. W., 63 Jahre alt, Inspector einer Holzhandlung, Stockholm. Wurde am 17. December 1894 in das Seraphimerlazareth aufgenommen, am 15. Mai 1895 entlassen.

Arteriosclerosis, Cardiosclerosis, Haemorrhagia cerebri, Hemianopsia sin.

Keine erblichen Krankheitsanlagen, Alkoholmissbrauch seit dem 19. Lebensjahre, während des letzten Jahres sehr beträchtlich; Tabak (Kauen) seit dem 20. Lebensjahre. Gesund bis 1889, als er die Influenza bekam; bald darnach leichte Parese im linken Arm und Bein; später Harndrang, Incontinenz, herabgesetztes Sehvermögen.

Status am 22. December 1894: Die allgemeine Hautfarbe blass, kein Oedem, leichter Schwindel.

Das Herz: der Spitzenstoss kräftig, hebend, im 5. Interstitium, 2·5 ^{cm} ausserhalb der linken Mammillarlinie; Dämpfung nach rechts, 1 ^{cm} ausserhalb des rechten Sternalrandes; Dämpfung über dem Manubrium sterni. Die Herztöne rein; der zweite Aortenton verstärkt.

Der Puls gross, gespannt, celer, gleichzeitig und gleich stark in den beiden Radiales, regelmässig.

Periphere Arterien bedeutend rigid, uneben, gewunden.

Die Leber nicht vergrössert.

Die Lungen zeigen Symptome von Emphysem.

Die Augen: linksseitige Hemianopsie; Augengrund beiderseits normal.

Das Nervensystem: Schwäche und schwankender Gang; lebhafte Sehnenreflexe.

Der Harn nicht ganz klar, sauer, enthält weder Albumin noch Zucker.

Behandlung: KJ, faradische Electricität, Massage.

Der Patient wurde allmählich gebessert, insbesondere wurde sein Gang bedeutend sicherer; am 15. Mai 1895 entlassen.

Fall 110. K. B., 64 Jahre alt, Fabrikarbeiter, Stockholm. Wurde am 26. Februar 1896 in das Seraphimerlazareth aufgenommen; am 21. Juli 1896 gestorben.

Arteriosclerosis, Aphasia, Hemiparesis dextra, Gangraena senilis pedis et anticruris dextr.

Der Vater im jungen Alter an unbekannter Krankheit gestorben, die Mutter erreichte ein hohes Alter. Alkoholmissbrauch soll im hohen Grade vorgekommen sein; unsicher, ob der Patient luetisch inficirt gewesen ist. Vor 16 Jahren bekam der Patient beim Heben einer schweren Last Schmerzen im Rücken und in den Beinen, wurde indess bald besser. Vor 4 Jahren wiederum Schmerzen im Rücken und in den Beinen, welche schwach wurden. Kurz vor Weihnachten 1895 Schwindel, Flimmern vor den Augen, reizbare Gemüthsstimmung. Am 24. Februar 1896 aphasische Symptome, Schwierigkeit beim Fixiren, Schwindel, Flimmern vor den Augen.

Status am 28. Februar 1895: Anfangende Gangrän im rechten Fuss, leichte motorische Aphasie, Schwäche in der rechten Seite.

Das Herz nicht vergrössert; an der Spitze zuweilen ein systolisches Geräusch. Der zweite Aortenton accentuirt, die Töne im allgemeinen schwach.

Der Puls klein, regelmässig.

Periphere Arterien rigid; Arteriae radiales rosenkranzähnlich.

Die Bauchorgane ohne Bemerkung.

Der Harn, spec. Gew. 1·022, enthält weder Eiweiss noch Zucker.

Die Gangrän im rechten Fuss verbreitete sich auf Dorsum pedis und die Ferse. Der Patient starb am 21. Juli 1896.

Section am 22. Juli 1896 (Dr. Quensel). Gangraena pedis et anticruris dextr., Pachymeningitis chron. externa ossificans, Leptomeningitis chronica. Apoplektische Cyste in den 2. und 3. Temporalwindungen der rechten Hemisphäre. Im linken Linsenkern eine hanfsamengrosse und im linken Thalamus eine fast erbsengrosse Cyste. Arteriosklerose in den Hirngefässen. Pneumonia acuta sinistra. Das Herz schlaff. Die Musculatur von etwa normaler Dicke. In der linken Kammer zahlreiche, grauweisse, fibröse, kleine unregelmässige Flecke oder Stränge. Aorten- und Mitralisklappen im leichten Grade diffus verdickt. In den Coronararterien eine beträchtliche Arteriosklerose. Die Aorta zeigt stellenweisse gelbliche Verdickungen, unter welchen einige verkalkt sind.

c. Mit anstrengender Arbeit in der Anamnese.

Fall 111. E. A. O., 63 Jahre alt, Klempner, Stockholm. Wurde am 24. Februar 1896 in das Seraphimerlazareth aufgenommen; am 22. Mai 1896 gestorben.

Arteriosclerosis, Cardiosclerosis, Hemiparesis dextra, Nephritis chronica interstitialis, Retinitis albuminurica.

Beide Eltern im hohen Alter an Altersschwäche gestorben; eine Schwester leidet an einer Herzkrankheit. Die Arbeit des Patienten ist in seinen jungen Jahren sehr anstrengend, seit 1872 aber leichter gewesen; Alkoholmissbrauch wird verneint; der Patient ist nicht luetisch inficirt gewesen. Der Patient ist bis gegen das Ende der achtziger Jahre gesund gewesen; zu dieser Zeit hatte er Schwindelanfälle, 1890 Gürtelrose, litt darnach an Athemnoth und Herzklopfen bei Anstrengungen. Wurde im Jahre 1892 im Krankenhause Sabbatsberg wegen Enterocolitis acuta und Nephritis chronica behandelt; in demselben Jahre eine leichte Apoplexie, 1893 Athemnoth, Herzklopfen und wieder eine leichte Apoplexie. 1894 Entzündung im linken Auge; in der Augenpoliklinik des Seraphimerlazareths wurde Retinitis albuminurica oculorum amborum diagnosticirt; im Herbst desselben Jahres wieder eine Apoplexie; im Sommer 1895 schwere Athemnoth und Herzklopfen, im Herbst 1895 Schwäche im rechten Bein und rechten Arm.

Status Anfang März 1896: Schwere Athemnoth bei der geringsten Bewegung, rechtsseitige Hemiparese mit Herabsetzung der Sensibilität.

Das Herz: der Spitzenstoss gegen die 6. Rippe, 1 cm ausserhalb der Mammillarlinie; die Herzdämpfung nach rechts und links vergrössert; die Töne rein, der zweite Aortenton und der zweite Pulmonaliston accentuirt.

Der Puls hart, gespannt, regelmässig; Frequenz 84—110 Pulsationen in der Arteria subclavia sinistra pro Minute.

Periphere Arterien gewunden und rigid.

Die Bauchorgane ohne Bemerkung.

Das rechte Auge (das linke enucleirt): Netzhautblutungen, Retinitis albuminurica.

Der Harn enthält Albumin (1·5—3 pro Mille), spärliche Cylinder.

Das Blut: rothe Blutkörperchen 4 600 000; Hämoglobingehalt 55 Proc. (Fleischl).

Behandlung: KJ, Linctus pectoralis, NaJ.

23. März 1896. Unregelmässiger Puls, Schmerzen in der Herzgegend.

22. Mai 1896. Der Patient starb heute.

Section (Dr. Boheman). Pachymeningitis ossificans externa; Pachy- et Leptomeningitis chronica fibrosa. Die Hirngefässe arteriosklerotisch. Ein etwas mehr als erbsengrosser Erweichungsherd in dem linken oberen Theil der Hirnbrücke. Pericarditis serofibrinosa acuta; Dilatatio et Hypertrophia Cordis; Myocarditis chronica fibrosa; Arteriosclerosis Arteriarum coronar. Hydrothorax; Stasis et Oedema pulmonum; Infarct. Lienis; Nephritis chronica interstitialis (kein Amyioid); Stasis hepatis.

d. Ohne etwas Bemerkenswerthes in der Anamnese.

Fall 112. E. F., 64 Jahre alt, Wittwe, Stockholm. Wurde am 19. September 1894 in das Seraphimerlazareth aufgenommen; am 31. December 1894 gestorben.

Arteriosclerosis, Cardiosclerosis, Ramollitio Cerebri, Aphasia, Pleuritis exsudativa dextra, Peritonitis acuta.

In hereditärer Hinsicht nichts Bemerkenswerthes; Alkoholmissbrauch wird verneint. Die Patientin ist bis zum 15. Juli 1895 gesund gewesen; an diesem Tage erkrankte sie an Angina; nach einigen Tagen wiederhergestellt. Etwa eine Woche später, nach einer Anstrengung, schwere Athemnoth, welche später oft erschien. Am 17. September, während der Nacht, starke Schmerzen in der Herzgegend und schwere Athemnoth; der Anfall dauerte bis gegen den Morgen; später Husten mit reichlichem Expectorat.

Status am 24. September 1894: Grosse Athemnoth; Cyanose; leichter Husten.

Das Herz: die Herzgegend vorgewölbt, der Spitzenstoss im 5. Interstitium, 2—3 ^{cm} ausserhalb der Mammillarlinie; die Dämpfung rechts 4 ^{cm} ausserhalb des rechten Sternalrandes; die Herztöne schwach; keine Geräusche; die Herzthätigkeit unregelmässig.

Der Puls klein, ziemlich gespannt, sehr unregelmässig; Frequenz 100 pro Minute.

Periphere Arterien zeigen keine deutliche Arteriosklerose.

Die Leber vergrössert, im Epigastrium palpabel.

Die Lungen: rechtsseitiges pleuritisches Exsudat, lose Rasselgeräusche in beiden Lungen.

Der Harn sauer, spec. Gew. 1·014, enthält weder Eiweiss noch Zucker.

Behandlung: Oleum Ricini, Milch, Digitalin.

27. September 1894. Apoplektischer Anfall mit rechtsseitiger Hemiplegie und motorischer Aphasie; Unfähigkeit zu schreiben.

9. November 1894. Die aphasischen Symptome und die Motilität verbessert; Oedem in den Unterschenkeln; Albumin und Cylinder im Harn.

14. December 1894. Schwere Athemnoth, schwere Schmerzen hinter dem Sternum.

26. December 1894. Ein neuer apoplektischer Anfall; der Mund wurde nach rechts hin gezogen; keine Lähmung, die Patientin konnte nach einer Stunde sprechen.

31. December 1894. Die Patientin starb heute an einer neuen Apoplexie.

Section am 2. Januar 1895 (Dr. Quensel). Arteriae vertebrales zeigen in ihrer Wand zerstreute Verdickungen, A. Carotis dextra ist weit und klaffend. In der Arteria fossae Sylvii dextra zerstreute, weissliche Verdickungen der Wand. Art. carotis sinistra hat die Wand deutlich verdickt. Im Verlauf der linken Arteria fossae Sylvii kleinere, zerstreute Verdickungen. Ein fast bohnengrosser Erweichungsherd in der rechten Hemisphäre, nahe der grauen Substanz im hinteren Theile der 3. Frontalwindung. In der linken Hirnhälfte eine deutliche, gelbliche Missfärbung und Erweichung sowohl der Rinden- als der Marksubstanz im oberen und hinteren Theile der ersten Temporalwindung in einer Ausdehnung von etwa der Grösse einer spanischen Nuss. Peritonitis acuta fibrinosa. Pericarditis fibrinosa. Das Herz vergrössert, die Papillarmuskeln der linken Kammer zeigen am Schnittrande zahlreiche, grauweisse Flecke. In der Wand der Coronararterien gelbweisse Verdickungen, an einigen Stellen von bedeutender Grösse; nur eine unbedeutende Verdickung der Aorten- und der Mitralisklappen, sonst keine Verdickungen in den Klappen oder Oeffnungen. Embolie in der Arteria mesenterica, hämorrhagische Infiltration im Dünn- und Dickdarm.

Fall 113. Anna O., 65 Jahre alt, Wäscherin, Stockholm. Wurde am 13. October 1894 in das Seraphimerlazareth aufgenommen; am 13. Februar 1895 gestorben.

Arteriosclerosis, Cardiosclerosis, Hemiparesis sinistra.

Gesund bis vor 3—4 Jahren, zu welcher Zeit sie an Kopfschmerzen und Ohnmachtsgefühl zu leiden anfing. Am 11. August 1894 eine leichte Apoplexie; 28. August, 30. August und 6. October 1894 ähnliche Anfälle; die Patientin musste sich zu Bett legen.

Status am 15. October 1894: Die Lippen leicht cyanotisch, linksseitige Hemiparese.

Das Herz: leichte Vorwölbung; der Spitzenstoss im 6. Interstitium, ein paar Centimeter ausserhalb der Mammillarlinie; die Herzdämpfung bis zum rechten Sternalrande; kein Geräusch; der zweite Ton verstärkt.

Der Puls regelmässig; Frequenz 74—76 pro Minute.

Arteriae radiales fühlen sich als rigide Stränge an.

Die Leber nicht palpabel.

Der Harn, spec. Gew. 1·025, Spuren von Albumin, keine Cylinder.

Behandlung: Milchdiät, NaJ.

28. October 1894. Ein weiches, systolisches Geräusch über der Herzspitze.

9. November 1894. Die Herzdämpfung nach rechts beträchtlich vergrössert; starkes, systolisches Geräusch an der Spitze; der zweite Aortenton verstärkt. Ord.: Digitalis.

14. November 1894. Nach Digitalis ist das Geräusch verschwunden, die Herzthätigkeit regelmässig.

26. November 1894. Das systolische Geräusch tritt wieder auf.

14. December 1894. Starkes systolisches Geräusch. Ord.: Digitalis.

Der Zustand der Patientin verschlechterte sich, in den Beinen erschienen Phlebiten. Am 10. Februar 1895 eine leichte Apoplexie mit linksseitiger Hemiparese.

13. Februar 1895. Die Patientin starb heute.

Keine Section.

Fall 114. E. G. Ö, 65 Jahre alt, ehemaliger Lotse, Djurhamn. Wurde am 8. April 1895 in das Seraphimerlazareth aufgenommen, am 29. April 1895 entlassen.

Arteriosclerosis, Cardiosclerosis, Hemiparesis dextra.

Der Patient hat Alkohol missbraucht, ist nicht luetisch inficirt gewesen. Sein ganzes Leben lang gesund, fing er im Herbst 1894 an, Müdigkeit und Athemnoth zu fühlen; im März 1895 Schwäche im rechten Bein und Arm.

Status am 18. April 1895: Leichte Schmerzen hier und da im Körper.

Das Herz nach links vergrössert, systolisches Fremissement und Geräusch an der Spitze; der zweite Aortenton scharf accentuirt.

Der Puls hart, regelmässig und kräftig; Frequenz 84 pro Minute.

Arteriae radiales et temporales gewunden und rigid.

Der Harn, spec. Gew. 1·014, Menge normal, enthält Albumin, 0.75 pro Mille.

Leichte rechtsseitige Hemiparese.

Behandlung: NaJ.

Die Motilität besserte sich bald, das systolische Fremissement und das Geräusch an der Herzspitze verschwanden.

29. April 1895. Der Patient wird als beträchtlich gebessert entlassen.

Fall 115. A. S., 66 Jahre alt, ehemaliger Schullehrer, Stockholm. Wurde am 15. September 1895 in das Seraphimerlazareth aufgenommen; am 19. September 1895 gestorben.

Arteriosclerosis, Cardiosclerosis, Aortitis chronica, Dilatatio Aortae, Nephritis chronica.

Der Patient ist fast während seines ganzen Lebens gesund gewesen; während der letzteren Jahre hat er über Athemnoth und Schwindelgefühl geklagt, in der allerletzten Zeit hat das Gedächtniss abgenommen, und eine gewisse Stumpfheit ist eingetreten. Er wurde vom 19. Juni bis 10. Juli 1895 unter der Diagnose Arteriosclerosis, Cardiosclerosis, Nephritis chronica interstitialis, Haematuria im Seraphimerlazareth behandelt. Bei der Aufnahme enthielt der Harn Blut und Blutcylinder. Allmählich verschwand das Blut. Hyaline Cylinder. Das Herz nach rechts und links vergrössert, die Herzthätigkeit unregelmässig, systolisches Geräusch, am stärksten über der Aorta; Aorta dilatirt; periphere Arterien rigid.

Status am 18. September 1895: Der Patient ist stumpf und kann keine Aufklärungen geben.

Das Herz nach rechts und links vergrössert, ein systolisches Geräusch, am stärksten über der Aorta, der zweite Aortenton verstärkt, Dämpfung im 1. und 2. Interstitium rechts vom Sternum.

Der Puls regelmässig, voll, Frequenz 80 pro Minute.

Periphere Arterien rigid und gewunden.

Der Harn enthält Eiweiss und Cylinder verschiedener Art.

Der Patient starb am 19. September 1895.

Section am 23. September 1895 (Dr. Quensel). Pachymeningitis haemorrhagica interna, Arteriosclerosis in den Hirngefässen, Thrombose in der Arteria vertebralis sin., Hämorrhagia pontis. Pericarditis chronica adhaesiva. Das Herz sowohl in Längs- als in Querrichtung, besonders die linke Hälfte vergrössert. Die Wände beider Kammern beträchtlich verdickt, auch die Papillarmuskeln hypertrophisch; in diesen zahlreiche, kleinere, grauweisse, fibröse Flecke; auch in der vorderen Wand der linken Kammer zahlreiche grauweisse Flecke, Stränge und Streifen. In den Coronargefässen bedeutende Arteriosklerose; ihre Wände sind stark verdickt und hochgradig kalkincrustirt. Die Aortenklappen sind diffus verdickt; eine starke Verdickung in den Zipfeln der Mitralisklappe, welche ringförmig zusammengewachsen sind (Stenose) und Kalkablagerungen in den verdickten Partien darbieten. Die Aorta ist sehr weit, hat überall bedeutende arteriosklerotische Verdickungen, oft mit Kalkablagerungen; bei der Wasserprobe sinkt die Wassersäule, wenn auch nur langsam. Beide Nieren sind kleiner als normal und zeigen eine chronische interstitielle Nephritis uud Amyloiddegeneration.

Die rechte Niere ist 11 cm lang und 4·5—5 cm breit; die Oberfläche ist uneben, höckerig von grösseren oder kleineren Erhebungen; beim Ablösen der Kapsel öffnete sich eine Cyste; die Kapsel liess sich leicht ablösen. Die linke Niere ist 9 cm lang und 5 cm breit, ihre Oberfläche wie die der rechten Niere: auch hier eine Cyste. Der Schnittrand scharf, die Rindensubstanz viel schmäler als normal, ohne Zeichnung, gräulich, etwas durchscheinend, nicht getrübt, kleinere Cystenbildungen. Die Gefässknäuel dem unbewaffneten Auge sichtbar. Starke Amyloidreaction.

Fall 116. P. A. A. H., 68 Jahre alt, ehemaliger Unterofficier in der Marine, Stockholm. Wurde am 4. März 1895 in das Seraphimerlazareth aufgenommen, am 15. Mai 1895 entlassen.

Arteriosclerosis, Ramollitio cerebri, Chorioretinitis.

Die erblichen Verhältnisse ohne Interesse; Alkoholmissbrauch wird verneint. Im etwa 28. Lebensjahre einen Schanker, der schnell geheilt und von keinen secundären Symptomen begleitet wurde. Nach dem 50. Lebensjahre Kopfschmerzen, Schwindel; im etwa 58. Lebensjahre bald vorübergehende Schwäche in den Beinen. Vor 3—4 Jahren Schwäche im linken Bein mit Zittern; im folgenden Jahre dieselben Symptome im rechten Bein. Während der letzten Zeit hat das Gedächtniss merkbar abgenommen.

Status am 11. März 1895: Kein Oedem oder Ascites.

Das Herz nach links ein wenig vergrössert; der zweite Aortenton und der zweite Pulmonaliston etwas accentuirt; kein Geräusch.

Der Puls regelmässig; Frequenz 76 pro Minute.

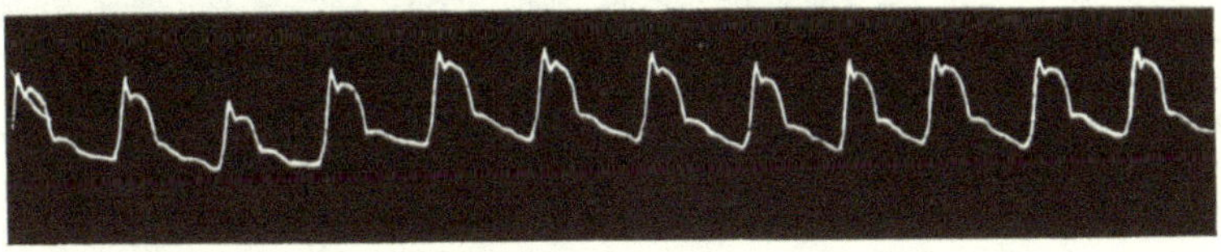

Fig. 20. Art. rad. dextra.

Periphere Arterien und insbesondere die rechte A. brachialis rigid.

Das Nervensystem: die Motilität an beiden Körperhälften herabgesetzt, keine deutlichen Sensibilitätsstörungen; die Reflexe gesteigert.

Der Harn: spec. Gew. 1·025, die Menge vermindert; enthält eine Spur von Albumin, hyaline und feinkörnige Cylinder.

Die Augen: Glasköpertrübungen, leichte Atrophie der Papille, Chorioretinitis — in beiden Augen dieselben Veränderungen. — Die Gesichtsfelder beschränkt.

Behandlung: KJ.

15. Mai 1895. Der Patient wird als gebessert entlassen.

Fall 117. J. V., 73 Jahre alt, Schuhmacher, Stockholm. Wurde am 21. Mai 1895 in das Seraphimerlazareth aufgenommen, am 16. Juni 1895 entlassen.

Arteriosclerosis, Haemorrhagia cerebri, Hemiparesis dextra.

Der Patient hat weder Alkohol noch Tabak missbraucht, auch nicht Syphilis gehabt. Im allgemeinen gesund bis März 1895, zu welcher Zeit er heftige Schmerzen in der rechten Hälfte des Oberkiefers bekam, was bewirkte, dass er während der Nächte nicht liegen konnte. Als er während der Nacht zwischen dem 18. und 19. Mai aufstand und sich ankleiden wollte, bemerkte er, dass die rechte Hand und bald darauf auch der rechte Fuss leistungsunfähig wurde.

Status am 26. Mai 1895: Der Patient klagt über Kopfschmerzen, leichte Parese in den Streckmuskeln der rechten Hand und des rechten Fusses. Die Sehnenreflexe auf der rechten Seite verstärkt.

Das Herz: die Spitze im 5. Interstitium, in der Mammillarlinie; die Töne rein.

Der Puls regelmässig, Frequenz 74 pro Minute.

Periphere Arterien sklerotisch.

Der Harn, spec. Gew. 1·020, enthält keine pathologischen Bestandtheile.

Behandlung: KJ.

Während des Aufenthaltes im Krankenhause ging die Parese wesentlich zurück, und der Patient wurde am 16. Juni 1895 entlassen.

Fall 118. K. E., 77 Jahre alt, unverheirathet, ehemalige Haushälterin. Wurde am 6. November 1894 in das Seraphimerlazareth aufgenommen, am 7. Januar 1895 entlassen.

Arteriosclerosis, Hemiplegia dextra.

Die Eltern der Patientin starben in hohem Alter an unbekannter Krankheit; vor 15 Jahren litt die Patientin an Beschwerden bei der Harnentleerung; vor 2 Jahren eine Gehirnapoplexie mit Lähmung der rechten Seite; der Zustand wurde allmählich verbessert, so dass die Patientin das Bett verlassen konnte. Vor etwa 12 Tagen eine neue Apoplexie mit Lähmung des rechten Armes. Die Patientin hat Alkohol nicht missbraucht und nicht an Syphilis gelitten.

Status, Mitte November 1894: Narben nach varicösen Geschwüren, Parese im rechten Arm und im unteren Facialisgebiet; die Beweglichkeit der unteren Extremitäten beiderseits gleich gross.

Das Herz und übrige innere Organe ohne nachweisbare Veränderungen.

Arteriae radiales rigid.

Der Harn trübe, nach Filtriren kein Albumin.

Behandlung: KJ, Electricität.

Fall 119. Karin E., 77 Jahre alt, Stockholm. Wurde am 17. April 1895 in das Seraphimerlazareth aufgenommen; am 4. Mai 1895 gestorben.

Arteriosclerosis, Cardiosclerosis, Ramollitio cerebri.

Alkoholmissbrauch und Lues werden verneint. Gesund bis October 1890, zu welcher Zeit sie eine linksseitige Pneumonie bekam. Am 18. November 1890 Einschlafen der linken Hand und bald der ganzen linken Körperhälfte; 21. November Hemiparese. Die Patientin wurde damals im Seraphimerlazareth unter der Diagnose Myocarditis und Hemiparesis sin. behandelt; wurde gebessert entlassen. Am 11. April 1895 wurde beobachtet, dass der rechte Arm plötzlich schwächer wurde; am 16. April zeigten sich Sprachstörungen.

Status am 29. April 1895: Ernährungszustand und Musculatur gut; Sensorium getrübt; fast vollständige motorische Aphasie; rechtsseitige Hemiplegie.

Das Herz vergrössert nach rechts und links; die Töne rein.

Der Puls schwach, unregelmässig.

Periphere Arterien rigid.

30. April 1895. Bluthaltiges Erbrechen.

4. Mai 1895. Der Zustand der Patientin wurde plötzlich schlimmer; Tod.

Section am 6. Mai 1896. Gelblicher Erweichungsherd in den Centralwindungen der linken Hemisphäre. Die Hirnarterien stark atheromatös. Das Herz vergrössert, zeigt braune Atrophie und Fettdegeneration; die freien Ränder der Klappen etwas verdickt; Aorta und Coronararterien stark atheromatös; Infarct im unteren Lappen der linken Lunge. Die Magenschleimhaut atrophisch, graublass. Die Nieren etwas schwellend.

Gruppe VII.

Fälle von Arteriosclerose mit Cancer.

a. Mit anstrengender Arbeit in der Anamnese.

Fall 120. G. A. O., 57 Jahre alt, Schmied, Insel Wermdö. Wurde am 4. September 1896 in das Seraphimerlazareth aufgenommen, am 5. Januar 1897 gestorben.

Arteriosclerosis, Cancer ventriculi et hepatis et peritonei, Pleuritis sinistra cancerosa.

Die Eltern des Patienten in hohem Alter gestorben. Der Patient ist im allgemeinen gesund gewesen, hatte als Kind die Pocken, im 18. Lebensjahre rheumatische Schmerzen, im 22. Lebensjahre schwere Malaria und auch später Anfälle dieser Krankheit. Alkoholmissbrauch und Lues werden verneint. Vor 2 Jahren dyspeptische Symptome, später Schmerzen im Magen. Als Schmied hat er immer anstrengende Arbeit gehabt und ist Erkältungen ausgesetzt gewesen. Vor 3 Monaten fing der Bauch an anzuschwellen, Athemnoth bei Bewegungen.

Status, Mitte September 1896: Der Patient etwas abgemagert.

Das Herz nicht nachweisbar vergrössert, die Herzthätigkeit regelmässig, ein schwaches systolisches Geräusch über dem ganzen Herzen; über der Mitte des Sternum ein systolisches Reibegeräusch; die Geräusche verschwinden bei tiefer Inspiration. Der zweite Aortenton accentuirt.

Der Puls regelmässig; Frequenz 80 pro Minute.

Periphere Arterien rigid und gewunden.

Das Blut: Hämoglobingehalt 55 Procent (Fleischl), rothe Blutkörperchen 3 000 000.

Die Lungen: Dämpfung über den hinteren unteren Theilen; geschwächtes Respirationsgeräusch, links schwächer als rechts.

Der Bauch enthält freie Flüssigkeit; nach Punction wurde eine Geschwulst palpirt, die als der untere Theil der Leber erschien.

Im Magensaft keine Salzsäure, wohl aber Milchsäure.

Der Harn: Menge geringer als normal; weder Eiweiss noch Zucker.

1. October 1896. Aus dem Bauch wurden 8 Liter Flüssigkeit durch Punction entleert (Albumingehalt 5·2 Procent).

25. October 1896. Zweite Punction, 7 Liter (Albumingehalt 3·5 Procent).

18. November 1896. Dritte Punction, 7 Liter.

5. Januar 1897. Der Patient starb heute.

Section am 8. Januar 1897 (Dr. Quensel). Cancer ventriculi + Cancer secund. hepatis + Peritonitis et Pleuritis sin. carcinomatosa. Am Pericardium viscerale, auf der vorderen Oberfläche der rechten Kammer einige grauweisse Verdickungen, sonst keine Veränderungen. Das Herz von gewöhnlicher Grösse, in der Musculatur einige grössere und zerstreute kleinere Herde, welche aus einem festen, grauweissen, schwieligen Bindegewebe bestehen. An den freien Rändern der Aortenklappen gräuliche, feste Excrescenzen, welche hahnenkammähnliche Erhebungen bilden. Auf der Innenseite der Klappen in den Sinus valsalvae zerstreute, feste, kalkincrustirte Verdickungen; auf der Mitralisklappe an verschiedenen Stellen der freien Ränder Excrescenzen, denjenigen an den Aortenklappen ähnlich. In den Coronararterien an verschiedenen Stellen gelbliche, zum Theil kalkincrustirte Verdickungen in der Wand. In der Aorta zerstreute, gelbliche, im allgemeinen nicht kalkincrustirte, kleine Verdickungen in der Wand. Im Isthmus aortae an einem etwa 1 cm breiten Ring bedeutende arteriosklerotische Veränderungen mit Verdickung, gelbliche Missfärbung und Kalkincrustation. Die Nieren etwas blutreich, zeigen sonst keine Veränderungen.

Fall 121. P. B., 60 Jahre alt, Frau, Stockholm. Wurde am 11. Mai 1895 in das Seraphimerlazareth aufgenommen; am 4. Juni 1895 gestorben.

Arteriosclerosis, Cancer hepatis, Cholelithiasis, Peritonitis purulenta.

Die Patientin hat in ihrer Jugend sehr streng gearbeitet; die Kleidung und die Kost sind kaum genügend gewesen; Alkoholmissbrauch wird verneint. Sie hat Malaria, Masern und Pocken durchgemacht. Während der letzten 30 Jahre hat sie an Muskel- und Gelenkrheumatismus sehr gelitten. Vor 6 bis 7 Jahren während ein paar Jahren wiederholte Anfälle von Schwindel und Erbrechen. Während des letzten Winters traten Appetitlosigkeit und Abmagerung auf; März 1895 heftige Schmerzen und Empfindlichkeit in der rechten Seite des Bauches, besonders in der Lebergegend.

Status am 16. Mai 1895: Die Hautfarbe blass, Ernährungszustand schlecht, die Sclerae schwach gelblich; Erbrechen.

Das Herz: der Spitzenstoss im 5. Interstitium, etwas ausserhalb der Mammillarlinie; die Dämpfung 1·5 ^{cm} ausserhalb des rechten Sternalrandes; die Töne rein; der zweite Aortenton accentuirt, klingend.

Der Puls klein, regelmässig, weich.

Periphere Arterien sehr rigid.

Die Leber wesentlich vergrössert, hart und höckerig.

Das Blut: rothe Blutkörperchen 4 300 000; Hämoglobingehalt 65 Proc. (Fleischl).

Der Ventrikel dilatirt; keine palpable Geschwulst; der Magensaft ganz wirkungslos; keine Milchsäure.

Der Harn, spec. Gewicht 1·028, enthält weder Zucker noch Eiweiss oder Gallenfarbstoffe.

Der Zustand der Patientin verschlechterte sich, und sie starb am 4. Juni 1895.

Section. Cancer in der Gallenblase und Leber; etwa 20 facettirte Gallensteine. Perforation des Duodenums, welche in die Lebergeschwulst führte; Perforationsperitonitis. Das Herz von normaler Grösse, schlaff; Klappen und Oeffnungen gesund; die Musculatur dünn mit kleinen, rein gelben Flecken; die Intima der Coronargefässe verdickt ohne deutliche arteriosklerotische Flecke.

b. Ohne etwas Bemerkenswerthes in der Anamnese.

Fall 122. C. E. A., 68 Jahre alt, Gärtner, Boo. Wurde am 27. December 1895 in das Seraphimerlazareth aufgenommen; am 12. Januar 1896 gestorben.

Arteriosclerosis, Cardiosclerosis, Cancer prostatae c. metastas.

Der Patient hat seit mehreren Jahren an Husten und Athemnoth sowie rheumatischen Schmerzen gelitten; vor 10 Jahren wurde er im Krankenhause wegen Cystitis und Harnretention behandelt; seitdem ist er gezwungen gewesen, sich zu catheterisiren. December 1895 schwererer Husten und Oedem im rechten Bein und im Scrotum.

Status am 6. Januar 1896: Angestrengte Athmung, Oedem im rechten Bein und im Scrotum.

Das Herz nach rechts etwas vergrössert; die Töne rein.

Der Puls regelmässig, Frequenz 80 pro Minute.

Periphere Arterien rigid und höckerig.

Die Lungen: ausgebreitete Geräusche und Rhonchi, Dämpfung über dem hinteren, unteren Theil der rechten Lunge.

Der Harn enthält Albumin, ist alkalisch, übelriechend.

Die Prostata beträchtlich vergrössert.

Die letzten Tage stieg die Körpertemperatur des Patienten an, und er starb am 12. Januar 1896.

Section am 13. Januar 1896. Cancer prostatae mit Metastasen in den Lungen, den bronchialen und retroperitonealen Lymphdrüsen, in den Nieren, in den Samenbläschen, in der Dura mater und der Pleura. Das Herz in transversaler Richtung vergrössert, seine Musculatur von gewöhnlicher Dicke, sklerotische

Flecke im Herzfleisch, arteriosklerotische Veränderungen in den Coronararterien. An der Mitralisklappe circumscripte, gelbliche Verdickungen; Klappen und Mündungen sonst ohne Bemerkung.

Fall 123. G. P., 69 Jahre alt, Arbeiter, Stockholm. Wurde am 26. Juni 1895 in das Seraphimerlazareth aufgenommen; am 19. September 1895 gestorben.

Arteriosclerosis, Cancer pylori, Dilatatio ventriculi.

Der Patient hat Alkohol nicht missbraucht, hat nicht Syphilis gehabt. Während der letzten Jahre Athemnoth und ziemlich starker Husten. Sein Gang ist lange wegen Schwindel schwankend gewesen, der Patient hat aber keine dyspeptischen Symptome gehabt. Mitte Juni 1895 bekam er plötzlich Schwindel und Diarrhöe nebst Erbrechen.

Status am 29. Juni 1895: Der Patient fühlt sich matt, die Hautfarbe blass.

Das Herz: keine nachweisbare Vergrösserung, die Töne rein, der zweite Ton an der Basis accentuirt.

Der Puls regelmässig, kräftig; Frequenz 72 pro Minute.

Arteriae radiales in hohem Grade sklerotisch (perlenbandähnlich).

Die Lungen zeigen Symptome von Emphysem und Bronchitis.

Der Bauch: Resistenz im Epigastrium, keine deutliche Geschwulst.

Die Lymphdrüsen in den Leisten geschwollen.

Der Harn, spec. Gew. 1·022, enthält kein Albumin.

Der Ventrikel dilatirt, der Magensaft enthält weder Salzsäure noch Labenzym.

Das Blut: rothe Blutkörperchen 3 650 000; Hämoglobingehalt 25 Procent (Fleischl).

Der Patient wurde während seines Aufenthaltes im Lazarath immer mehr kachektisch, die Resistenz im Epigastrium wurde immer deutlicher, endlich erschien dunkles, grünliches Erbrechen, und der Patient starb am 19. September 1895.

Section am 23. September 1895. Das Herz zeigte braune Atrophie und einige Fettdegeneration; Klappen und Mündungen gesund; Aorta und die Arterien im allgemeinen zeigen sklerotische Veränderungen. Ringförmiger Pyloruscancer mit Stenose. Der Magen dilatirt, kleinere Cancermetastasen im Peritoneum und in der Milzpulpe.

Fall 124. E. E., 69 Jahre alt, ehemaliger Droschkenkutscher, Stockholm. Wurde am 17. October 1895 in das Seraphimerlazareth aufgenommen; am 17. December 1895 gestorben.

Arteriosclerosis, Aortitis chronica (Insufficientia valv. Aortae), Cancer hepatis, Cholelithiasis.

Der Patient verneint Alkoholmissbrauch und Lues, hat nie an Gelenkrheumatismus gelitten. September 1895 fing der Bauch an anzuschwellen; Athemnoth und Schmerzen in der Herzgegend.

Status am 13. November 1895: Haut und Schleimhäute icterisch gefärbt; etwas Herzklopfen.

Das Herz nach links vergrössert; die Spitze im 5. Interstitium, 3^{cm} ausserhalb der Mammillarlinie. Systolisches und diastolisches Geräusch, am stärksten über der Aorta.

Der Puls regelmässig, kräftig, hart, celer.

Periphere Arterien rigid und gewunden; systolischer Ton.

Die Leber vergrössert, palpabel.

Der Bauch ist durch Ascitesflüssigkeit stark gespannt.

Der Harn enthält eine Spur von Albumin, keine Cylinder.

Behandlung: Diuretin, Digitalis, Infusum Adonis.

21. November 1895. 3 Liter blutige Ascitesflüssigkeit wurden durch Punction entleert; spec. Gew. 1·014.

17. December 1895. Der Patient starb heute.

Section. Sklerotische Veränderungen in den Hirngefässen; Hypertrophie insbesondere der linken Herzkammer; in der Herzmusculatur grössere und kleinere grauweisse Flecke; die Aortenklappen retrahirt und kalkinfiltrirt; auch die Segel der Mitralisklappe verdickt und verkalkt; Aorta dilatirt, zeigt endarteriitische Veränderungen mit kalkincrustirten und nekrotischen Partien; Arteriae coronariae sklerosirt, kalkumwandelt, rigid, an gewissen Stellen verengt, an anderen erweitert. Cancer hepatis, Thrombosis cancerosa venae portae, Cholelithiasis; die Nieren klein, fest.

D. Bemerkungen zur Casuistik.

I. Aetiologie.

Wenn wir das jetzt mitgetheilte Material in Bezug auf die anamnestischen Angaben durchmustern, um daraus eine Vorstellung von den bei der Entwicklung der sklerotischen Processe vorzugsweise wirksamen ätiologischen Momenten zu gewinnen, so begegnen wie sehr grossen Schwierigkeiten, wenn es gilt, die Bedeutung der einzelnen hierbei in Frage kommenden Factoren festzustellen.

In erster Linie ist es klar, dass die Angaben lange nicht vollständig sein können: Umstände, welche eine besondere Bedeutung haben können, sind von den Kranken nicht beobachtet worden, oder werden von ihnen nicht anerkannt, auch wenn sie darüber direct befragt werden. Vor allem gilt dies vom Alkoholmissbrauch und von der luetischen Infection, wenigstens in Bezug auf die Clientel, welche in unseren Krankenhäusern Aufnahme findet. Die Privatpatienten dürften dagegen im allgemeinen besser über ihr Leben berichten und dem Arzte zuverlässigere Angaben geben können. Ferner ist es auch sehr gewöhnlich, dass man bei einem und demselben Patienten nicht einen einzelnen, sondern mehrere derjenigen Factoren vorfindet, welche in ätiologischer Hinsicht als bedeutungsvoll angesehen werden können, wodurch natürlich eine gewisse Unsicherheit in Betreff der Stellung des speciellen Falles entsteht.

Ein Factor, dem ohne Zweifel in der Aetiologie der Arteriosklerose eine grosse Bedeutung beigelegt werden muss, nämlich die Erblichkeit, ist im allgemeinen schwer festzustellen. Die Krankenhauspatienten geben in der Regel nur sehr dürftige Aufschlüsse über ihre hereditären Verhältnisse. Auch die Privatpatienten haben in dieser Hinsicht nicht viel mitzutheilen. Die genaueste Kenntniss der Familienverhältinsse gewinnt man selbstverständlich durch eine vieljährige persönliche Berührung mit Mitgliedern aus mehreren Generationen derselben Familie; es ist aber leicht einzusehen, dass eine derartige Kenntniss nur nach Decennien erworben werden und sich nur auf eine geringe Zahl von Familien erstrecken kann.

Die anamnestischen Angaben müssen also sehr mangelhaft sein, bei mehreren Fällen sind ganz gewiss ätiologische Momente vorgekommen, die nicht erwähnt worden sind. Dagegen dürften die positiven Angaben vollkommen zuverlässig sein.

Nach diesen allgemeinen Bemerkungen werde ich die mitgetheilte Casuistik in ätiologischer Hinsicht näher erörtern.

1. Geschlecht und Alter.

Unter meinen 124 Fällen waren 98 Männer und 26 Frauen; also betragen jene 79 Procent, diese 21 Procent der Gesammtzahl.

Wenn die Patienten auf verschiedene Altersklassen vertheilt werden, so finden wir:

im Alter zwischen 21—30 Jahren 1 Mann; zwischen 31—40 Jahren 8 Männer und 2 Frauen; zwischen 41—50 Jahren 24 Männer und 4 Frauen; zwischen 51—60 Jahren 31 Männer und 10 Frauen, zwischen 61—70 Jahren 28 Männer und 6 Frauen, zwischen 71—80 Jahren 6 Männer und 4 Frauen, oder in den verschiedenen Altersklassen in Procent bezw. 0·8, 8·0, 22·5, 33·0, 27·4, 8·0. Hieraus folgt, dass etwas mehr als die Hälfte sämmtlicher Patienten sich im Alter zwischen 41 und 60 Jahren, sowie etwas mehr als ein Viertel derselben sich im Alter zwischen 61 und 70 Jahren befanden; in jedem der beiden Jahrzente 31—40 und 71—80 finden sich 8 Proc. sämmtlicher Fälle vor. Mit Ausnahme eines einzigen Falles waren alle Patienten älter als 30 Jahre.

2. Syphilis.

Auf Grund der anamnestischen Angaben und auf Grund der Sectionserscheinungen konnte bei 25 Fällen, 22 Männern und 3 Frauen, eine syphilitische Infection angenommen werden. Indess ist es nicht unwahrscheinlich, dass Syphilis auch in einigen der übrigen Fälle vorgekommen ist. Die Zahl der syphilitisch inficirten Individuen ist nicht gering und beträgt ein Fünftel der Gesammtzahl. In 12 Fällen war Syphilis der einzige bedeutungsvollere ätiologische Factor. Syphilis und Alkoholmissbrauch sind in 4 Fällen angegeben, Syphilis, Alkoholmissbrauch und Fettleibigkeit in 3 Fällen, Syphilis, Alkoholmissbrauch und chronischer Rheumatismus in 2 Fällen, Syphilis, Alkohol- und Tabaksmissbrauch in 1 Fall, Syphilis, Gicht oder chronischer Rheumatismus und Fettleibigkeit in 2 Fällen, Syphilis und hereditäre Anlage zu Arteriosklerose in 1 Fall.

3. Alkoholmissbrauch.

Missbrauch von Alkohol in der einen oder anderen Form ohne syphilitische Infection ist in 31 Fällen, bei 29 Männern und 2 Frauen, vorgekommen. Ohne etwas Bemerkenswerthes in der Anamnese fand sich Alkoholmissbrauch in 11 Fällen vor; Alkoholmissbrauch und chronischer Rheumatismus in 6 Fällen; Alkoholmissbrauch, chronischer Rheumatismus und Infectionskrankheiten in 1 Fall; Alkoholmissbrauch und anstrengende Arbeit in 3 Fällen; Alkoholmissbrauch, anstrengende Arbeit und chronischer Rheumatismus in 2 Fällen; Alkoholmissbrauch, anstrengende Arbeit und Infectionskrankheiten in 1 Fall; Alkoholmissbrauch, anstrengende Arbeit und Fettleibigkeit in 1 Fall. Alkohol- und Tabaksmissbrauch wird in 3 Fällen erwähnt; Alkoholmissbrauch und Infectionskrankheit in 2 Fällen, Alkoholmissbrauch und Fettleibigkeit in 1 Fall. Unter den syphilitisch inficirten fanden sich ausserdem 10 Fälle, bei welchen Alkoholmissbrauch vorkam. Im ganzen ist also bei 41 Fällen Alkoholmissbrauch erwähnt worden.

4. Anstrengende Arbeit

ohne syphilitische Infection oder Alkoholmissbrauch kam in 16 Fällen vor. In 15 Fällen betraf es eine anstrengende körperliche Arbeit, in 1 Fall eine beträchtliche geistige Arbeit. Es ist bemerkenswerth, dass unter den 15 Patienten mit anstrengender körperlicher Arbeit nicht weniger als 9 Frauen vorkamen. In 7 Fällen fand sich die anstrengende körperliche Arbeit als einziges bemerkenswerthes ätiologisches Moment vor; in 3 Fällen anstrengende Arbeit nebst chronischem Rheumatismus; in 3 Fällen anstrengende Arbeit nebst verschiedenen Infectionskrankheiten; in 2 Fällen anstrengende Arbeit und schlechte hygienische Verhältnisse. Ausserdem kommen 7 Fälle mit anstrengender Arbeit unter denen vor, welche Alkohol missbraucht hatten. Anstrengende Arbeit findet sich also im ganzen in 23 Fällen vor.

5. Fettleibigkeit.

Eine bedeutendere Fettleibigkeit ohne die schon besprochenen ätiologischen Momente kam in 9 Fällen, bei 7 Männern und 2 Frauen, vor. In einem dieser Fälle hatten auch wiederholte Anfälle von Nierensteinkolik stattgefunden. Ausserdem kam Fettleibigkeit nebst Syphilis und Alkoholmissbrauch in 3 Fällen, nebst Alkoholmissbrauch in 1 Fall sowie nebst anstrengender Arbeit und Alkoholmissbrauch in 1 Fall vor. Die Fettleibigkeit ist also insgesammt in 14 Fällen erwähnt.

6. Heredität.

Die Angaben betreffend die Familienverhältnisse der Patienten veranlassen in 5 Fällen, 3 Männern und 2 Frauen, die Annahme hereditärer Einflüsse. Es muss indess zugegeben werden, dass die Gründe einer solchen Annahme in einigen Fällen ziemlich schwach sind. Auf der anderen Seite ist es wahrscheinlich, dass dieser Factor in mehreren anderen Fällen massgebend gewesen ist; aus schon hervorgehobenen Gründen ist es indess schwierig, in dieser Hinsicht bestimmte Angaben zu erhalten. Bei einem der als hereditär angenommenen Fälle kam Diabetes insipidus vor, bei einem anderen fand sich eine leichte Form von Diabetes mellitus vor; in dem letzterwähnten Falle war der Patient früher sehr fettleibig gewesen und hatte an rheumatischen Schmerzen gelitten. In Fall 27 lagen syphilitische Infection sowie ziemlich bestimmte Angaben vor, welche auf hereditäre Einflüsse hindeuteten; selber wollte der Patient die Erkrankung mit schweren Anfällen von Influenza in Zusammenhang bringen.

7. Chronischer Rheumatismus.

Ohne etwas anderes Bemerkenswerthes in der Anamnese als rheumatische Schmerzen chronischer Natur kommen 3 Fälle in unserer Casuistik vor; zu dieser Gruppe habe ich auch einen Fall mit Arthritis deformans gerechnet. Alle diese Patienten waren Männer. Ausserdem kam chronischer Rheumatismus mit Syphilis und Alkoholmissbrauch in 2 Fällen, mit Syphilis und Fettleibigkeit in 1 Fall, mit Alkoholmissbrauch in 7 Fällen, mit Alkoholmissbrauch und anstrengender Arbeit in 2 Fällen, mit anstrengender Arbeit in 3 Fällen und mit hereditären Anlagen in 1 Fall vor. Chronischer Rheumatismns ist also in 19 Fällen bemerkt worden.

8. Gicht und Gallenstein

kommen in 1 Falle (Mann) vor.

9. Schlechte hygienische Verhältnisse

sind in 2 Fällen erwähnt; beide Patienten waren Männer. In beiden Fällen sind auch mehrere Infectionskrankheiten vorgekommen. Ausserdem werden schlechte hygienische Verhältnisse nebst anstrengender Arbeit in 2 Fällen erwähnt.

10. Infectionskrankheiten,

wie Influenza, Scarlatina, Wechselfieber, Pocken, Cholera, Masern, Typhoidfieber, Lungenentzündung, Osteomyelitis, sind in 9 Fällen, bei 8 Männern und 1 Frau, erwähnt. Bei einem dieser Fälle kam auch Nierenstein vor. Ausserdem fanden sich Infectionskrankheiten nebst Syphilis, Alkoholmissbrauch und chronischem Rheumatismus in 1 Falle, nebst Alkoholmissbrauch in 2 Fällen, nebst Alkoholmissbrauch und anstrengender Arbeit in 1 Falle, nebst anstrengender Arbeit in 3 Fällen, nebst Alkoholmissbrauch in 1 Fall, nebst Alkoholmissbrauch und chronischem Rheumatismus in 1 Fall, nebst anstrengender Arbeit und chronischem Rheumatismus in 1 Falle vor.

11. Nichts Bemerkenswerthes in der Anamnese

finden wir in 23 Fällen, 16 Männern und 7 Frauen.

Diese Angaben sind in folgender Tabelle übersichtlich zusammengestellt:

Tabelle I.

Aetiolog. Mom.	Alter						Summe
	21—30	31—40	41—50	51—60	61—70	71—80	
Syphilis	1 M.	4 M. 2 F.	10M.	6 M. 1 F.	1 M.	—	22 M. 3 F.
Alkoholmissbrauch	—	2 M.	10M.	10 M. 2 F.	7 M.	—	29 M. 2 F.
Anstrengende Arbeit	—	—	1 F.	4 M. 6 F.	3 M. 2 F.	—	7 M. 9 F.
Chronischer Rheumatismus . . .	—	—	1M.	2 M.	—	—	3 M.
Fettleibigkeit . .	—	1 M.	1M. 1 F.	2 M.	2 M. 1 F.	1 M.	7 M. 2 F.
Heredität	—	—	2 F.	2 M.	1 M.	—	3 M. 2 F.
Gicht u. Gallenstein	—	—	—	1 M.	—	—	1 M.
Schlechte hygien. Verhältnisse . .	—	—	—	1 M.	1 M.	—	2 M.
Infectionskrankheit.	—	—	1M.	1 M. 1 F.	4 M.	2 M.	8 M. 1 F.
Nichts Bemerkenswerthes	—	1 M.	1M.	2 M.	9 M. 3 F.	3 M. 4 F.	16 M. 7 F.
Summe	1 M.	8 M. 2 F.	24M. 4 F.	31M. 10F.	28 M. 6 F.	6 M. 4 F.	98 M. 26 F.
	1	10	28	41	34	10	124

Aus dieser Uebersicht geht hervor, dass gewisse Factoren, welche eine Rolle in der Aetiologie der Arteriosklerose spielen können, mehr oder weniger oft in der Anamnese vorkommen. Ein sehr oft erscheinender Factor kann natürlich als bedeutungsvoll für die Entwickelung der Krankheit betrachtet werden, und durch die Zahl der Fälle, wo der betreffende Factor nachgewiesen worden ist, erhalten wir eine Vorstellung von der Extensität desselben bei der Aetiologie der Arteriosklerose. Es scheint mir aber auch möglich zu sein, eine Vorstellung von der Intensität eines gegebenen Factors als ätiologisches Moment zu gewinnen. Da die Arteriosklerose eine eminent chronische und progressive Krankheit darstellt, liegt es nahe, anzunehmen, dass die sie hervorrufende Ursache auch chronisch ist, dass sie während einer langen Zeit einwirkt und nur allmählich den Zustand erzeugt, welcher sich durch die Symptome der Arteriosklerose klinisch offenbart. Je schneller die Wirkung eintritt, um so intensiver dürfte das ursächliche Moment einwirken. Daher müssen die Momente, welche eine frühzeitige Arteriosklerose bedingen, als intensiver thätig betrachtet werden als diejenigen, die erst bei hohem Alter arteriosklerotische Veränderungen erzeugen. Damit eine derartige Betrachtungsweise zu exacten Resultaten führen mag, wäre es natürlich wünschenswerth, dass sowohl der Anfang der Einwirkung eines gegebenen Moments als auch der Zeitpunkt des Auftretens der allerersten Symptome genau bestimmt werden könnte, sowie dass nur ein einziges Moment in dem speciellen Falle thätig wäre. Diesen Anforderungen kann indess nur selten genüge gethan werden. Das zu meiner Verfügung stehende Material entspricht bei weitem nicht derartigen Ansprüchen. Nichtsdestoweniger ist es mir von einem gewissen Interesse erschienen, für die oben aufgestellten ätiologischen Gruppen das mittlere Alter zur Zeit der Beobachtung zu berechnen. Für zwei und zwar, wie ich glaube, die wichtigsten Gruppen habe ich auch das mittlere Alter beim ersten Erscheinen der Symptome zu bestimmen versucht. In vielen der Krankengeschichten finden sich Zeitangaben vor, die eine approximative Bestimmung des Alters erlauben, bei welchem die Krankheit begonnen hat; wo diese Angaben vermisst werden, habe ich das Alter zur Zeit der Beobachtung benutzt. Hierdurch entgeht man der Gefahr, die ersten Symptome zu weit zurück zu verlegen.

In dieser Weise habe ich folgende Resultate erhalten:

Das mittlere Alter zur Zeit der Beobachtung betrug:

1. Für die syphilitisch Inficirten . . . . 46 Jahre
   Zur Zeit des Auftretens der ersten Symptome etwa . 42·6 „

2. Für die Patienten, welche Alkohol missbraucht hatten, aber nicht syphilitisch inficirt waren . . . . 53 Jahre
   Zur Zeit des Auftretens der ersten Symptome etwa . 51 „
3. Für die Patienten, in deren Anamnese nur chronischer Rheumatismus angegeben ist . . . . . 54·3 „
4. Für die Patienten, bei welchen die Heredität als das wichtigste Causalmoment erschien . . . . 55 „
5. Für die Patienten, deren Anamnese Fettleibigkeit als das wichtigste Causalmoment erwähnt . . . . 57·7 „
6. Für die Patienten, deren Anamnese hauptsächlich anstrengende Arbeit erwähnt . . . . 58 „
7. Für den Patienten mit Gicht und Gallenstein . . 58 „
8. Für die Patienten, bei welchen schlechte hygienische Verhältnisse das wichtigste Causalmoment gewesen sind . . . . 58·5 „
9. Für die Patienten, welche nur verschiedene Infectionskrankheiten darboten . . . . 63 „
10. Für die Patienten, bei welchen nichts Bemerkenswerthes in der Anamnese vorgekommen ist . . . 66 „

Unter den Infectionskrankheiten hat man besonders die Malaria als ein wichtiges Causalmoment für die Arteriosklerose hervorgehoben. Ich habe daher das mittlere Alter für diejenigen Fälle berechnet, in deren Anamnese diese Krankheit erwähnt ist, und die Zahl 62 Jahre bekommen.

Die Primärangaben, welche unserer Berechnung des mittleren Alters zur Zeit der Beobachtung zu Grunde liegen, sind genügend exact. Weniger zuverlässig sind die Angaben über die Zeit des Erscheinens der ersten Symptome. Angaben betreffend den Zeitpunkt, bei welchem das ätiologische Moment anfing einzuwirken, finden sich für den grösseren Theil der syphilitischen Patienten, für die übrigen aber nur ausnahmsweise.

Da es mir von Interesse zu sein scheint, die anamnestischen Angaben betreffend die 25 syphilitisch inficirten Patienten im einzelnen zu prüfen, habe ich folgende tabellarische Zusammenstellung gemacht (siehe Seite 116).

Diese Tabelle enthält Angaben über die Zeit der Infection, das Alter beim Auftreten der ersten Symptome, die möglicher Weise mit einer anfangenden Arteriosklerose in Zusammenhang gebracht werden können, das Alter zur Zeit der Beobachtung, die seit der Infection bis

Tabelle II.

Nr. des Falles	Alter bei der Infection	Alter beim Auftreten der ersten Symptome	Alter zur Zeit der Beobachtung	Die Zeit zwischen der Infection und der Beobachtung des Pat.	Behandlung
	Jahre				
1	24	43	44	20	Aerztlich behandelt.
2	etwa 24	49	49	etwa 25	Einreibungscur etwa 10 Jahre nach der Infection.
5	25	?	53	28	Wiederholte Einreibungscur.
15	28	45	45	17	35 Einreibungen. Der Patient starb.
16	etwa 30	43	53	etwa 23	Von einem Specialisten behandelt.
23	20	29	29	9	Einreibungen.
24	etwa 28	34	34	6	Wahrscheinlich nie behandelt.
25	29	34	34	5	Einreibungen und Injectionen.
26	28	34	35	7	Einreibungscur.
27	?	32	38	?	Behandelt, unbekannt in welcher Weise. Der Pat. starb.
28	28	32	38	10	Wahrscheinlich nie behandelt.
29	32	38	38	6	Zweimal Einreibungscur.
30	29	40	46	17	Von einem Specialisten behandelt. Der Pat. starb.
31	36	43	44	8	Gründliche Behandlung.
32	28	41	45	17	Einreibungscur.
33	29	47	48	19	Von einem Specialisten behandelt. Der Pat. starb.
34	18	33	48	30	Von einem Specialisten behandelt.
35	23	48	48	25	Einreibungen.
36	40	etwa 50	53	13	Von einem Specialisten behandelt. Der Pat. starb.
37	?	50	54	?	? Der Patient starb.
38	?	40	55	?	Wahrscheinlich nie behandelt. Der Patient starb.
39	?	45	56	?	? Der Patient starb.
40	28	57	58	30	Geringe Behandlung.
41	?	61	61	?	?
104	26	44	44	18	?

zur Zeit der Beobachtung verflossene Zeit, sowie die vom Patienten durchgemachte Behandlung. Es ist selbstverständlich, dass diese Angaben zum grossen Theil nicht exact sein können. Jedenfalls dürfen sie aber eine approximative Vorstellung von der Zeit gestatten, welche vom Beginn der Einwirkung des Causalmoments bis zum Auftreten der arteriosklerotischen Symptome verflossen ist, und also gewissermassen die Intensität des syphilitischen Giftes als Causalmoment für die Arteriosklerose ausdrücken. Die Angaben über die von dem Patienten durchgemachte Behandlung ergeben, dass Quecksilber in den meisten Fällen benutzt worden ist. Es ist indess zweifelhaft, ob dies mit der Ausdauer stattgefunden hat, welche man heutigen Tages von einer syphilitischen Behandlung fordert, da viele dieser Patienten zu einer Zeit inficirt wurden, als sich die modernen Ansichten über die Syphilisbehandlung noch nicht geltend gemacht hatten.

Bei einigen Fällen kommen auch, wie erwähnt, mehrere ätiologische Momente gleichzeitig vor. Nichtsdestoweniger scheint es mir, dass die hier mitgetheilten mittleren Zahlen, für diejenigen ätiologischen Gruppen wenigstens, die eine grössere Zahl Fälle umfassen, als Ausdruck der Intensität der verschiedenen Causalmomente einen gewissen Werth besitzen. In dieser Hinsicht erscheint Syphilis am allerwichtigsten. Die Gruppe, welche die syphilitischen Patienten umfasst, ist verhältnissmässig zahlreich, 25 Fälle von 124, d. h. 20 Procent der Gesammtzahl. Das mittlere Alter zur Zeit der Beobachtung ist für diese Gruppe am niedrigsten, 46 Jahre, und das mittlere Alter beim Erscheinen der ersten Symtome etwa 42·6 Jahre. Darnach kommt Alkoholmissbrauch mit einem mittleren Alter von bezw. 53 und 51 Jahren. Die Gruppe umfasst 31 Fälle, d. h. 25 Procent der Gesammtzahl. Auch die Heredität und der chronische Rheumatismus scheinen wichtige Causalmomente darzustellen; die Zahl der Fälle innerhalb dieser Gruppen ist aber nur gering, bezw. 5 und 3 Fälle, in Folge dessen aus der vorliegenden Casuistik keine sichere Schlussfolgerung gezogen werden kann. Die übrigen ätiologischen Momente: Fettleibigkeit, anstrengende Arbeit, Gicht und Gallenstein, sowie schlechte hygienische Verhältnisse sind theils wegen des verhältnissmässig hohen Alters der Patienten, theils in Betreff der 2 letzterwähnten Momente, wegen der geringen Zahl der hierhergehörigen Fälle in hohem Grade zweifelhaft. Ferner scheint aus unserer Berechnung hervorzugehen, dass die acuten Infectionskrankheiten als ätiologisches Moment für die Arteriosklerose nur eine geringe oder gar keine Rolle spielen. Von einem nicht geringen Interesse ist die letzte Gruppe, welche solche Fälle umfasst, bei welchen in der Anamnese nichts Bemerkenswerthes vorgekommen ist. Die Gruppe umfasst 23 Fälle, d. h. etwas mehr als 19 Procent der Gesammtzahl. Das mittlere Alter zur Zeit der Beobachtung betrug 66 Jahre. In dieser Gruppe sammeln sich also vorzugsweise die alten Patienten, diejenigen welche die so zu sagen physiologische Sklerose darbieten.

II. Symptomatologie.

1. Allgemeine Bemerkungen.

In symptomatologischer Hinsicht habe ich mein Material in folgende sieben Gruppen eingetheilt:

Die Gruppe I umfasst solche Fälle, wo nur eine Steigerung des arteriellen Blutdruckes hat nachgewiesen werden können.

Die Gruppe II umfasst solche Fälle, welche in den der Untersuchung zugänglichen peripheren Gefässen deutlich arteriosklerotische Veränderungen darboten, aber ausgeprägte, auf Erkrankung innerer Organe deutende Symptome ermangelten.

Die Gruppe III umfasst solche Fälle von Arteriosklerose, welche leichte Symptome vom Herzen darboten.

Die Gruppe IV umfasst solche Fälle von Arteriosklerose, welche ausgeprägte Symptome von Seiten des Herzens darboten.

Die Gruppe V umfasst solche Fälle von Arteriosklerose, bei welchen Symptome von Seiten der Nieren stark ausgeprägt waren.

Die Gruppe VI umfasst solche Fälle von Arteriosklerose, welche Symptome von Seiten des centralen Nervensystems, besonders des Gehirns, darboten.

Die Gruppe VII umfasst solche Fälle von Arteriosklerose, welche mit Krebs complicirt waren.

Die zu diesen Gruppen gehörigen, einzelnen Fälle vertheilen sich auf die verschiedenen Altersklassen in folgender Weise:

Tabelle III.

Gruppe	Jahre 21—30	31—40	41—50	51—60	61—70	71—80	Summe
I.	—	—	3 M. 1 F.	—	—	—	3 M. 1 F. = 4
II.	—	—	—	3 M.	4 M.	2 M. 1 F.	9 M. 1 F. = 10
III.	—	1 M.	1 M.	4 M. 1 F.	1 M.	—	7 M. 1 F. = 8
IV.	1 M.	6 M. 2 F.	14 M. 2 F.	16 M. 7 F.	12 M. 4 F.	3 M. 1 F.	52 M. 16 F. = 68
V.	—	1 M.	4 M. 1 F.	5 M. 1 F.	1 M.	—	11 M. 2 F. = 13
VI.	—	—	2 M.	2 M.	7 M. 2 F.	1 M. 2 F.	12 M. 4 F. = 16
VII.	—	—	—	1 M. 1 F.	3 M.	—	4 M. 1 F. = 5
Summe	1 M.	8 M. 2 F.	24 M. 4 F.	31 M. 10 F.	28 M. 6 F.	6 M. 4 F.	98 M. 26 F. = 124
	1	10	28	41	34	10	

Aus dieser Tabelle geht hervor, dass die Fälle von Arteriosklerose, welche keine Symptome von Seiten der inneren Organe darbieten (II. Gruppe), den höheren Altersklassen zwischen 51 und 80 Jahren angehören; dass die Fälle, welche vorzugsweise Herzsymptome zeigen (III. und IV. Gruppe), grösstentheils im Alter von 41 bis 60 Jahren vorkommen, dass aber solche Fälle auch in der nächst vorhergehenden und nächst folgenden Altersklasse ziemlich zahlreich sind; dass die Fälle mit stark ausgeprägten Symptomen von Seiten der Nieren (V. Gruppe) zum allergrössten Theil im Alter von 41 bis 60 Jahren auftreten; dass die Fälle mit Symptomen von Seiten des centralen Nervensystems (VI. Gruppe) im Alter von 61 bis 70 Jahren am zahlreichsten sind, sowie dass die Krebsfälle (VII. Gruppe) alle auf das Alter von 51 bis 70 Jahren kommen.

Die einzelnen Fälle innerhalb der genannten Gruppen vertheilen sich auf die verschiedenen Causalmomente in folgender Weise:

Tabelle IV.

Gruppe	Aetiologische Momente								Summe
	Syphilis	Alkoholmissbrauch	Heredität	Chronischer Rheumatismus	Fettleibigkeit	Anstrengende Arbeit	Uebrige ätiologische Momente	Nichts Bemerkenswerthes	
I.	2	—	—	—	2	—	—	—	4
II.	1	1	—	—	—	1	4	3	10
III.	2	4	—	—	1	1	—	—	8
IV.	19	18	4	2	6	8	4	7	68
V.	—	2	1	1	—	3	4	2	13
VI.	1	6	—	—	—	1	—	8	16
VII.	—	—	—	—	—	2	—	3	5
Summe	25	31	5	3	9	16	12	23	124

Die Tabelle zeigt, dass bei der I. Gruppe Syphilis und Fettleibigkeit die einzigen Causalmomente sind; dass bei der II. Gruppe die stärker wirkenden Causalmomente nur in 2 unter 10 Fällen vorkommen; dass bei der III. und IV. Gruppe alle Causalmomente, vorzugsweise aber Syphilis und Alkoholmissbrauch, thätig sind; dass bei der V. Gruppe kein Moment überwiegt; dass bei der VI. Gruppe der Alkohol eine wichtige Rolle spielt, sowie dass bei der VII. Gruppe die intensiveren Causalmomente gänzlich vermisst werden. Von besonderem Interesse sind die III. und die IV. Gruppe. Bei diesen finden wir diejenigen

Patienten, welche vorzugsweise Symptome von Seiten des Herzens darboten. Hier finden wir auch den allergrössten Theil der syphilitischen Patienten, nämlich nicht weniger als 21 unter 25. Wenn wir von den 2 Fällen der I. Gruppe und dem 1 Falle der II. Gruppe absehen, weil sich in diesen keine deutliche viscerale Localisation der Sklerose vorfand, so bleiben noch 22 syphilitische Patienten, und unter diesen finden wir bei 21 Fällen Veränderungen im Herzen und be einem Fall solche im Gehirn. Hieraus geht, wie es scheint, mit aller wünschenswerthen Deutlichkeit hervor, dass die auf syphilitischer Basis stehende Arteriosklerose vorzugsweise das Herz und, wie wir hinzufügen können, die grösseren Gefässe in der Nähe des Herzens angreift. Auch die Patienten, welche Alkohol missbraucht hatten, finden wir zum grössten Theil bei der III. und IV. Gruppe, nämlich 22 Fälle von 31, und zu einem geringeren Theil, 6 Fälle, in der VI. Gruppe. D. h. der grösste Theil der Alkoholisten bietet Herzsymptome dar, während ein anderer Theil Symptome von Seiten des centralen Nervensystems zeigt. Auch der grösste Theil derjenigen Fälle, in deren Anamnese anstrengende Arbeit, Fettleibigkeit und Heredität erwähnt sind, hat Symptome von Seiten des Herzens gezeigt.

Es liegt in der Natur der Sache, dass die betreffenden Gruppen nicht vollkommen scharf getrennt werden können. Im Verlaufe der Krankheit kommen neue Symptome hinzu, in Folge dessen ein gegebener Fall eigentlich von einer Gruppe in eine andere übergeführt werden müsste. Symptome von Seiten des Herzens und der Nieren kommen, wie bekannt, sehr oft gleichzeitig vor, so dass man zweifelhaft sein kann, ob ein Fall zu der III. und IV. Gruppe oder zu der V. Gruppe geführt werden soll; findet dann im späteren Verlaufe der Krankheit eine Hirnblutung statt, so gehört der Fall mit Recht der VI. Gruppe an. Die I. Gruppe muss, wenn die darin enthaltenen Fälle überhaupt als der Arteriosklerose zugehörig aufgefasst werden sollen, als eine Uebergangsgruppe betrachtet werden. Früher oder später erscheinen bei den hierhergehörigen Patienten wahrscheinlich solche Symptome, dass sie in eine der anderen Gruppen gebracht werden müssen.

Indess scheint es mir, dass die hier durchgeführte Gruppirung die Uebersicht der reichhaltigen Symptomensammlung erleichtert, welche die Arteriosklerose darbietet; zu gleicher Zeit werden hierdurch gewisse Typen, welche ziemlich oft während des ganzen Krankheitsverlaufes oder des grössten Theiles desselben mehr oder minder deutlich ausgeprägt vorkommen, in den Vordergrund gestellt.

2. Die einzelnen Gruppen.

Bei einer näheren Durchmusterung der reichhaltigen Symptomensammlung, welche die mitgetheilte Casuistik darbietet, scheint es mir am zweckmässigsten, jede der 7 Gruppen besonders für sich zu betrachten.

Gruppe I.

Diese Gruppe umfasst 4 Fälle, welche in symptomatischer Hinsicht durch einen erhöhten arteriellen Druck ohne nachweisbare Veränderungen in den peripheren Gefässen und ohne bedeutendere Veränderungen von Seiten innerer Organe charakterisirt sind.

Bei Fall 1, welcher einen 44jährigen Landwirth betrifft, finden wir seit einem Jahre leichte, aber vollkommen deutliche Anfälle von Angina pectoris mit Irradiation des Schmerzes nach dem linken Arm bis zu den Fingerspitzen.

Bei Fall 2 wurde eine vorübergehende Albuminurie beobachtet.

Diese beiden Patienten waren vor etwa 20 Jahren syphilitisch inficirt worden.

Drei der Patienten waren sehr fettleibig gewesen, zwei waren es noch zur Zeit der Beobachtung, der dritte, Fall 1, hatte durch eine Abmagerungskur seine Fettleibigkeit im hohen Grade reducirt. Während der ziemlich schnell erfolgenden Abmagerung waren Mattigkeit, Schwindelanfälle und Oedem in den Beinen erschienen. Bei diesem Patienten war 2 Jahre früher ein Herzfehler diagnosticirt worden.

Bei Fall 4, einer 50jährigen Frau, waren Athemnoth und Stechen in der linken Seite der Brust seit einigen Jahren erschienen; in der letzten Zeit Herzklopfen bei Bewegungen, starker Durst und Kopfschmerzen. Alle 4 Fälle zeigten einen gespannten Radialispuls und deutlich accentuirten zweiten Aortenton, Zeichen einer Steigerung des arteriellen Druckes.

Wenn auch keiner dieser Patienten Zeichen von Arteriosklerose in den der directen Untersuchung zugänglichen Gefässen zeigte, war doch der arterielle Blutdruck bei allen gesteigert, und diese Erscheinung wird von mehreren Autoren als ein Vorbote künftiger arteriosklerotischer Veränderungen aufgefasst.

Uebrigens ist es sehr wahrscheinlich, dass in einigen dieser Fälle sklerotische Veränderungen in inneren Organen schon aufgetreten waren; darauf deuten die anginösen Symptome und die Albuminurie hin. Die

Fälle scheinen mir als Illustration der frühesten Stadien der Arteriosklerose von Interesse zu sein.

Das Alter der Patienten zur Zeit der Untersuchung variirte zwischen 44 und 50 Jahren.

Gruppe II.

Diese Gruppe umfasst 10 Fälle, welche in den peripheren Gefässen sklerotische Veränderungen, in den inneren Organen aber keine oder unbedeutende Symptome darbieten.

Fall 5 betrifft einen 53jährigen Agenten, welcher im 25. Lebensjahre syphilititisch inficirt wurde und ausserdem Alkohol missbraucht hatte. Der Patient suchte wegen eines Anfalles von acutem Gelenkrheumatismus den Arzt auf.

Bei Fall 6, einem 58jährigen Tischler, dessen Vater an Nierenstein gestorben war, finden wir starken Alkoholmissbrauch, Schmerzen im Rücken, leichte Athemnoth, Zeichen eines gesteigerten arteriellen Druckes, stark sklerotisch veränderte Radialarterien und leichte Albuminurie.

Fall 7, ein 66jähriger Ackersmann, hatte schon lange an Husten, zuweilen auch Bluthusten gelitten. Ausser Sklerose in den peripheren Arterien bot er Symptome von Emphysem und Bronchitis dar.

Fall 9, ein 62jähriger Seemann, hatte seit 3 Jahren an Symptomen von Herzinsufficienz gelitten. Bei der Untersuchung leichtes Oedem in den Beinen, Ascites, periodenweise Spuren von Albumin im Harn. Periphere Arterien hochgradig sklerotisch.

Fall 11 betrifft einen 76jährigen Soldaten, welcher während der letzten Zeit an Schwindel, Athemnoth und stenocardischen Symptomen gelitten hatte. Bei der Untersuchung wurden, ausser hochgradigen sklerotischen Veränderungen in den peripheren Arterien, eine leichte Accentuirung des zweiten Aortentons sowie Bronchitis constatirt.

Fall 12, ein 60jähriger Taglöhner wurde wegen einer acuten Diarrhöe in das Seraphimerlazareth aufgenommen.

Fall 13, ein 63jähriger Landwirth, wurde wegen eines Traumas in der rechten Seite und davon bedingter Pleuritis in das Seraphimerlazareth aufgenommen.

Fall 8, 10 und 14, deren Alter bezw. 65, 74 und 71 Jahre betrug, wurden mit Symptomen aufgenommen, welche mit arteriosklerotischen Veränderungen in Zusammenhang gebracht werden können, nämlich Ohrensausen, Schwindel, reichliche Nasenblutungen, Athemnoth, Herzklopfen, Stechen in der Herzgegend, unregelmässigem Puls, Bradycardie (Fall 8), Husten, Lungenemphysem, Bronchitis, Cyanose und Oedem. Fall 10 kam zur Section und zeigte sklerotische Processe in den Hirngefässen und der Aorta.

Das Alter der zu dieser Gruppe gehörigen Individuen betrug zur Zeit der Beobachtung 53—76 Jahre. Sie waren also im allgemeinen ziemlich alt und boten in den palpablen Gefässen intensive arteriosklerotische Veränderungen dar. Allerdings fanden sich bei einigen Fällen Symptome vor, welche auf viscerale Sklerosen deuteten, diese waren indess weniger intensiv, als man, nach der Beschaffenheit der palpablen Gefässe zu urtheilen, hätte erwarten können.

Gruppe III.

Diese Gruppe umfasst 8 Fälle mit leichten Symptomen von Seiten des Herzens.

In Fall 15, welcher einen 45 jährigen Agenten betrifft, kamen vor 17 Jahren luetische Infection, ferner Alkoholmissbrauch, Arthritis deformans und Diabetes mellitus vor. Bei der Untersuchung waren die Herzsymptome sehr unbedeutend. Bei der Section wurden eine leichte Herzvergrösserung sowie Sklerose in den Coronararterien und im Herzfleisch, bedeutende arteriosklerotische Veränderungen in der Aorta, A. lienalis und Aa. renales, sowie Infarct in der rechten Niere nachgewiesen.

Auch in Fall 16, einem 53 jährigen Notar, kam eine vor mehr als 20 Jahren stattgefundene syphilitische Infection vor; ausserdem Fettleibigkeit und Gichtanfälle. Schon im 43. Lebensjahre wurde der Patient als an einem „Herzfehler“ leidend aufgefasst, später kamen Herzklopfen, Athemnoth, Unruhe und Angst hinzu; der Puls war bei der Untersuchung gespannt und etwas unregelmässig; die Leber vergrössert.

Fall 17, ein 38 jähriger, ehemal. Eisenarbeiter, später Schreiber, der Alkohol in hohem Grade missbraucht und schwere Arbeit gehabt hatte, wurde wegen einer acuten Herzinsufficienz in das Seraphimerlazareth aufgenommen.

Fall 18, ein 52 jähriger Seeman, der Alkohol missbraucht hatte, wurde wegen einer rechtsseitigen Ischias in das Lazareth aufgenommen; leichte Herzvergrösserung wurde constatirt.

Fall 19, ein 53 jähriger Eisenarbeiter: Alkoholmissbrauch, chronischer Gelenkrheumatismus und Acne rosacea; wurde im 50. Lebensjahre wegen Arteriosklerose, Myocarditis, Lungenemphysem, Gastrointestinalcatarrh und Ischias behandelt. Unter den Herzsymptomen wurden nur leichte stenocardische Anfälle beobachtet.

Fall 20, ein 57 jähriger Gartenarbeiter: Alkoholmissbrauch seit der Jugend; im 55. Lebensjahre die ersten Symptome von Herzinsufficienz. Während des Aufenthaltes im Krankenhaus, 2 Jahre später, zeigte er starke Symptome von Herzinsufficienz, rechtsseitige exsudative Pleuritis und Albuminurie.

Fall 21, eine 55 jährige Wittwe, kam wegen einer rechtsseitigen Pneumonie in das Krankenhaus; sie starb an der genannten Krankheit. Klinisch konnte man keine arteriosklerotischen Symptome constatiren, bei der Section fanden sich indess im unteren Theil der Aorta leichte arteriosklerotische Veränderungen. Während des Aufenthaltes im Lazareth wurde eine leichte Herzdilatation und relative Mitralisinsufficienz bemerkt; post mortem zeigte die Herzmusculatur braune Atrophie und Fettdegeneration. In der Anamnese wird Arbeit bei Nässe und Kälte erwähnt.

Fall 22 betrifft einen 68 jährigen Kaufmann, welcher in den letzten Jahren sehr fettleibig geworden war. Seit einem Jahre hatte er Athemnoth bei Körperbewegungen und stenocardische Anfälle bei Anstrengungen gefühlt. In der Anamnese wird auch Nierensteinkolik erwähnt. Bei der Untersuchung war der Patient sehr fettleibig, das Herz nicht nachweisbar vergrössert; systolisches Geräusch über der Aorta, Zeichen eines erhöhten arteriellen Druckes und leichte Albuminurie fand sich vor.

Unter den Symptomen bei den zu dieser Gruppe gehörigen Kranken, will ich betonen: stenocardische Anfälle, Fall 19 und 22; relative Mitralisinsufficienz, Fall 21; Herzinsufficienz, Fall 17 und 20, sowie rechtsseitiges pleuritisches Exsudat, Fall 20.

In Fall 15 fand sich Diabetes mellitus vor.

Gruppe IV.

Diese Gruppe umfasst 68 Fälle, welche ausgeprägte Symptome von Seiten des Herzens darboten.

a. Fälle mit Syphilis in der Anamnese.

Fall 23, ein 29 jähriger Commis, welcher vor 9 Jahren inficirt wurde und auch Alkohol missbraucht hatte, zeigte Herzvergrösserung, unregelmässige Herzthätigkeit, vorübergehendes Geräusch an der Herzspitze, vorübergehendes Oedem in den Beinen, Accentuirung des zweiten Aortentons und Rigidität der Aa. radiales.

Fall 24, eine 34 jährige Kellnerin, zeigte beträchtliche Herzvergrösserung, syphilitische Veränderungen in der Leber, chronische Nephritis und Rigidität in den peripheren Arterien.

Fall 25, ein 34 jähriger Weinhändler, vor 5 Jahren inficirt, zeigte leichte Herzhypertrophie und Albuminurie.

Fall 26, ein 35 jähriger Agent, vor 7 Jahren inficirt, hatte seit langer Zeit Alkohol missbraucht, fing vor 1 Jahre an, an Athemnoth zu leiden; bei der Untersuchung wurden Herzvergrösserung, Mitralisinsufficienz, Lebervergrösserung und Albuminurie nachgewiesen.

Fall 27, ein 38 jähriger Kaufmann, in dessen Familie Hirnblutung, Diabetes mellitus und arthritische Symptome vorgekommen waren, hatte im 30. Lebensjahre Influenza mit Lungencatarrh und das folgende Jahr leichte Symptome von Seiten des Herzens. Während der letzteren Jahre Herzklopfen und Athemnoth, im 37. Lebensjahre wieder Influenza und Lungencatarrh, bald nachher Herzvergrösserung und schwere Bronchitis. Bei der Untersuchung wurden Herzvergrösserung, erhöhter arterieller Druck sowie Andeutung von Galopprhythmus constatirt: die peripheren Arterien waren stark contrahirt. Später erschienen Athemnoth, Schmerzen in den Beinen, Albuminurie, leichtes Oedem und Lebervergrösserung. Der Patient starb. Bei der Section zeigte sich das Herz und besonders die linke Kammer vergrössert, Klappen und Mündungen gesund. Auf der Innenseite der Aorta zwei atheromatöse Erhebungen, welche die Oeffnungen der beiden Coronararterien umfassten. Diese waren verengt, besonders die rechte. In der linken Coronararterie kleinere atheromatöse Veränderungen. An der Herzspitze ein grösserer sklerotischer Herd in der Musculatur. Stauung in allen Organen.

Fall 28, eine 38 jährige Frau, vor 10 Jahren inficirt, hatte auch Tabak missbraucht; im 32. Lebensjahre Athemnoth und Herzklopfen; später stenocardische Anfälle, in der letzten Zeit 6—10 Mal täglich. Bei der Untersuchung beträchtliche Herzhypertrophie, Aorteninsufficienz, Aortitis und Dilatation der Aorta.

Fall 29, ein 38 jähriger Commis, hat Alkohol in hohem Grade missbraucht, hat 3 Anfälle von rheumatischem Fieber, nach Angaben des Arztes ohne Herzaffection, gehabt; wurde im 32. Lebensjahre luetisch inficirt, 5 Jahre später Symptome von Seiten des Herzens; bei der Untersuchung wurden Herzvergrösserung, Herzinsufficienz, vorübergehende Lebervergrösserung und vorübergehende Albuminurie constatirt.

Fall 30, ein 46 jähriger Beamter, vor 17 Jahren inficirt, fing vor 6 Jahren an, Symptome von Seiten des Herzens zu fühlen. Bei der Untersuchung wurde eine beträchtliche Herzvergrösserung, Insufficienz und Stenose der Aortenklappen, Dilatation der Aorta und Albuminurie constatirt. Ein Jahr später Herzinsufficienz, Angina pectoris, vorübergehende motorische Aphasie, später Hallucinationen, Cheyne-Stokes'sche Athmung, exitus letalis. Bei der Section wurden eine colossale Herzvergrösserung, Retraction und Kalkincrustirung der Aortenklappen, Sklerose in den Kranzarterien und im Herzfleisch, atheromatöse Veränderungen in der Aorta und Aortendilatation beobachtet.

Fall 31, ein 44 jähriger Weinhändler, vor 3 Jahren inficirt; vor 1 Jahre Athemnoth, Herzklopfen. Bei der Untersuchung bedeutende Herzvergrösserung und Albuminurie.

Fall 32, ein 45 jähriger Agent, vor 17 Jahren inficirt; ausserdem werden in der Anamnese Wohlleben nnd Alkoholmissbrauch erwähnt. Seit mehreren Jahren hatte er an Athemnoth und Schwindelanfällen gelitten. Bei der Untersuchung wurden Herzvergrösserung, Mitralisinsufficienz und Albumininurie constatirt.

Fall 33, ein 48 jähriger Bureaudiener, vor 19 Jahren inficirt, bietet grosses Interesse dar. Die ersten Symptome des Patienten waren Schmerzen in den Beinen, später Venenthrombose, noch später Gangrän in zwei Zehen des rechten Fusses. Im Lazareth klagte er über Schmerzen und Parästhesien in den Beinen und Füssen; die klinische Untersuchung ergab einen hohen Druck im arteriellen System und Stenose in der Mitralismündung. Einige Zeit nach der Entlassung aus dem Lazareth beging der Patient Selbstmord; die anatomische Untersuchung des Herzens wies eine bedeutende Mitralisstenose nebst arteriosklerotischen Veränderungen in den Coronargefässen und Bindegewebsschwielen im Herzfleisch nach. Die ersten Sklerossymptome zeigten sich im 47. Lebensjahre des Patienten.

Fall 34, ein 48 jähriger ehemaliger Schutzmann, schon im 18. Lebensjahre inficirt, war seit dem 22. dem Alkoholmissbrauch ergeben. Etwa im 33. Lebensjahre zeigten sich die ersten Symptome von Seiten des Herzens. Im Seraphimerlazareth, wo der Patient in seinem 48. Lebensjahre Aufnahme fand, wurden Symptome von Herzinsufficienz und Herzvergrösserung sowie Albuminurie nebst chronischer Gastritis nachgewiesen. Während des Aufenthaltes im Krankenhause erschienen eine relative Mitralisinsufficienz und Anfälle von cardialem Asthma; diese sowie die Stauungssymptome waren bei der Entlassung des Patienten verschwunden.

In Fall 35 kam ausser Syphilis, welche Krankheit sich der 48 jährige Patient vor 25 Jahren zugezogen hatte, auch Tabaksmissbrauch vor. Die ersten Symptome erschienen im 48. Lebensjahre; Zeichen von Aorteninsufficienz und Aortendilatation fanden sich vor.

Etwa im 50. Lebensjahre fingen Herzsymptome an, in Fall 36, welcher einen 53 jährigen, in seinem 40. Lebensjahre inficirten Cassirer betrifft, zu erscheinen. Bei der Untersuchung wurden Zeichen von Insufficienz und Stenose der Aortenklappen nachgewiesen. Später traten leichte anginöse Symptome und Albuminurie auf. Der Patient starb. Bei der Section wurde eine beträchtliche Herzhypertrophie und Dilatation, hauptsächlich der linken Kammer, Aorteninsufficienz, Aortendilatation und chronische Aortitis nachgewiesen. Die Coronararterien, besonders die linke, waren verengt; in beiden Coronararterien atheromatöse Veränderungen; nirgends Verkalkung.

Im etwa 50. Lebensjahre zeigte der Fall 37 Zeichen einer Herzkrankheit. Bei der Untersuchung des damals 54 Jahre alten Patienten war das Herz enorm vergrössert, und Symptome von Insufficienz und Stenose in den Aortenmündungen wurden constatirt. Die Section zeigte hochgradige Arteriosklerose in den Gefässen des Gehirns und des Herzens, die Aortenklappen verkalkt und Schwielenbildungen im Herzen. Die im Leben der Untersuchung zugänglichen peripheren Arterien waren gewunden, aber nicht hart.

In Fall 38, eine 55 jährige Frau betreffend, zeigte sich im 40. Lebensjahre Albumin im Harn, Oedem in den Armen und Beinen; erst später erschienen Herzsymptome. Bei der Untersuchung der 55 jährigen Patientin wurde eine Vergrösserung des Herzens nach links, ein beträchtlicher Albumingehalt nebst Cylindern im Harn sowie eine bemerkenswerthe Anämie nachgewiesen. Die Section ergab arteriosklerotische Veränderungen in den Hirngefässen, den Coronargefässen und der Aorta, Herzvergrösserung, chronische Nephritis und Amyloidmilz sowie syphilitische Hepatitis nebst gummösen Veränderungen in der Leber, den Mesenterial- und Halsdrüsen.

Im 45. Lebensjahre wurde bei Fall 39, einem 56 jährigen Tischler, ein Herzfehler nachgewiesen. Bei der Untersuchung zeigten sich Symptome von Herzinsufficienz, Herzvergrösserung und Aorteninsufficienz. Bei der Section wurden sklerotische Veränderungen in den Hirngefässen, den Coronararterien und vor allem der ganzen Aorta beobachtet; ferner hochgradige Herzvergrösserung, mit Verdickung und Retraction der Aortenklappen.

Bei Fall 40, einem 58 jährigen, vor 30 Jahren inficirten Bureaudiener, wurden nach dem 50. Lebensjahre Athemnoth bei Bewegungen, im 57. Lebensjahre Albuminurie und Anfälle von Asthma cardiale beobachtet. Bei der Untersuchung konnten eine beträchtliche Herzvergrösserung, Aorteninsufficienz und Aortendilatation nachgewiesen werden.

Fall 41 betrifft einen 61 jährigen Tischler, der zwar Syphilis verneinte, indess bei der Aufnahme in das Lazareth an syphilitischen Geschwüren an den Beinen und an Chorioretinitis litt. Das Herz war nach links beträchtlich vergrössert, keine Albuminurie. Später wurde der Patient von einer Apoplexie mit rechtsseitiger Hemiplegie und vorübergehender Aphasie betroffen.

b. Mit Alkoholmissbrauch ohne syphilitische Infection in der Anamnese.

Fall 42 betrifft einen 41 jährigen Kaufmann, der etwa in seinem 39. Lebensjahre anfing, Herzsymptome zu fühlen, nachdem er viele Jahre lang Alkohol missbraucht hatte. Bei der Untersuchung wurden Symptome von chronischer Alkoholintoxikation und von Herzinsufficienz nachgewiesen. Das Herz war vergrössert, die Herzthätigkeit unregelmässig; im Harn reichlich Albumin. Bei zweckmässiger Behandlung wurde die Herzthätigkeit regelmässig, die Herzdilatation nahm ab; die Symptome von hohem Druck im arteriellen Systeme, sowie die Albuminurie blieben aber, wenn auch in leichtem Grade, bestehen.

Bei Fall 43, einem 44 jährigen ehemaligen Kaufmann, fanden sich subjective Herzsymptome, Zeichen von einem hohen arteriellen Druck und Herzvergrösserung nach links vor.

Im 43. Lebensjahre zeigten sich bei Fall 44, einem 45 jährigen Ingenieur, Herzsymptome; die Untersuchung ergab eine beträchtliche Herzvergrösserung, erhöhten arteriellen Druck, beträchtliche Albuminurie und Andeutung der Cheyne-Stokes'schen Respiration.

In Fall 45, einem 46 jährigen Gipsarbeiter, finden wir einen Patienten, der, wie es scheint, Alkohol ziemlich viel missbraucht hatte. Etwa im 40. Lebensjahre wurde vom Arzt ein „Herzfehler" diagnosticirt. Bei der Aufuahme in das Seraphimerlazareth zeigte er starke Athemnoth, Cheyne-Stokes'sche Respiration, rechtsseitiges pleuritisches Exsudat, bedeutende Herzvergrösserung, Aorteninsufficienz und Symptome von chronischer Nephritis. Bei der Section wurden sklerotische Veränderungen in der Aorta ascendens, dem Arcus aortae und den Coronargefässen, sowie sklerotische Herde im Herzfleisch nachgewiesen; die Aortenklappen waren insufficient, ihre Zipfel verdickt und zusammengewachsen; chronische Nephritis mit Amyloiddegeneration.

Fall 46, ein 46 jähriger Anwalt, der sehr fettleibig gewesen war, fing vor einem halben Jahre an, an einem langedauernden Husten, später an Athemnoth und leichten anginösen Symptomen zu leiden. Bei der Untersuchung zeigte der Patient noch beträchtliche Fettleibigkeit, Herzvergrösserung, Mitralisinsufficienz, unregelmässige Herzthätigkeit und Albuminurie.

Fall 47, ein 46 jähriger Diener am Zollamt, der Alkohol stark missbraucht und anstrengende Arbeit gehabt hatte, fing schon in seinem 28. Lebensjahre an, an Athemnoth zu leiden; im 39. Lebensjahre wurde Albumin im Harn nachgewiesen. Als der Patient den Arzt consultirte, war die Athemnoth bei Bewegungen sehr stark, er war von Herzklopfen und schweren Kopfschmerzen geplagt, das Herz vergrössert; Symptome von Aortendilatation, unter anderem Pulsus differens, wurden constatirt. Auch wurden chronische Nephritis und Retinitis albuminurica nachgewiesen.

Bei Fall 48, einem 47 jährigen Restaurateur, erschienen die ersten Symptome im 47. Lebensjahre als stenocardische und asthmatische Anfälle; der Patient war ziemlich fettleibig, hatte Herzvergrösserung und Symptome von Aorteninsufficienz, sowie im Harn eine Spur von Albumin, die später verschwand. Nachdem seine Diät geordnet und er selbst in Bezug auf geistige Getränke enthaltsam geworden war, nahm seine Fettleibigkeit ab, und die stenocardischen Anfälle wurden an Intensität und Frequenz reducirt. Etwas mehr als 3 Jahre später trat ein heftiger stenocardischer Anfall mit Infarct in der linken Lunge ein, nach welchem der Patient ziemlich bald zu seinem gewöhnlichen Zustand zurückkehrte.

Fall 49 betrifft einen 50 jährigen Kürschner, welcher während der letzten Jahre an Athemnoth und Herzklopfen gelitten hatte. Im Lazareth wurden Herzinsufficienz, Herzvergrösserung, rechtsseitiges pleuritisches Exsudat und leichte Albuminurie nachgewiesen. Bei der Section wurden arteriosklerotische Veränderungen in den Arterien des Gehirns und des Herzens, sowie in der Aorta und der Aa. brachiales, rechtsseitige seröse Pleuritis und serofibrinöse Pericarditis, beträchtliche Herzhypertrophie, insbesondere der linken Kammer, grauweisse Streifen und Flecke in der Herzmusculatur sowie Stasnieren beobachtet.

Seit seinem 46. Lebensjahre hatte der Patient in Fall 50 oft an Schwindel, später an Athemnoth gelitten. Bei der Aufnahme in das Krankenhaus, er war damals 51 Jahre alt, wurden Herzinsufficienz und Herzvergrösserung beobachtet; der Puls war unregelmässig. Später wurde ein linksseitiges pleuritisches Exsudat nachgewiesen. Alkohol- und Tabakmissbrauch (Schnupftabak) fanden sich in der Anamnese vor.

Fall 51 betrifft einen 52 jährigen ehemaligen Droschkenkutscher, der Alkohol in hohem Grade missbraucht hatte. Vor $1^1/_2$ Jahren Stauungssymptome, welche nach Behandlung im Krankenhause verschwanden; später epileptiforme Anfälle. Das Herz war vergrössert, Symptome von Aorteninsufficienz konnten nachgewiesen werden; der Arteriendruck war hoch, 240—250 ^{mm} Hg (Potain). Ausserdem wurden vorübergehende Albuminurie, Lungenemphysem und Alkoholepilepsie beobachtet.

Fall 52, ein 55 jähriger Briefträger. Die ersten Symptome von Seiten des Herzens erschienen im 54. Lebensjahre; ein Jahr später wurden Herzvergrösserung, Herzinsufficienz und Stauungssymptome, unbedeutende Albuminurie und Zeichen von Lungeninfarct nachgewiesen. Die Insufficienzsymptome verschwanden während des Aufenthaltes im Krankenhause.

Fall 53 betrifft eine 55 jährige Haushälterin, welche im 45. Lebensjahre an Schwindelanfällen zu leiden begann; später erschienen Symptome von Herzinsufficienz. Im Lazareth wurden Herzvergrösserung, Zeichen von Aorteninsufficienz und Aortenaneurysma, Stauungssymptome beobachtet.

Nach seinem etwa 40. Lebensjahre hatte in Fall 54 ein 60 jähriger Zimmermann bei Anstrengungen an Athemnoth und Herzklopfen gelitten. Im Lazareth wurden hochgradige Herzinsufficienz, Exsudat in der linken Pleurahöhle, Ascites und eine leichte Albuminurie nachgewiesen. Als die Stauungssymptome verschwunden waren, erschien eine eigenthümliche Pulsintermittenz, indem jeder 5. Pulsschlag ausfiel.

Etwa in dem 60. Lebensjahre fing der Kranke in Fall 55, ein 65 jähriger Schneider, an, an Schwindel zu leiden. In seinem 65. Lebensjahre, zu welcher Zeit er in das Lazareth aufgenommen wurde, bot er Symptome von Herzinsufficienz, Herzvergrösserung, relative Mitralisinsufficienz, rechtsseitiges pleuritisches Exsudat, chronische Nephritis und Chorioretinitis dar. Nebst langedauerndem Alkoholmissbrauch sind in diesem Fall rheumatische Schmerzen in den Beinen und Fingergelenken zu erwähnen.

Erst im 64. Lebensjahre erschienen bei Fall 56, welcher einen 66 jährigen Schuhmacher betrifft, die ersten Herzsymptome; im Lazareth wurden 2 Jahre später Herzinsufficienz, unregelmässiger Puls und unbedeutende Albuminurie nachgewiesen.

Bei Fall 57, einem 66 jährigen Schneider, erschienen etwa im 62 jährigen Lebensjahre Schwindel und Athemnoth, später Oedem und Albuminurie. Bei der Untersuchung im Lazareth wurden bedeutender Ascites, starke Herzvergrösserung, unregelmässiger Puls, Lebervergrösserung und Symptome von chronischer Nephritis nachgewiesen. Der Ascites verschwand während des Aufenthaltes im Krankenhause. Nebst sehr starkem Alkoholmissbrauch, welcher seit dem 25. Lebensjahre des Patienten stattgefunden, kamen zwischen dem 40. und 50. Lebensjahre rheumatische Muskelschmerzen in der Anamnese vor.

Ob in Fall 58 Arteriosklerose vorhanden gewesen, ist vielleicht zweifelhaft. Der Patient, ein 37 jähriger Brauereiarbeiter, hatte Alkohol, insbesondere Bier, missbraucht und an Anfällen von Delirium tremens gelitten. Wegen einer acuten Pneumonie wurde er in das Lazareth aufgenommen; hier wurde eine leichte Herzvergrösserung, sowie ein stark accentuirter, eigenthümlich klingender zweiter Aortenton nachgewiesen, der als Zeichen einer Aortitis aufgefasst wurde. Die acute Pneumonie ging bald zurück, und der Patient fühlte sich bei der Entlassung vollkommen gesund.

Fall 59, ein 67jähriger Schuhmacher. Ausser leichtem Alkoholmissbrauch auch Tabakmissbrauch (Rauchen). Im etwa 55. Lebensjahre Athemnoth und Herzklopfen, später Oedem und Herzinsufficienz, welche mehrere Mal verschwanden und wiederkehrten. Bei der Untersuchung im Seraphimerlazareth wurden Herzvergrösserung, Mitralisinsufficienz und acute Pneumonie nachgewiesen; der Patient suchte wegen der letztgenannten Krankheit Aufnahme in das Lazareth.

c. Fälle mit anstrengender Arbeit in der Anamnese.

Unter dieser Ueberschrift habe ich einige Fälle von Arteriosklerose zusammengestellt, bei welchen die Patienten selber einer lange dauernden und anstrengenden Arbeit grosse Bedeutung zuschrieben. Alkoholmissbrauch und syphilitische Infection sind verneint worden; wahrscheinlich fand indess luetische Infection bei einigen dieser Fälle statt. Ein Fall mit anstrengender intellectueller Arbeit ist auch hier aufgeführt worden.

Fall 60, eine 52jährige Arbeiterin, welche während langer Zeit eine sehr anstrengende Arbeit gehabt hat, litt im 25. Lebensjahre an rheumatischen Schmerzen in den Armen und Beinen, im 46. Lebensjahre an Exanthem an den Beinen; wurde im Jahre 1893 wegen Influenza mit Bronchopneumonie in einem Krankenhause behandelt; die Herzthätigkeit war unregelmässig, und eine vorübergehende Albuminurie erschien. Nachher fühlte sich die Patientin gesund bis 1895, zu welcher Zeit Athemnoth und Herzklopfen auftraten. Bei der Untersuchung 1895 wurde Aortitis mit Erweiterung der Aorta und Stenose der Aortenmündung nachgewiesen. Der Puls war verhältnissmässig langsam, Frequenz 56 pro Minute, und bedeutend kräftiger in der rechten Subclavia und Radialis als in den entsprechenden Gefässen auf der linken Seite (Pulsus differens), ausserdem war er ausgeprägt tardus. Beide Gesichtsfelder waren beträchtlich verengt; neurasthenische Symptome fanden sich vor.

Bei Fall 61, 54jährige Wittwe, fing schon im 44. Lebensjahre Athemnoth an und hat seitdem zugenommen. Im Lazareth wurden anginöse und asthmatische Anfälle, bedeutende Herzvergrösserung, Symptome von Aortendilatation und Aorteninsufficienz sowie chorioretinitische Herde nachgewiesen. Die Section ergab eine chronische deformirende Aortitis und Erweiterung der Aorta ascendens, Verdickung und Retraction der Aortenklappen, Sklerose der Coronararterien nebst eingesprengten gelben Partien in der Herzmusculatur. Die Patientin war wahrscheinlich syphilitisch inficirt gewesen.

Fall 62 betrifft eine 55jährige Hökerin, welche im 52. Lebensjahre begann, an Athemnoth zu leiden und später Herzklopfen und Oedem in den Unterschenkeln bekam. Im Seraphimerlazareth wurden beträchtliche Herzvergrösserung, Herzinsufficienz, unregelmässiger Puls und Symptome von chronischer Nephritis und Lungeninfarct nachgewiesen. Bei der Section waren die beiden Herzkammern, insbesondere die linke, hypertrophisch und dilatirt; in den Coronararterien und in der Aorta fanden sich circumscripte atheromatöse Verdickungen und Flecke vor.

Bei Fall 63, 62jährige Waschfrau, waren während der letzten 10 Jahre Schmerzen in den Armen, dem Rücken und den Beinen vorgekommen; im 57. Lebensjahre Symptome von Herzinsufficienz. Im Lazareth wurden Stassymptome, Herzvergrösserung und ein systolisches Geräusch an der Spitze nachgewiesen.

Fall 64 betrifft eine 66jährige Wittwe. Im 52. Lebensjahre wurde Albumin im Harn nachgewiesen; später Symptome von Herzinsufficienz. Bei der Aufnahme in das Lazareth wurden Herzvergrösserung, Netzhautblutungen und Symptome von chronischer Nephritis, später auch Herzinsufficienz beobachtet. Bei der Section wurden eine sackförmige Erweiterung der Aorta ascendens, atheromatöse Veränderungen in der Aorta, den Coronargefässen und den peripheren Arterien, im Herzfleisch hier und da eingesprengte weisse bis weissgelbe Flecke, chronische interstitielle Nephritis beobachtet. Die Aortenklappen waren normal.

Fall 65 betrifft einen 67jährigen Arbeiter, welcher ein Jahr vor der Aufnahme in das Lazareth anfing, von Stechen in der Brust, Athemnoth und Oedem im Bein geplagt zu werden. Bei der Untersuchung wurden Herzvergrösserung nach links, systolisches Geräusch an der Spitze, unregelmässige Herzthätigkeit sowie leichte Albuminurie bemerkt. Die Stassymptome nahmen ab und verschwanden während des Aufenthaltes im Krankenhaus.

Fall 66, eine 58jährige Frau. Strenge Arbeit, feuchte Wohnung und rheumatische Schmerzen in den Gelenken werden in der Anamnese erwähnt; 2—3 Jahre vor der Aufnahme in das Lazareth Athemnoth und später Stassymptome. Bei der Untersuchung wurden Herzvergrösserung, unregelmässige Herzthätigkeit, systolisches Geräusch an der Herzspitze sowie leichte Albuminurie beobachtet. Während des Aufenthaltes im Lazareth trat eine Perforationsperitonitis ein, und die Patientin starb. Bei der Section wurden Herzvergrösserung, Mitralisinsufficienz, Sklerose in den Coronargefässen und der Aorta, Perforation des Processus vermiformis, woselbst sich ein pflaumkerngrosses Concrement vorfand, nachgewiesen.

Fall 67. Ein 56 jähriger Schauspieler israelitischer Herkunft, der in seiner Kunst intensiv gearbeitet hatte, wurde in seinem 53. Lebensjahre von einer Apoplexie mit schnell vorübergehender, linksseitiger Hemiplegie und bedeutender Bradycardie (Pulsfrequenz 28 pro Minute) betroffen. Später ein paar leichte Apoplexien ohne Lähmung; Athemnoth und Herzklopfen. Bei der Untersuchung zeigte der Patient neurasthenische Symptome, klagte über Druck und Beklemmung in der Herzgegend; das Herz war etwas vergrössert, die Herzthätigkeit in geringem Grade unregelmässig und die Frequenz gering (etwa 50 pro Minute), Symptome von gesteigertem arteriellem Druck wurden nachgewiesen; die Leber war etwas vergrössert; leichte Albuminurie. — Während der folgenden 3 Jahre wurde der Zustand besser, die Pulsfrequenz normal und der Herzrhythmus fast vollkommen regelmässig; indess trat einmal Lungeninfarct nebst Venenthrombose in dem einen Bein sowie einmal eine Hirnapoplexie ohne Lähmung ein. — Nach einer Durstkur nahmen die neurasthenischen Symptome an Intensität zu, hochgradige Schlaflosigkeit erschien, und der Patient starb.

d. Fälle mit chronischem Rheumatismus in der Anamnese.

Seit vielen Jahren kamen bei Fall 68, einem 58 jährigen ehemaligen Weinkellerdiener, rheumatische Schmerzen in den Gelenken vor; im 58. Lebensjahre Herzaffection. Im Seraphimerlazareth wurden Herzvergrösserung, unregelmässige Herzthätigkeit nebst linksseitigem pleuritischem Exsudat nachgewiesen; bei einem zweiten Aufenthalt im Lazareth kurze Zeit später wurde ausserdem Oedem in den Beinen beobachtet. Wegen des Berufes des Patienten lässt es sich denken, dass hier auch Alkoholmissbrauch vorhanden gewesen ist — obgleich dies vom Patienten verneint wurde.

Fall 69 bot eine Arthritis deformans dar. Der Patient, ein 58 jähriger Tischler, hatte 6 Wochen vor der Aufnahme in das Lazareth nach einer strengen Arbeit ein schweres Stechen in der Herzgegend gefühlt, sowie Herzklopfen, Athemnoth und Husten bekommen. Im Krankenhause wurden eine beträchtliche Herzvergrösserung, hoher arterieller Druck und anfangende Arthritis deformans in der linken

Hand beobachtet. Während des Aufenthaltes im Lazareth war die Harnmenge immer abnorm gross; der Harn enthielt aber weder Eiweiss noch Zucker.

e. Fälle mit bedeutender Fettleibigkeit ohne etwas anderes Bemerkenswerthes in der Anamnese.

Fall 70 betrifft einen 37jährigen Ingenieur, der sehr fettleibig gewesen ist, sich aber vollkommen gesund gefühlt hat, bis er während der letzten 15 Monate nicht weniger als 20 kg an Gewicht abnahm; dabei traten dyspeptische Symptome auf. Bei der Untersuchung war das Herz nach links beträchtlich vergrössert, ein systolisches Geräusch wurde über der ganzen Herzgegend gehört, die Harnmenge war vermehrt, und der Harn enthielt ziemlich viel Albumin; im rechten Auge Netzhautblutungen.

Ein 58jähriger Schiffscapitän, Fall 71, war in seinem 50. Lebensjahre sehr fettleibig, nahm dann im Laufe eines halben Jahres um 15 kgm ab; in der letzten Zeit stenocardische Anfälle. Bei der Untersuchung war das Herz nach links vergrössert, die Herzthätigkeit unregelmässig, die Leber vergrössert; der Harn enthielt eine Spur von Albumin, die später verschwand, um wieder zurückzukommen; dabei erschien auch eine Anschwellung des linken Beines. Später eine vorübergehende Lähmung in der linken Seite. Der Patient starb etwas mehr als ein halbes Jahr nach der ersten Untersuchung.

Fall 72 betrifft einen 59jährigen Kaufmann, der gesund war, bis er vor einem Jahre anfing, an Athemnoth zu leiden. Bei der Untersuchung war er sehr fettleibig, das Herz war nach links vergrössert, an der Spitze wurde ein systolisches Geräusch gehört: der zweite Aortenton äusserst stark accentuirt, klingend; der Harn enthielt eine Spur von Albumin.

Fall 73. Ein 62jähriger Landwirth, der früher ziemlich fettleibig gewesen war, ist während des letzten Jahres abgemagert und hat dyspeptische Symptome bekommen. Bei der Untersuchung betrug das Körpergewicht nur 66·7 kg; das Herz nach links vergrössert, die Herzthätigkeit unregelmässig, eine Spur von Albumin im Harn. Während der Behandlung (Milchdiät, Digitalis, KJ und Gymnastik) trat eine merkbare Verbesserung ein, das Körpergewicht nahm etwas zu und 5 Jahre nach der ersten Untersuchung fühlte er sich anhaltend ganz wohl, obgleich die objectiven Symptome noch unverändert geblieben waren.

Bei Fall 74, 65 jährige Wittwe, wird seit mehreren Jahren Athemnoth erwähnt; in der letzten Zeit musste die Patientin im Bette sitzen. Bei der Untersuchung war die Patientin fettleibig, litt an grosser Athemnoth, zahlreiche Rasselgeräusche in den Lungen; das Herz nach links vergrössert, die Herzthätigkeit etwas unregelmässig; der Harn enthielt eine Spur von Albumin; als die Athemnoth abnahm, wurde systolisches Geräusch über der Aorta und dem Manubrium sterni beobachtet. Der Zustand der Patientin besserte sich, sie nahm 8^{kg} ab, und bei der letzten Untersuchung, etwa $3^1/_2$ Jahre nach der ersten, fühlte sie sich sehr wohl.

Ein 72 jähriger Beamter, Fall 75, war in den letzteren Jahren sehr fettleibig geworden, hatte seit einigen Jahren an Athemnoth bei Bewegungen gelitten und in der letzten Zeit ein leichtes Oedem in den Füssen gehabt. Bei der Untersuchung wurden Vergrösserung des Herzens nach links, hoher arterieller Druck, eine Spur von Albumin im Harn, später stärkere Anschwellung der Beine, relative Mitralisinsufficienz und leichte stenocardische Anfälle beobachtet. Der Patient ist plötzlich gestorben. Bei der Section wurde nur das Herz untersucht; dabei wurden Hypertrophie und Dilatation an beiden Herzkammern, sklerotische Veränderungen in den Coronararterien und sklerotische Herde im Herzfleisch in sehr reichlicher Menge nachgewiesen. Die Klappen und Oeffnungen des Herzens waren vollkommen gesund.

f. Fälle mit Heredität.

Fall 76 betrifft eine 45 jährige Frau, die schon seit ihrer Kindheit von Durst geplagt wurde und viel Kaffee getrunken hat. Seit 4 Monaten schwere Kopfschmerzen, zuweilen Herzklopfen. Im Lazareth wurden Herzvergrösserung, leichte Albuminurie und Diabetes insipidus, sowie Symptome eines erhöhten arteriellen Druckes nachgewiesen. Die Mutter und eine Schwester haben möglicherweise an einer Herzkrankheit gelitten.

Fall 77, eine 48 jährige Frau, deren beide Eltern plötzlich gestorben sind, bekam kurz vor der Aufnahme in das Lazareth einen Anfall von acutem Gelenkrheumatismus. Im Lazareth bot sie Symptome von Arteriosklerose und Aorteninsufficienz dar.

Ein 60 jähriger Bureaudiener, Fall 78, der viele Jahre hindurch im Winter gehustet hatte und leicht dyspnoisch wurde, fing vor 3 bis 4 Jahren an, an Herzklopfen zu leiden und bekam vor $1^1/_2$ Jahren einen schweren Anfall von Angina pectoris, der sich später ziemlich oft wiederholte. Bei der Untersuchung im Seraphimerlazareth zeigte der Patient Oedem in den Füssen, blutiges Expectorat (Infarct), leichte Herzvergrösserung, Zeichen eines erhöhten arteriellen Druckes, Albuminurie und ausgebreitete Bronchitis. Während des Aufenthaltes im

Lazareth wurde sein Zustand besser. Etwa ein Jahr später wurde er zum zweiten Mal aufgenommen und bot dann etwa dieselben Symptome dar. Der Druck in der Arteria radialis betrug 210 ^{mm} Hg (Potain).

Fall 79 betrifft einen 69 jährigen ehemaligen Kaufmann, der in seinem 61 jährigen Lebensjahre anfing, an Athemnoth, Herzklopfen und Schwindel zu leiden; im 67. Lebensjahre Erstickungsanfälle. Im Krankenhause wurden Myocarditis und Albuminurie und im folgenden Jahre Diabetes mellitus beobachtet; das Körpergewicht nahm innerhalb 2 Jahren von 123 ^{kg} auf 77 ^{kg} ab. Bei der Untersuchung im Seraphimerlazareth (während seines 4. Aufenthaltes daselbst) wurden Herzvergrösserung, unregelmässige Herzthätigkeit, vorübergehende Glykosurie und leichte Albuminurie beobachtet.

g. Fall mit Gicht und Gallenstein in der Anamnese.

Fall 80 betrifft einen 58 jährigen Kontoristen, der seit 20 Jahren an Gichtanfällen und mehrmals an Gallensteinskolik gelitten hatte: während der letzten Jahre Athemnoth bei Bewegungen, in der letzten Zeit Anfälle von Athemnoth während der Nächte. Bei der Untersuchung wurde eine beträchtliche Herzvergrösserung nach links, Zeichen eines gesteigerten arteriellen Druckes, etwas unregelmässige Herzthätigkeit, Bronchitis und Albuminurie nachgewiesen. Während der folgenden Zeit wurde der Zustand des Patienten besser, die Athemnoth bei Bewegungen nahm ab, die nächtlichen Anfälle von Athemnoth hörten auf, die Bronchitis und Albuminurie verschwanden, und die Herzthätigkeit wurde regelmässig.

h. Fälle mit verschiedenen Infectionskrankheiten in der Anamnese.

Bei Fall 81 war die Patientin, eine 56 jährige Frau, gesund, bis sie im 53. Lebensjahre Influenza bekam; ein Jahr später traten Herzklopfen und Athemnoth bei Bewegungen ein. Nebst diesen Symptomen wurden bei der Untersuchung Herzvergrösserung, systolisches Geräusch über der Spitze, unregelmässige Herzthätigkeit, vergrösserte Leber und leichte Albuminurie beobachtet.

Fall 82 betrifft einen 65 jährigen Schiffer, der Typhoidfieber und Malaria, die letztere 4 Jahre, gehabt hat; im 57. Lebensjahre einer Kohlenoxydvergiftung ausgesetzt, im 58. Lebensjahre wegen Myocarditis im Seraphimerlazareth behandelt; später Oedem in den Beinen. Bei der Untersuchung wurden Stauungssymptome, beträchtliche Herzvergrösserung, unregelmässige Herzthätigkeit, Lungenemphysem und Bronchitis sowie Spuren von Albumin im Harn nachgewiesen.

Während des Aufenthaltes im Lazareth wurde zuweilen ein ausgezogenes systolisches Geräusch an der Herzspitze gehört.

Fall 83 betrifft einen 67jährigen Baumeister. Der Patient hatte eine Menge von Infectionskrankheiten durchgemacht. Während der letzten 4 Jahre hatte er an Schmerzen zwischen den Schultern gelitten, welche nach den Seiten, am meisten nach links, ausstrahlten. Im Seraphimerlazareth wurden Oedem in den Füssen, Herzvergrösserung nach links, Zeichen von Aorteninsufficienz und Stenose in der Aortenmündung sowie Albuminurie nachgewiesen. Der Patient besserte sich während des Aufenthaltes im Krankenhause.

i. Fälle ohne etwas Bemerkenswerthes in der Anamnese.

Ein 60jähriger Eisenarbeiter, Fall 84, war immer gesund gewesen, bis er während der letzten Jahre begann, an Athemnoth und leichten stenocardischen Anfällen zu leiden. Bei der Untersuchung zeigte er Herzvergrösserung und unregelmässige Herzthätigkeit.

Fall 85. 65jährige Frau, war gesund gewesen, bis sie in ihrem 63. Lebensjahre anfing, an Herzklopfen zu leiden; später Athemnoth, Husten und im weiteren Verlaufe der Krankheit Oedem in den Beinen. Im Seraphimerlazareth wurden Herzvergrösserung, Rhythmus cordis bigeminus, Mitralisinsufficienz, Dilatation der Aorta, chronische Nephritis und Stauungssymptome nachgewiesen.

Ein 67jähriger Kaufmann, Fall 86, der gesund gewesen, bis er vor ein paar Monaten anfing, an Athemnoth bei Bewegungen und an langdauerndem Husten zu leiden, zeigte bei der Untersuchung Herzvergrösserung, unregelmässige Herzthätigkeit, etwas vergrösserte Leber und eine sehr leichte Albuminurie. Später wurde die Herzthätigkeit regelmässig und die Athemnoth leichter.

Fall 87 betrifft einen 70jährigen Holzhändler, der gesund gewesen, bis er vor etwa 4 Monaten begann, an Athemnoth zu leiden. Bei der Untersuchung im Seraphimerlazareth wurden Herzvergrösserung nach links, periodenweise ein schwaches systolisches Geräusch an der Herzspitze sowie unregelmässige Herzthätigkeit und ein haselnussgrosses Aneurysma an der rechten A. brachiales nachgewiesen. Die Harnmenge, die bei der Aufnahme ziemlich gering war, wurde während des Aufenthaltes im Lazareth beträchtlich grösser; gleichzeitig wurde die Athemnoth leichter und hörte fast vollständig auf.

Ein 71jähriger Arbeiter, Fall 88, der ein starker Raucher gewesen war, fing im 66. Lebensjahre an, Athemnoth und Herzklopfen bei stärkeren Bewegungen zu fühlen. Diese Symptome wurden allmählich ausgeprägter, und Oedem in den Beinen kam hinzu. Der Patient ist deswegen mehrmals im Krankenhaus behandelt worden. Bei der Untersuchung im Seraphimerlazareth wurden Athemnoth, Stauungssymptome, Herzvergrösserung nach links, systolisches Geräusch an der Spitze, unregelmässige Herzthätigkeit, hoher Arteriendruck, 175 ^{mm} Hg (Potain), leichte, vorübergehende Lebervergrösserung und Albuminurie nachgewiesen. Die Stauungssymptome verschwanden.

Fall 89. Eine 73 jährige Wittwe war im allgemeinen gesund gewesen. Während der letzten Jahre hat sie an rheumatischen Schmerzen gelitten. Vor einem halben Jahre bekam sie Symptome von Herzinsufficienz und Schwindel. Im Seraphimerlazareth wurden Stauungssymptome, Herzvergrösserung, systolisches Geräusch an der Spitze und leichte Albuminurie nachgewiesen. Die Stauungssymptome gingen zurück.

Fall 90 betrifft einen 74 jährigen Lehrer, der gesund gewesen, bis er im 66. Lebensjahre einen Anfall von Angina pectoris bekam. Während des folgenden Halbjahres wiederholten sich die Anfälle mehrere Male, waren dann etwas mehr als 5 Jahre lang verschwunden, wonach sie, jedoch im allgemeinen nur schwach, wiederkehrten. Bei der Untersuchung wurden Herzvergrösserung nach links, systolisches Geräusch über der ganzen Herzgegend und im Jugulum sowie leichte Albuminurie nachgewiesen. Während der folgenden Zeit war der Patient ziemlich gesund und konnte sein Amt versehen, starb aber ein Jahr später an einem neuen Anfall von Angina pectoris.

Zusammenstellung der Symptome bei den Fällen der IV. Gruppe.

Bei der IV. Gruppe finden wir eine sehr reichhaltige Sammlung von Symptomen, welche sich zum grössten Theil direct auf das Herz und das Gefässsystem beziehen, indess auch dem Nervensystem, den Respirationsorganen, der Leber, den Nieren u. s. w. entstammen.

Unter den Symptomen von Seiten des Herzens und der Aorta finden wir:

Herzvergrösserung in fast allen Fällen.
Mitralisinsufficienz in Fall 32, 46, 66, 81, 85, 88, 89.
Relative Mitralisinsufficienz in Fall 23, 34, 55, 75, 82, 88.
Relative Tricuspidalisinsufficienz in Fall 55.
Stenosis ostii venosi sin. in Fall 33.
Aorteninsufficienz in Fall 39, 45, 48, 51, 53, 77.
Aorteninsufficienz + Stenosis ostii aortae in Fall 37, 83.
Aorteninsufficienz + Aortitis in Fall 28, 35, 39, 40, 45, 61.
Stenosis ostii Aortae + Aortitis in Fall 60.

Aorteninsufficienz + Stenosis ostii aortae + Aortitis in Fall 30, 36.

Aortitis + Aortendilatation in Fall 27, 47, 58, 85, 90.

Aortenaneurysma in Fall 53, 64.

Ferner dürfte hierher zu führen sein:

Angina pectoris in Fall 28, 30, 36, 46, 48, 67, 71, 74, 75, 78, 84, 90.

Schmerzhafte Dyspnoe in Fall 61.

Asthma cardiale in Fall 26, 34, 40, 61, 78, 80.

Bradycardie in Fall 60, 67, 82.

Rhythmus cordis bigeminus in Fall 85.

Galopprhythmus in Fall 27.

Pulsus differens in Fall 47 und 60.

Pulsus irregularis in vielen Fällen; in Fall 54 ging die Pulsfrequenz periodenweise auf 40 pro Minute herab; hierbei folgten 4 Herzschläge in normaler Weiser nach einander, darnach trat eine Pause ein, so dass also jeder 5. Herzschlag ausfiel.

Aneurysma der Arteria brachialis in Fall 87.

Von Seiten des Nervensystems sind beobachtet:

Schwindel in Fall 25.

Hallucinationen in Fall 30.

Parästhesien in Fall 33.

Hemiplegie und Aphasie in Fall 41.

Epileptiforme Anfälle in Fall 51.

Apoplektiforme Anfälle in Fall 67.

Neurasthenie in Fall 60, 67.

Von Seiten der Augen:

Chorioretinitis in Fall 41, 55, 61.

Retinitis in Fall 47.

Retinalblutungen in Fall 47, 64, 70.

Verengerung der Gesichtsfelder in Fall 60.

Von Seiten der Respirationsorgane:

Pleuritis exsudativa dextra in Fall 45, 49, 55, 65.

Pleuritis exsudativa sinistra in Fall 50, 68.

Lungeninfarct in Fall 48, 52, 61, 62, 67, 78.

Cheyne-Stokes'sche Respiration in Fall 30, 44, 45, 46.

Von Seiten der Leber:

Vergrösserte cirrhotische Leber in Fall 56, 57.

Lebersyphilis in Fall 24, 38.

Von Seiten der Nieren und des Harns:

Albuminurie in sehr vielen Fällen.

Chronische Nephritis in einzelnen Fällen.

Vermehrte Harnmenge ohne Albuminurie in Fall 69.

Diabetes mellitus in Fall 79.

Glykosurie in Fall 57.

Diabetes insipidus in Fall 76.

Ausserdem ist zu bemerken, dass Gangrän der Zehen in Fall 33 vorkam.

Aus dieser Uebersicht geht hervor, dass die Herz- und Gefässsymptome die allerwichtigste Rolle spielen und dass bedeutende Veränderungen in der Herzmusculatur, den Klappen und Mündungen des Herzens sowie in der Aorta in. einer sehr grossen Anzahl der Fälle vorkommen. Die Symptome von Seiten anderer Organe erschienen im allgemeinen nur in einzelnen Fällen.

Gruppe V.

Umfasst 13 Fälle, bei welchen die Symptome von Seiten der Nieren stark ausgeprägt waren; in allen Fällen wurde eine chronische Nephritis diagnosticirt.

a. Fälle mit Alkoholmissbrauch in der Anamnese.

Fall 91 betrifft einen 43jährigen Nachtwächter, der Alkohol intensiv missbraucht hatte. Seit langer Zeit her dyspeptische Symptome, Tremor, blutiges Erbrechen, Delirien und epileptiforme Anfälle. Bei der Untersuchung im Seraphimerlazareth wurden ausser den genannten Symptomen leichte Herzvergrösserung, Ascites und Zeichen von Nephritis nachgewiesen. Der Patient starb. Die Section zeigte das Herz von gewöhnlicher Grösse, Arteriosklerose in den Coronararterien sowie ausgebreitete Sklerose in den Körperarterien, Lungentuberculose, tuberculöse Peritonitis, atrophische Lebercirrhose und chronische parenchymatöse Nephritis.

Fall 92 betrifft eine 58jährige Haushälterin, die ziemlich viel Bier getrunken und strenge Arbeit gehabt hatte sowie ziemlich fettleibig gewesen war. Wurde im 49. Lebensjahre im Seraphimerlazareth wegen einer chronischen Nephritis und Ekzem behandelt. In der letzten Zeit Athemnoth. Bei der Untersuchung Athemnoth und Herzklopfen, verbreitetes Ekzem an den Beinen, das Herz vergrössert, der Harn enthielt Albumin und Cylinder. Später erschien ein systolisches Geräusch über der Aorta und dem Sternum, die Harnmenge war vermehrt.

b. Fälle mit anstrengender Arbeit in der Anamnese.

Fall 93 betrifft eine 44jährige Frau, die vor einem Jahre anfing, sich matt zu fühlen, Kopfschmerzen, Athemnoth und Herzklopfen bekam; später Oedem in den Beinen. Bei der Untersuchung im Seraphimerlazareth wurden Symptome von Herzinsufficienz, Herzvergrösserung, Retinitis albuminurica und chronische Nephritis beobachtet. Die Insufficienzsymptome wurden verbessert.

Ein 55jähriger Schiffer, Fall 94, fing kurz vor der Aufnahme in das Seraphimerlazareth an, sich matt zu fühlen, bekam Kopfschmerzen und später ausgebreitetes Oedem. Bei der Untersuchung im Lazareth fanden sich Symptome von Herzinsufficienz vor; ferner Herzvergrösserung, erhöhter arterieller Druck, 200—210^{mm} Hg (Potain), Lungenemphysem; Albumin, Cylinder sowie rothe und weisse Blutkörperchen im Harn. Die Harnmenge war anfangs vermindert, wurde aber bald reichlicher als normal. Der Arteriendruck erhob sich auf 220^{mm} Hg (Potain). Bei der Entlassung waren Oedem und Ascites verschwunden; im Harn noch Spuren von Albumin.

Fall 95, ein 57jähriger Unterförster. Im 22. Lebensjahre bekam der Patient nach einer heftigen Anstrengung einen Anfall von starkem Herzklopfen mit Angst und Athemnoth; später ähnliche Anfälle ohne Anstrengung. Im 51. Lebensjahre eine acute Nephritis, im 56. Lebensjahre Bronchitis und Athemnoth; später Oedem in den Beinen. Bei der Untersuchung im Seraphimerlazareth wurden chronische Nephritis, Emphysem und Bronchitis sowie mehrere Anfälle von Tachycardie (Pulsfrequenz höher als 140 pro Minute), Angstgefühl, Dyspnoe, Cyanose, Husten, reichliche Rasselgeräusche über den Lungen (Asthma cardiale) nachgewiesen.

c. Fall mit chronischem Rheumatismus in der Anamnese.

Ein 47jähriger Fabriksverwalter, Fall 96, litt im 40. Lebensjahre an Muskelrheumatismus, zeigte im 43. Lebensjahre Spuren von Albumin im Harn, seit dem 46. Lebensjahre constant 0·5 pro Mille Albumin nebst hyalinen Cylindern und vermehrter Harnmenge; später Athemnoth und Anfälle von Beklemmung über dem Herzen mit frequentem und unregelmässigem Puls und schwerer Athemnoth; bei der Untersuchung beträchtliche Herzvergrösserung, vermehrte Harnmenge und eine Spur von Albumin im Harn.

d. Fälle mit Heredität.

Fall 97 betrifft einen 53jährigen Kaufmann, der eine sehr regelmässige Lebensweise geführt, aber in seinem Geschäft streng gearbeitet hatte. Zwei Brüder waren vor dem Patienten an einer Herzkrankheit, ein dritter Bruder an Cancer recti gestorben. Die ersten Symptome, Athemnoth und Herzklopfen bei Bewegungen, erschienen vor 5 Monaten, später herabgesetzte Sehschärfe, weswegen er einen Augenarzt consultirte. Bei der Untersuchung wurde eine beträchtliche Vergrösserung des Herzens nach links, Zeichen von erhöhtem arteriellen Druck, Retinalblutungen und Retinitis an beiden Augen nachgewiesen. Die Aa. temporales stark gewunden und die Aa. radiales weich. Der Harn enthielt ziemlich viel Albumin, und seine Menge war vermehrt. Später erschienen Herzinsufficienz mit Oedem und Ascites, relative Mitralisinsufficienz sowie Cheyne-Stokes'sche Respiration. Der Patient starb zwei Jahre nach dem Auftreten der ersten Symptome. Bei der Section wurden ausgebreitete arteriosklerotische Veränderungen in der Aorta und den davon ausgehenden Gefässen, in den Coronargefässen des Herzens und vor allem in den Hirngefässen beobachtet. Das Herz war beträchtlich erweitert und hypertrophirt, Klappen und Oeffnungen gesund. Die Nieren von etwa gewöhnlicher Grösse, etwas sklerotisch. Im Magen fanden sich in der Nähe der Cardia und der Curvatura minor 2 kleinere, typische, runde Magengeschwüre.

e. Fall mit schlechten hygienischen Verhältnissen und Infectionskrankheiten in der Anamnese.

Fall 98 betrifft einen 52jährigen Arbeiter, welcher in schlechten hygienischen Verhältnissen gelebt und Masern, Pocken, Typhoidfieber sowie 2 Mal Lungenentzündung durchgemacht hat. Im 47. Lebensjahre im Seraphimerlazareth wegen einer chronischen Nephritis behandelt; fühlte sich nachher gesund, bis vor 3 Wochen Kopfschmerzen und Oedem erschienen. Bei der Untersuchung im Seraphimerlazareth leichtes Oedem, Erweiterung der Aorta, Albumin und Cylinder im Harn, aber keine Herzvergrösserung. Während des Aufenthaltes im Krankenhause ein Anfall von Asthma uraemicum. Der Patient wurde gebessert entlassen.

f. Fälle mit verschiedenen Infectionskrankheiten in der Anamnese.

Fall 99, ein 67jähriger Kaufmann, wurde im Seraphimerlazareth wegen chronischer Nephritis und Cystitis behandelt. Die Arterien waren gewunden, aber nicht sklerotisch. Der Patient starb. Die Section zeigte atheromatöse Veränderungen in der Aorta, chronische Nephritis und eine haselnussgrosse, von der Dura mater ausgehende Hirngeschwulst.

Fall 100 betrifft einen 46jährigen Tischler, welcher Erkältungen oft ausgesetzt gewesen ist, in feuchter und zugiger Wohnung gelebt sowie Masern und Typhoidfieber durchgemacht hat. Im 40. Lebensjahre wurde er wegen Nephritis im Krankenhaus behandelt. Seitdem gesund, bis er 8 Monate vor der Aufnahme in das Lazareth Kopfschmerzen und später Erbrechen bekam. Bei der Untersuchung wurden Kopfschmerzen, Athemnoth, Herzvergrösserung, Blutungen und Retinitis an beiden Augen beobachtet. Der Harn enthielt Albumin und Cylinder. Während des Aufenthaltes im Lazareth kamen leichte urämische Symptome zum Vorschein. Der Patient wurde gebessert entlassen.

Fall 101, ein 54jähriger Tischler, der Scarlatina und Lungenentzündung durchgemacht hatte, bekam ein Jahr vor der Aufnahme in das Lazareth Diarrhöe, Erbrechen und Kopfschmerzen. Diese Symptome verschwanden nach ein paar Wochen, kamen aber ein Jahr später wieder zurück. Später Oedem in den Füssen und Beinen. Bei der Untersuchung fanden sich Zeichen von gesteigertem arteriellen Blutdruck, beträchtlich vermehrte Harnmenge (bis zu 4 Liter pro Tag) sowie Albuminurie vor. Später kamen urämische Symptome und Lungenentzündung hinzu, welche zum Tode führten. Bei der Section wurden eine leichte Hypertrophie des Herzens, chronische deformirende Endarteriitis in den Coronararterien sowie chronische parenchymatöse Nephritis mit Amyloiddegeration und secundärer Granularatrophie beobachtet.

g. Fälle ohne etwas Bemerkenswerthes in der Anamnese.

Fall 102 betrifft einen 37jährigen Landarbeiter, welcher im 34. Lebensjahre eine Anschwellung um die Fussknöchel herum bemerkte; zwei Jahre später wurde im Seraphimerlazareth chronische Nephritis mit Herzhypertrophie diagnosticirt. Nach der Entlassung fühlte er sich einige Monate lang gesund, bis er im folgenden Jahre anfing, an Athemnoth und Herzklopfen, insbesondere während der Nacht, zu leiden. Bei der Untersuchung im Lazareth wurden Herzvergrösserung, besonders nach links, rechtsseitige, trockene Pleuritis, intensive, sklerotische Veränderungen in allen peripheren Gefässen beobachtet; die Harnmenge war vermehrt, das spec. Gew. des Harns niedrig, 3 pro Mille Albumin und hyaline Cylinder. Im Lazareth wurde der Patient subjectiv gebessert, die Zeichen der Pleuritis verschwanden; der Patient wurde entlassen, kam aber 3 Wochen später wieder und starb am folgenden Tage. Bei der Section wurden arteriosklerotische Veränderungen in den Gefässen des Gehirns und des Herzens, in der Aorta und in den Aa. radiales, welche in starre Röhren umgewandelt waren, beobachtet. Das Herz war beträchtlich vergrössert, Klappen und Mündungen gesund; die Nieren zeigten Zeichen einer chronischen, interstitiellen Nephritis. Ihrer Grösse nach waren sie nicht deutlich vermindert. Es ist möglich, dass der Patient Alkohol missbraucht hat, weil bei der zweiten Aufnahme Tremor in den Händen und der Zunge beobachtet wurde.

In Fall 103 traten im 44. Lebensjahre des Patienten Anfälle von Kopfschmerzen, Uebelkeit und Erbrechen auf; im Lazareth wurden Herzvergrösserung, Dilatation der Aorta, Netzhautblutungen und Retinitis albuminurica, Albuminurie und vermehrte Harnmenge sowie Zeichen urämischer Intoxication beobachtet.

Zusammenstellung der Symptome bei den Fällen der V. Gruppe.

Alle dieser Gruppe zugehörigen Fälle boten solche Symptome dar, dass eine chronische Nephritis diagnosticirt werden konnte; ausserdem finden wir:

Retinitis albuminurica in Fall 93, 97, 100, 103.
Retinalblutungen in Fall 97, 100, 103.
Urämie in Fall 100, 101, 103.

Unter Herzsymptomen sind folgende beobachtet worden:

Herzvergrösserung in Fall 92, 93, 94, 95, 96, 97, 100, 102, 103.
Aortitis chronica in Fall 92, 98, 103.
Asthma cardiale in Fall 95, 96.
Asthma uraemicum in Fall 98.
Relative Mitralisinsufficienz in Fall 97.
Bradycardie in Fall 94, 101.

Unter Symptomen von den Respirationsorganen werden bemerkt:

Pleuritis sicca dextra in Fall 102.
Emphysema pulmonum in Fall 94, 95.
Cheyne-Stokes'sche Respiration in Fall 97.

Ausserdem kamen noch vor:

Epileptiforme Anfälle alkoholischen Ursprunges in Fall 91.
Lungentuberkulose in Fall 91.
Atrophische Lebercirrhose in Fall 91.
Eczema chronicum in Fall 92.
Cystitis in Fall 99.
Tumor cerebri in Fall 99.

Gruppe VI

umfasst 16 Fälle mit Symptomen von Seiten des centralen Nervensystems.

a. Fall mit Syphilis in der Anamnese.

Fall 104 betrifft einen 44 jährigen Cementarbeiter, welcher im 26. Lebensjahre einen Schanker mit Bubo hatte, aber secundäre Symptome verneinte. 8 Monate vor der Aufnahme fühlte er ein bald vorübergehendes Einschlafen im rechten Arm und leichte Aphasie; ein ähnlicher Anfall 6 Monate später und nach noch einem Monat ein stärkerer Anfall mit rechtsseitiger Hemiplegie und leichte Aphasie. Bei der Untersuchung wurden ausser der Hemiplegie nur Zeichen eines erhöhten Druckes im arteriellen System und Rigidität in den peripheren Arterien beobachtet; der Patient wurde in Bezug auf die Motilität gebessert entlassen; die Sprachstörung war verschwunden. Wurde mit Einreibungskur behandelt.

b. Fälle mit Alkoholmissbrauch in der Anamnese.

In Fall 105, einem 43 jährigen Werkführer, finden wir einen Patienten, der im 42. Lebensjahre anfing, Herzsymptome zu fühlen; ein halbes Jahr später Symptome von Herzinsufficienz, wesswegen er in das Seraphimerlazareth aufgenommen wurde. Hier wurden beträchtliche Herzvergrösserung, relative Tricuspidalisinsufficienz, unregelmässige Herzthätigkeit und Albuminurie beobachtet; während des Aufenthaltes im Lazareth erschienen apoplektische Anfälle mit rechtsseitiger Hemiplegie, Cheyne-Stokes'sche Respiration, und der Patient starb. Bei der Section wurden Hypertrophie und Dilatation des Herzens, besonders der linken Kammer, sklerotische Verdickung und Zusammenwachsen der Zipfel der Mitralisklappe nachgewiesen, so dass eine beträchtliche Stenose entstand. Zahlreiche grössere und kleinere Sehnenflecke, viele mit verdickten Arterienästen zusammenhängend, wurden im Herzfleisch gefunden; ferner kamen unbedeutende sklerotische Veränderungen in der Aorta, in der Nähe ihrer Theilung vor. In der linken A. fossae Sylvii Embolien; ausgebreitete Encephalomalacie in der linken Hemisphäre; ausserdem Infarcte in der Milz nnd den Nieren.

Fall 106 betrifft einen 54 jährigen Arbeiter, der vor einem Jahre Schwäche im linken Arm und jetzt eine Apoplexie mit linksseitiger Hemiplegie bekam. Im Lazareth wurden ausserdem leichte Herzvergrösserung, erhöhter arterieller Druck, 250 ^{mm} Hg (Potain), vermehrte Harnmenge ohne Albuminurie nachgewiesen. Eine Zeit lang kam auch ein Pulsus bigeminus vor — vergl. die Curve 19.

Bei einem 60jährigen Verkäufer, Fall 107, entwickelte sich allmählich eine Schwäche in der linken Hand, dem linken Bein und der linken Gesichtshälfte; im Lazareth wurde eine leichte linksseitige Hemiparese nachgewiesen und ausserdem Rigidität in den peripheren Arterien und Steigerung des arteriellen Druckes beobachtet. Der Patient starb und bei der Section wurden eine Geschwulst in der rechten Hirnhemisphäre sowie arteriosklerotische Veränderungen in den Gefässen der Gehirnbasis und in der Aorta nachgewiesen.

Ein 61jähriger Maurer, Fall 108, der während der letzten Jahre an Athemnoth bei Bewegungen gelitten, bekam eine Woche vor der Aufnahme in das Lazareth Stechen und Kriechen in der rechten Hand, sowie während der nächstfolgenden Tage Schwäche im rechten Arm. Die Untersuchung ergab rechtsseitige Hemiparese, leichte Herzvergrösserung, Symptome von chronischer Nephritis.

Im 58. Lebensjahre wurde der Patient, Fall 109, von einer leichten Parese im linken Arm und Bein getroffen; später stiessen Blasensymptome und herabgesetzte Sehschärfe hinzu. Bei der Untersuchung im Lazareth — der Patient war damals 63 Jahre alt — wurde eine bedeutende Herzvergrösserung, insbesondere nach links, sowie Zeichen eines erhöhten arteriellen Druckes und linksseitige Hemianopsie nachgewiesen.

Ein 64jähriger Fabrikarbeiter, Fall 110, bekam Schwindel, Flimmern vor den Augen und zwei Monate später aphasische Symptome; im Seraphimerlazareth wurden beginnende Gangrän im rechten Fuss, leichte motorische Aphasie, rechtsseitige Hemiparese, Zeichen von erhöhtem arteriellen Druck und sklerotische Veränderungen in den peripheren Gefässen nachgewiesen. Der Patient starb. Bei der Section wurden Arteriosklerose in den Hirngefässen, apoplektische Cysten in den rechten Temporalwindungen, im linken Linsenkern und linken Thalamus opticus, sklerotische Veränderungen in den Coronargefässen und bindegewebige Schwielen in der Wand der linken Kammer, sowie beträchtliche atheromatöse Veränderungen in der Aorta beobachtet.

c. Fall mit anstrengender Arbeit in der Anamnese.

Ein 63jähriger Klempner, Fall 111, bekam vor etwa 6 Jahren Schwindel und Herzklopfen bei Anstrengungen, vor 4 Jahren Nephritis und eine leichte Apoplexie, vor 2 Jahren Retinitis und später eine zweite Apoplexie, sowie vor 1 Jahre Schwäche in der rechten Körperhälfte. Bei der Untersuchung im Seraphimerlazareth wurden rechtsseitige Hemiparese und schwere Athemnoth bei der geringsten Bewegung, Herzvergrösserung, Zeichen von erhöhtem arteriellen Druck,

Retinalblutungen und Retinitis albuminurica, Zeichen von chronischer Nephritis beobachtet. Bei der Section wurden ein Erweichungsherd im Pons, acute Pericarditis, Hypertrophie und Dilatation des Herzens, chronische fibröse Myocarditis, Arteriosklerose in den Hirn- und Herzgefässen, chronische interstitielle Nephritis nachgewiesen.

d. Fälle ohne etwas Bemerkenswerthes in der Anamnese.

Fall 112 betrifft eine 64 jährige Wittwe, die gesund gewesen, bis sie 2 Monate vor der Aufnahme in das Lazareth Athemnoth bekam; später hatte sie einen Anfall von cardialem Asthma. Bei der Untersuchung im Lazareth wurden Athemnoth, Cyanose, Herzvergrösserung, unregelmässige Herzthätigkeit, vergrösserte Leber und rechtsseitiges, pleuritisches Exsudat nachgewiesen. Die peripheren Arterien zeigten keine deutliche Arteriosklerose; keine Albuminurie. Während des Aufenthaltes im Krankenhause erschienen mehrere apoplektische Anfälle mit rechtsseitiger Hemiplegie und Aphasie. Die Patientin starb. Bei der Section wurden Arteriosklerose in den Hirngefässen, den Coronargefässen und in der Aorta sowie Erweichungsherde im Gehirn beobachtet. Ferner wurden acute Peritonitis und Pericarditis, Herzvergrösserung, grauweisse Flecken in den Papillarmuskeln der linken Kammer sowie Infarcte in den Nieren und Embolie in der A. mesenterica nachgewiesen.

Eine 65 jährige Wäscherin, Fall 113, fing vor 3—4 Jahren an, an Kopfschmerzen und Schwindel zu leiden und hatte während des letzten Jahres 4 apoplektische Anfälle. Im Seraphimerlazareth wurden linksseitige Hemiparese, Herzvergrösserung und Albuminurie nachgewiesen. Während des Aufenthaltes im Lazareth trat ein systolisches Geräusch über der Herzspitze (relative Mitralisinsufficienz) auf, welches nach Digitalis verschwand; später erschien es wieder, eine neue Apoplexie stiess hinzu, und die Patientin starb. Keine Section.

Fall 114 betrifft einen 65 jährigen ehemal. Lotsen, der sein ganzes Leben lang gesund gewesen, bis er vor einem Jahre anfing, sich müde und dyspnoisch zu fühlen und einen Monat vor der Aufnahme in das Seraphimerlazareth im rechten Bein und Arm schwach wurde. Bei der Untersuchung wurden eine rechtsseitige Parese, Herzvergrösserung nach links, systolisches Fremissement und Geräusch an der Spitze (relative Mitralisinsufficienz), ferner Albuminurie und Zeichen von erhöhtem arteriellen Druck beobachtet. Während des Aufenthaltes im Lazareth verschwanden das systolische Fremissement und das Geräusch an der Herzspitze; auch wurde die Motilität verbessert.

Bei Fall 115, einem 66 jährigen ehemal. Lehrer, der sein ganzes Leben lang gesund gewesen, traten während der letzten Jahre Athemnoth und Schwindel sowie in der letzten Zeit Gedächtnissschwäche auf. Im Seraphimerlazareth wurden Herzvergrösserung, unregelmässige Herzthätigkeit, Dilatation der Aorta, systolisches Geräusch, am stärksten über der Aorta sowie Zeichen von Nephritis nachgewiesen. Bei einem zweiten Aufenthalt im Lazareth, ein paar Monate später, dieselben Symptome. Der Patient starb. Bei der Section fanden sich beträchtliche arteriosklerotische Veränderungen in den Hirngefässen, in den Coronargefässen und in der Aorta vor; letztere war auch erweitert; ferner eine apoplektische Cyste im linken Temporallappen sowie eine Blutung im Pons; beträchtliche Herzhypertrophie und Dilatation, zahlreiche grössere und kleinere sklerotische Herde in der vorderen Wand der linken Kammer und in den Papillarmuskeln, chronische interstitielle Nephritis mit Amyloiddegeneration.

Im Alter von einigen 50 Jahren traten in Fall 116, welcher einen 68 jährigen Marineunterofficier betrifft, Kopfschmerzen und Schwindel auf; Anfang der 60 er Schwäche im linken Bein mit Zittern und ein Jahr später auch Schwäche im rechten Bein. Im Seraphimerlazareth wurden eine geringe Herzvergsösserung nach links, Zeichen von erhöhtem arteriellen Druck und chronische Nephritis, Chorioretinitis, leichte Atrophie der Papillen und Beschränkung der Sehfelder in beiden Augen beobachtet.

Fall 117 betrifft einen 73 jährigen Schuhmacher, der gesund gewesen, bis er kurz vor der Aufnahme in das Lazareth Schwäche in der rechten Hand und bald darauf auch im rechten Fuss bemerkte. Bei der Untersuchung fanden sich leichte rechtsseitige Parese und sklerotische Veränderungen in peripheren Gefässen vor. Während des Aufenthaltes im Krankenhause wurde der Patient gebessert.

Fall 118, eine 77 jährige ehemal. Haushälterin, hatte im 75. Lebensjahre ihre erste Gehirnapoplexie und 2 Jahre später eine zweite, welche sie in das Lazareth brachte. Daselbst wurden Sklerose der peripheren Gefässe und rechtsseitige Hemiparese nachgewiesen.

Fall 119, eine 77 jährige Frau, bemerkte im 72. Lebensjahre zuerst Einschlafen der Glieder und 3 Tage später Parese in der linken Körperhälfte; gleich vor der Aufnahme in das Lazareth Parese im rechten Arm und leichte Aphasie. Bei der Untersuchung wurden rechtsseitige Hemiplegie, motorische Aphasie und unregelmässiger Puls nachgewiesen. Die Patientin starb. Bei der Section waren die Arterien des Gehirns, ebenso wie die des Herzens und die Aorta stark atheromatös. In den Centralwindungen der linken Hemisphäre ein Erweichungsherd; das Herz war vergrössert, Infarct im unteren Lappen der linken Lunge.

Zusammenstellung der Symptome bei den Fällen der VI. Gruppe.

In der VI. Gruppe habe ich 16 Fälle von Arteriosklerose zusammengestellt, bei welchen Symptome von Seiten des centralen Nervensystems, insbesondere des Gehirns, vorkommen; ausserdem finden wir bei vielen Fällen auch Symptome von Seiten anderer Organe:

Hemiplegia dextra in Fall 104, 105, 108, 110, 111, 112, 114, 117, 118.
Hemiplegia sinistra in Fall 106, 107, 113.
Hemiplegia bilateralis in Fall 116, 119.
Aphasia in Fall 110, 112, 119.
Hemianopsia in Fall 109.
Allgemeine Schwäche der seelischen Functionen in Fall 115.
Tumor cerebri in Fall 107.
Chorioretinitis in Fall 116.
Netzhautblutungen und Retinitis albuminurica in Fall 111.
Beschränkung der Sehfelder in Fall 116.
Atrophie der Papillen in Fall 116.
Herzvergrösserung in Fall 105, 106, 108, 109, 111, 112, 113, 114, 115, 116, 119.
Stenosis ostii venosi sin. in Fall 105, 115.
Relative Mitralisinsufficienz in Fall 113, 114.
Relative Tricuspidalisinsufficienz in Fall 105.
Pulsus bigeminus in Fall 105, 106.
Asthma cardiale in Fall 112.
Aortitis chronica, Dilatatio aortae, in Fall 115.
Pleuritis dextra in Fall 112.
Cheyne-Stokes'sche Respiration in Fall 105.
Nephritis chronica in Fall 108, 111, 115, 116.
Gangrän im rechten Fuss in Fall 110.

Ein Beispiel von Arteriosklerose mit Symptomen von Seiten des Gehirns ohne Symptome von anderen inneren Organen finden wir in Fall 104. Nachdem der Patient Einschlafen des rechten Armes und leichte Sprachstörungen bemerkt hatte, erschien eine Lähmung des rechten Armes und Beines. Keine Herzvergrösserung und keine Albuminurie konnten nachgewiesen werden. Der Patient hatte einen Schanker gehabt, und am Penis konnte noch eine eingezogene Narbe bemerkt werden; secundäre Symptome wurden verneint, indess lag hier ohne Zweifel eine syphilitische Infection vor, wesswegen der Patient mit Einreibungen behandelt und dadurch wesentlich gebessert wurde.

Gruppe VII

umfasst 5 Fälle von Arteriosklerose mit Krebs.

a. Fälle mit anstrengender Arbeit in der Anamnese.

Fall 120 betrifft einen 57jährigen Schmied, der an Pocken, rheumatischen Schmerzen und Malaria gelitten und immer anstrengende Arbeit gehabt hatte und Erkältungen ausgesetzt war. Drei Monate vor der Aufnahme in das Seraphimerlazareth fing der Bauch an zu schwellen, und der Patient wurde bei Bewegungen dyspnoisch. Im Krankenhaus wurde freie Flüssigkeit im Bauch und nach Entleerung desselben eine Geschwulst nachgewiesen, die mit der Leber zusammenzuhängen schien. Der Patient starb, und bei der Section wurde Cancer ventriculi et hepatis nebst Peritonitis et Pleuritis carcinomatosa beobachtet. Ausserdem fanden sich sklerotische Veränderungen in den Aorten- und Mitralisklappen sowie in den Coronargefässen und der Aorta vor.

Fall 121 betrifft eine 60jährige Frau, welche anstrengende Arbeit gehabt und in schlechten hygienischen Verhältnissen gelebt sowie während der letzten 30 Jahre an Muskel- und Gelenkrheumatismus gelitten hatte. Im 53.—54. Lebensjahre wiederholte Anfälle von Schwindel und Erbrechen, gleich vor Aufnahme in das Lazareth heftige Schmerzen in der Lebergegend. Im Seraphimerlazareth wurden leichter Icterus, geringe Herzvergrösserung, starke Rigidität in den peripheren Arterien, Zeichen von Neubildung in der Leber nachgewiesen. Bei der Section wurden Krebs der Gallenblase und der Leber, zahlreiche Gallensteine und Perforationsperitonitis beobachtet. Das Herz war von normaler Grösse und die Intima der Coronararterien verdickt ohne deutliche sklerotische Flecke.

b. Fälle ohne etwas Bemerkenswerthes in der Anamnese.

Fall 122 betrifft einen 68jährigen Gärtner, der seit mehreren Jahren an Husten gelitten; in der letzten Zeit wurde auch Oedem in den Beinen bemerkt. Im Seraphimerlazareth wurden leichte Herzvergrösserung, starke Vergrösserung der Prostata (Krebs), Athemnoth, Oedem im rechten Bein und im Scrotum nachgewiesen. Bei der Section wurde Cancer prostatae mit Metastasen in vielen Organen beobachtet. Das Herz war in transversaler Richtung vergrössert und zeigte sklerotische Flecken in der Musculatur sowie arteriosklerotische Veränderungen in den Coronargefässen.

Ein 69 jähriger Arbeiter, Fall 123, der in der letzten Zeit an Husten, Athemnoth und Schwindel gelitten, zeigte bei der Aufnahme in das Seraphimerlazareth neben den sklerotischen Veränderungen in den peripheren Gefässen Zeichen von Magencarcinom. Die Diagnose wurde durch die Section bestätigt; ausserdem zeigten die Aorta und die Arterien im allgemeinen arteriosklerotische Veränderungen.

Fall 124 betrifft einen 69 jährigen Droschkenkutscher, der erst in der letzten Zeit Athemnoth und Schmerzen in der Herzgegend empfunden hatte. Bei der Untersuchung im Seraphimerlazareth wurden Herzvergrösserung, Aorteninsufficienz, Ascites, leichte Albuminurie nachgewiesen. Bei der Section wurden sklerotische Veränderungen in den Gefässen des Gehirns und des Herzens sowie in der Aorta beobachtet; das Herz, insbesondere die linke Kammer, war hypertrophisch, in der Musculatur grössere und kleinere sklerotische Flecken; die Aortenklappen retrahirt und kalkinfiltrirt; die Aorta dilatirt; Cancer hepatis und Cholelithiasis.

In der VII. Gruppe habe ich 5 Fälle zusammengestellt, bei welchen Krebs in Verbindung mit Arteriosklerose vorgekommen ist. Diese Combination ist bei älteren Individuen gar nicht selten, und auch bei jüngeren Krebsleidenden findet man zuweilen arteriosklerotische Veränderungen.

Der primäre Krebsherd war in 1 Fall in der Prostata localisirt, und von hier aus hatten sich Metastasen in mehreren Organen entwickelt.

In 2 Fällen kam Ventrikelcancer mit Metastasen vor, und zwar in dem einen Falle in der Leber und im Peritoneum, im zweiten im Peritoneum und in der Milz.

In 2 Fällen wurde Krebs in der Leber und Cholelithiasis beobachtet; in dem einen dieser Fälle kam auch Krebs in der Gallenblase vor.

In einem Falle traten ausgeprägtere Symptome von Seiten des Herzens auf, nämlich Herzvergrösserung, Aorteninsufficienz und Dilatation der Aorta.

III. Die Sectionsergebnisse.

1. Die einzelnen, zur Section gelangten Fälle.

Das oben mitgetheilte casuistische Material umfasst 124 Fälle; unter diesen gelangten 34 zur Section.

Diese Sectionsfälle vertheilen sich auf die verschiedenen symptomatischen Gruppen folgendermassen:

Gruppe II, 1 Section: Fall 10.

Gruppe III, 2 Sectionen: Fall 15, 21.

Gruppe IV, 14 Sectionen: Fall 27, 30, 33, 36, 37, 38, 39, 45, 49, 61, 62, 64, 66, 75.

Gruppe V, 5 Sectionen: Fall 91, 97, 99, 101, 102.

Gruppe VI, 7 Sectionen: Fall 105, 107, 110, 111, 112, 115, 119.

Gruppe VII, 5 Sectionen: Fall 120—124 (sämmtliche Fälle).

Gruppe II (keine oder geringe Symptome von Seiten der inneren Organe).

In Fall 10, welcher einen 74 jährigen Mann betrifft, waren die Arteriae radiales und temporales gewunden und rigid, nichts Bemerkenswerthes von Seiten des Herzens oder des Harns. Dagegen zeigte der Patient Eiterung in den beiden Ohren, und während seines Aufenthaltes im Lazareth erschienen heftige Nasenblutungen, welche die Kräfte des Patienten in hohem Grade herabsetzten, so dass er starb.

Die Section zeigte atheromatöse Processe in den Hirngefässen und der Aorta, acute fibrinöse Pericarditis und doppelseitige purulente Otitis media.

Gruppe III (leichte Symptome von Seiten des Herzens).

Fall 15, ein 45 jähriger Agent, der vor 17 Jahren syphilitisch inficirt wurde und auch Alkohol missbraucht hatte, bot leichte Symptome von Seiten des Herzens, Arthritis deformans und Diabetes mellitus dar.

Bei der Section wurden eine geringe Herzvergrösserung, Sklerose der Coronararterien und im Herzfleisch, beträchtliche arteriosklerotische Veränderungen mit Kalkincrustationen in der Aorta, A. lienalis und Aa. renales, sowie Infarct in der rechten Niere nachgewiesen.

Fall 21, eine 55 jährige Wittwe, wurde wegen einer acuten Pneumonia dextra, an welcher sie starb, in das Lazareth aufgenommen. Klinisch konnten keine arteriosklerotischen Symptome nachgewiesen werden.

Bei der Section fanden sich im unteren Theil der Aorta geringe arteriosklerotische Veränderungen vor.

Gruppe IV (ausgeprägte Symptome von Seiten des Herzens).

a. Fälle mit Syphilis in der Anamnese.

Fall 27, ein 38 jähriger Kaufmann, mit hereditären arthritischen Anlagen, hatte im 30. Lebensjahre Influenza mit Lungencatarrh, und im folgenden Jahre wurde vom Arzt ein kurzes, schwaches systolisches Nebengeräusch an der Herzspitze beobachtet. Während der letzten Jahre litt er an Athemnoth und Herzklopfen bei anstrengenderen Bewegungen. Im 37. Lebensjahre wieder Influenza mit Lungencatarrh.

Kurz nachher wurde vom Arzte Herzvergrösserung nachgewiesen. Als ich den Patienten das erste Mal untersuchte, wurde Herzvergrösserung nach links, Andeutung von Galopprhythmus, erhöhter arterieller Druck und starke Contraction der nicht deutlich rigiden peripheren Arterien beobachtet. Zwei Monate später war die Athemnoth beträchtlich, Albumin wurde im Harn nachgewiesen, die Leber war palpabel, und ein schwaches prätibiales Oedem war erschienen. Der Patient starb.

Bei der Section zeigte sich das Herz, besonders die linke Kammer, etwas vergrössert; Klappen und Mündungen waren gesund. Auf der Innenseite der Aorta, gleich oberhalb der Aortenklappen, zwei atheromatöse Erhebungen, welche die Mündungen der beiden Coronararterien umfassten. Diese, insbesondere die rechte, waren verengt, so dass nur eine feine Knopfsonde eingeführt werden konnte. Auf der Intima der linken Coronararterie einige kleinere atheromatöse Veränderungen. In der Nähe der Herzspitze ein grösserer sklerotischer Herd im Herzfleisch. Stauung in allen inneren Organen.

Fall 30, ein 46 jähriger Beamter, etwa 19 Jahre vor dem Tode syphilitisch inficirt, zeigte beträchtliche Herzvergrösserung, Insufficienz und Stenose der Aorta und Aortendilatation.

Bei der Section wurden eine colossale Herzvergrösserung, Retraction und Kalkincrustation der Aortenklappen, Sklerose in den Coronararterien und im Herzfleisch, atheromatöse Veränderungen in der Aorta und Aortendilatation, sowie in den Nieren hauptsächlich Stauungssymptome beobachtet.

Fall 33, ein 48 jähriger Bureaudiener, etwa 20 Jahre vor dem Tode syphilitisch inficirt, zeigte verschiedene nervöse Symptome, Venenthrombose und später Gangrän in ein paar Zehen des rechten Fusses, sowie von Seiten des Herzens Symptome von Mitralisstenose.

Bei der Section zeigte das Herz eine beträchtliche Mitralisstenose nebst arteriosklerotischer Veränderungen in den Coronargefässen und bindegewebigen Schwielen im Herzfleisch.

Fall 36, ein 53 jähriger Cassierer, 13 Jahre vor dem Tode syphilitisch inficirt, fing etwa im 50. Lebensjahre an, bei stärkeren Bewegungen an Athemnoth und Drücken auf der Brust zu leiden. Bei der Untersuchung wurden eine beträchtliche Herzvergrösserung nach links, Zeichen von Aorteninsufficienz und Stenose der Aortenmündung sowie von Aortitis chronica nachgewiesen. Später erschienen bei Bewegungen stenocardische Anfälle.

Die Section ergab eine beträchtliche Hypertrophie und Dilatation, hauptsächlich der linken Herzkammer; Retraction und Verdickung der Aortenklappen, leichte Stenose der Aortenmündung, beträchtliche

Dilatation der Aorta ascendens und des Arcus aortae; die Innenfläche der Aorta war hier höckerig, uneben, die Wand, insbesondere die Intima, beträchtlich verdickt. Die Mündungen der Coronararterien verengt; dies gilt insbesondere von der linken Arterie, welche nur schwierig eine feine Knopfsonde durchliess. Atheromatöse Flecke auf der Intima der Coronararterien; keine makroskopischen Herzschwielen, nirgends Verkalkung. Stauung in den übrigen Organen.

Fall 37, ein 54 jähriger Mann, in seiner Kindheit luetisch inficirt, zeigte eine enorme Herzvergrösserung sowie Symptome von Herzinsufficienz und Stenose der Aorta.

Bei der Section wurden eine hochgradige Arteriosklerose in den Hirn- und Herzgefässen, Verkalkung der Aortenklappen, Verengerung der Aortenmündung und Schwielenbildungen im Herzen nachgewiesen.

Fall 38, eine 55 jährige Frau, zeigte Herzvergrösserung und Nephritis.

Bei der Section fanden sich arteriosklerotische Veränderungen in den Hirngefässen, den Coronargefässen und der Aorta vor. Ferner wurden Herzvergrösserung, chronische Nephritis und Amyloidmilz sowie syphilitische Hepatitis nebst gummösen Veränderungen in der Leber, den Mesenterial- und Halsdrüsen nachgewiesen.

Fall 39, ein 56 jähriger Tischler, zeigte Symptome von Herzinsufficienz, Herzvergrösserung und Aorteninsufficienz.

Bei der Section wurden sklerotische Veränderungen in den Hirngefässen, den Coronararterien und der ganzen Aorta beobachtet. In der Aorta wurden bedeutende Verdickungen und Ulcerationen nachgewiesen. Ausserdem hochgradige Herzvergrösserung mit Verdickung und Retraction der Aortenklappen.

b. Fälle mit Alkoholmissbrauch in der Anamnese.

Fall 45, ein 46 jähriger Gipsarbeiter, der Alkohol missbraucht hatte, zeigte beträchtliche Athemnoth, Cheyne-Stokes'sche Respiration, rechtsseitiges pleuritisches Exsudat, bedeutende Herzvergrösserung, Aorteninsufficienz und Symptome von chronischer Nephritis.

Bei der Section wurden sklerotische Veränderungen in der Aorta ascendens und dem Arcus aortae sowie in den Coronargefässen nebst sklerotischen Herden im Herzfleisch, Aorteninsufficienz und chronischer Nephritis mit Amyloiddegeneration nachgewiesen.

Fall 49, ein 50 jähriger Kürschner, zeigte Herzinsufficienz, Herzvergrösserung, rechtsseitiges pleuritisches Exsudat und leichte Albuminurie.

Bei der Section wurden arteriosklerotische Veränderungen in den Arterien des Gehirns und des Herzens sowie in der Aorta und den Aa. brachiales nachgewiesen; ferner rechtsseitige seröse Pleuritis und serofibrinöse Pericarditis, beträchtliche Herzhypertrophie und sklerotische Herde im Herzfleisch sowie Stasnieren.

c. Fälle mit anstrengender Arbeit in der Anamnese.

Fall 61, eine 54jährige Wittwe, bot anginöse und asthmatische Anfälle, beträchtliche Herzvergrösserung, Symptome von Aortendilatation und Aorteninsufficienz dar.

Bei der Section wurden chronische deformirende Aortitis mit Erweiterung der Aorta ascendens, Verdickung und Retraction der Aortenklappen sowie Sklerose der Coronararterien nachgewiesen. In diesem Fall war eine syphilitische Infection wahrscheinlich.

Fall 62, eine 55jährige Verkäuferin, zeigte Symptome beträchtlicher Herzvergrösserung, Herzinsufficienz, chronischer Nephritis und Lungeninfarct.

Bei der Section waren die beiden Herzkammern, insbesondere die linke, hypertrophirt und dilatirt; in den Coronararterien und der Aorta circumscripte atheromatöse Verdickungen und Flecke nachgewiesen.

Fall 64, eine 66jährige Wittwe, zeigte Herzvergrösserung, Retinalblutungen, chronische Nephritis und Herzinsufficienz.

Die Section ergab Aneurysma der Aorta ascendens, atheromatöse Veränderungen in der Aorta, den Coronargefässen und den peripheren Arterien sowie chronische interstitielle Nephritis (die Nieren klein, fest, ihre Oberfläche stark granulirt).

Fall 66, eine 58jährige Frau, zeigte Herzvergrösserung, unregelmässige Herzthätigkeit, systolisches Geräusch an der Spitze und leichte Albuminurie.

Die Patientin starb an einer Perforationsperitonitis. Bei der Section wurden Herzvergrösserung, Mitralisinsufficienz, Sklerose in den Coronararterien und der Aorta sowie Perforation des Processus vermiformis nachgewiesen.

e. Fall mit Fettleibigkeit.

Fall 75, ein 72jähriger hoher Beamter, zeigte Herzvergrösserung, leichte Albuminurie, Herzinsufficienz, relative Mitralisinsufficienz und stenocardische Anfälle. Der Patient ist plötzlich gestorben.

Die anatomische Untersuchung des Herzens ergab Hypertrophie und Dilatation beider Kammern, sklerotische Veränderungen in den Coronararterien und zahlreiche sklerotische Herde im Herzfleisch. Keine Veränderungen in den Klappen und Mündungen des Herzens.

Gruppe V (mit ausgeprägten Nierensymptomen).

a. Mit Alkoholmissbrauch in der Anamnese.

Fall 91, ein 43jähriger Nachtwächter, der Alkohol stark missbraucht hatte, zeigte nebst Symptomen von Alkoholmissbrauch leichte Herzvergrösserung, Ascites und Nephritis.

Bei der Section war das Herz von gewöhnlicher Grösse; Sklerose in den Coronararterien und in vielen Körperarterien. Ferner Lungentuberculose, tuberculöse Peritonitis, atrophische Lebercirrhose und chronische parenchymatöse Nephritis.

d. Mit Heredität.

Fall 97, ein 53jähriger Kaufmann, zeigte beträchtliche Herzvergrösserung, Retinalblutungen und Retinitis, vermehrte Harnmenge und Albuminurie, später Herzinsufficienz und Cheyne-Stokes'sche Respiration.

Bei der Section wurden ausgebreitete sklerotische Veränderungen in der Aorta und den davon ausgehenden grösseren Gefässen, in den Coronargefässen und den Gefässen des Gehirns, Herzhypertrophie und Dilatation, leichte sklerotische Veränderungen in den Nieren, sowie zwei kleinere Magengeschwüre nachgewiesen.

f. Mit verschiedenen Infectionskrankheiten in der Anamnese.

Fall 99, ein 67jähriger Kaufmann, welcher im Seraphimerlazareth wegen chronischer Cystitis und Nephritis zwei Mal behandelt worden war, wurde zum dritten Mal aufgenommen, starb aber nach kurzem Aufenthalt im Lazareth.

Bei der Section wurden in der Aorta zerstreute, zum Theil verkalkte, atheromatöse Herde nachgewiesen; das Herz und seine Gefässe normal. Die Nieren waren etwas kleiner als normal und boten Zeichen von chronischer interstitieller Nephritis dar. Ferner chronische Cystitis und Stauung in der Milz und der Leber. Ausserdem wurden Pachymeningitis haemorrhagica interna und eine kleine von der Dura mater ausgehende Geschwulst nachgewiesen. Letztere hatte im linken Frontallappen gleich nach links vom linken N. opticus eine Impression gemacht.

Fall 101, ein 54jähriger Tischler, zeigte vermehrte Harnmenge, Albuminurie, urämische Symptome und Lungenentzündung.

Bei der Section wurden leichte Herzhypertrophie, Sklerose der Coronararterien und chronische parenchymatöse Nephritis mit Amyloiddegeneration und secundärer Granularatrophie nachgewiesen.

g. Fälle ohne etwas Bemerkenswerthes in der Anamnese.

Fall 102, ein 37 jähriger Landarbeiter, zeigte Herzvergrösserung, rechtsseitige trockene Pleuritis, intensive sklerotische Veränderungen in allen peripheren Gefässen, vermehrte Harnmenge, Albuminurie und Cylinder im Harn.

Die Section ergab sklerotische Veränderungen in den Hirn- und Herzgefässen, in der Aorta und den Aa. radiales, welche in starre Röhren umgewandelt waren. Das Herz war beträchtlich vergrössert; die Nieren etwa von normaler Grösse, boten die Zeichen von chronischer, interstitieller Nephritis dar.

Gruppe VI (mit Symptomen von Seiten des centralen Nervensystems).

b. Mit Alkoholmissbrauch in der Anamnese.

Fall 105, ein 43 jähriger Werkführer, zeigte beträchtliche Herzvergrösserung, relative Tricuspidalisinsufficienz, unregelmässige Herzthätigkeit und Albuminurie; später traten apoplektische Anfälle mit rechtsseitiger Hemiplegie ein.

Bei der Section wurden Herzhypertrophie und Dilatation, Mitralissklerose, sklerotische Veränderungen in der Aorta, Embolie in der linken Arteria fossae Sylvii und ausgebreitete Encephalomalacie in der linken Hemisphäre sowie Infarcte in der Milz und den Nieren nachgewiesen.

Fall 107, ein 60 jähriger Verkäufer, zeigte linksseitige Hemiparese, Rigidität in den peripheren Arterien und Steigerung des arteriellen Druckes.

Die Section ergab eine Geschwulst in der rechten Hemisphäre sowie arteriosklerotische Veränderungen in den Gefässen an der Gehirnbasis und in der Aorta.

Fall 110, ein 64 jähriger Fabrikarbeiter, zeigte beginnende Gangrän im rechten Fuss, leichte motorische Aphasie und rechtsseitige Hemiparese.

Bei der Section wurden sklerotische Veränderungen in den Hirngefässen, den Coronargefässen und im Herzfleisch, beträchtliche atheromatöse Veränderungen in der Aorta und apoplektische Cysten im Gehirn nachgewiesen.

c. Fall mit anstrengender Arbeit in der Anamnese.

Fall 111, ein 63 jähriger Klempner, zeigte rechtsseitige Hemiparese, schwere Athemnoth bei den geringsten Bewegungen, Herzvergrösserung, Retinalblutungen und Retinitis sowie chronische Nephritis.

Bei der Section wurden Hypertrophie und Dilatation des Herzens, Sklerose in den Gefässen des Gehirns und des Herzens, chronische fibröse Myocarditis und acute Pericarditis, ferner ein Erweichungsherd im Pons und chronische interstitielle Nephritis nachgewiesen.

d. Fälle ohne etwas Bemerkenswerthes in der Anamnese.

Fall 112, eine 64jährige Wittwe, zeigte Athemnoth, Cyanose, Herzvergrösserung, unregelmässige Herzthätigkeit, Lebervergrösserung und rechtsseitiges pleuritisches Exsudat; später stiessen apoplektische Anfälle mit rechtsseitiger Hemiplegie und Aphasie hinzu.

Bei der Section wurden Arteriosklerose in den Gefässen des Gehirns, den Coronargefässen und der Aorta, Erweichungsherde im Gehirn, acute Pericarditis und Peritonitis, Herzvergrösserung, grauweisse Flecke in den Papillarmuskeln der linken Kammer sowie Infarcte in den Nieren und Embolie in den A. mesenterica nachgewiesen.

Fall 115, ein 66jähriger ehemaliger Lehrer, zeigte Gedächtnissschwäche, Herzvergrösserung, unregelmässige Herzthätigkeit, Dilatation der Aorta und Symptome von Nephritis.

Die Section ergab beträchtliche sklerotische Veränderungen in den Hirngefässen, Coronargefässen und der Aorta sowie Aortendilatation; ferner wurden eine apoplektische Cyste in dem linken Linsenkern und im linken Temporallappen, Blutung im Pons, beträchtliche Herzhypertrophie und Dilatation, zahlreiche sklerotische Herde im Herzfleisch, sowie chronische interstitielle Nephritis mit Amyloiddegeneration beobachtet.

Fall 119, eine 77jährige Frau, zeigte rechtsseitige Hemiplegie und motorische Aphasie, Herzvergrösserung und unregelmässigen Puls.

Bei der Section wurden beträchtliche sklerotische Veränderungen in den Arterien des Gehirns und des Herzens sowie in der Aorta nachgewiesen; das Herz war vergrössert, und im unteren Lappen der linken Lunge wurde ein Infarct gefunden; ausserdem ein Erweichungsherd in den Centralwindungen der linken Hemisphäre.

Gruppe VII (mit Krebs).

Fall 120, ein 57jähriger Schmied, zeigte Ascites und nach dessen Entleerung eine Geschwulst im Bauch.

Bei der Section wurde Cancer ventriculi mit Metastasen in der Leber und carcinomatöse Peritonitis und Pleuritis nachgewiesen; sklerotische Herde im Herzfleisch, sklerotische Veränderungen in der Aorta, in den Coronargefässen und den Aortenklappen.

Fall 121, eine 60jährige Frau, litt an leichtem Icterus, geringer Herzvergrösserung und einer Lebergeschwulst.

Die Section ergab Krebs der Gallenblase und der Leber, zahlreiche Gallensteine und Perforationsperitonitis; das Herz von gewöhnlicher Grösse und die Intima der Coronargefässe verdickt ohne deutliche sklerotische Flecken.

Fall 122, ein 68jähriger Gärtner, zeigte eine leichte Herzvergrösserung und Cancer prostatae.

Die Section ergab Cancer prostatae mit Metastasen in vielen Organen. Das Herz im Querdurchmesser vergrössert mit sklerotischen Flecken in der Musculatur und sklerotischen Veränderungen in den Coronararterien.

Fall 123, ein 69jähriger Arbeiter, zeigte neben sklerotischen Veränderungen in den peripheren Gefässen auch Symptome von Magencarcinom.

Bei der Section wurden sklerotische Veränderungen in der Aorta und den Arterien im allgemeinen sowie ein ringförmiger Pyloruscancer mit Stenose und Dilatation des Magens nachgewiesen.

Fall 124, ein 69jähriger Droschkenkutscher, zeigte Herzvergrösserung, Aorteninsufficienz, Ascites und leichte Albuminurie.

Die Section ergab sklerotische Veränderungen in den Gefässen des Gehirns und des Herzens sowie in der Aorta; Herzhypertrophie, sklerotische Herde im Herzfleisch; Retraction und Kalkincrustation der Aortenklappen, Dilatation der Aorta, Leberkrebs und Cholelithiasis.

2. Zusammenfassung der Sectionsergebnisse.

Ich erlaube mir auf folgende mit den Ergebnissen der klinischen Untersuchung zusammengestellte Sectionsresultate besonders aufmerksam zu machen.

Verengerung der Mündungen der Coronararterien erschien in Fall 27 und 36.

In Fall 27 war die Mündung der rechten Coronararterie hochgradig verengt, und an der Herzspitze fand sich ein grösserer sklerotischer Herd vor.

Im Leben war die Athemnoth beträchtlich, aber keine deutlichen anginösen Schmerzen wurden bemerkt.

In Fall 36 war die Mündung der linken Coronararterie am stärksten verengt; makroskopisch konnten keine Herzschwielen beobachtet werden.

Im Leben traten deutliche stenocardische Anfälle mit Schmerzen auf, welche quer durch die Brust und in die Arme ausstrahlten.

Palpable arteriosklerotische Veränderungen in den peripheren Arterien wurden in Fall 21, 27, 97, 99, 112 vermisst.

Die Section ergab:

in Fall 21 leichte arteriosklerotische Veränderungen im unteren Theil der Aorta;

in Fall 27 deutliche arteriosklerotische Veränderungen in den Coronararterien und der Aorta;

in Fall 97 ausgebreitete Arteriosklerose in der Aorta und den grossen Gefässen, in den Coronararterien und insbesondere in den Gehirngefässen;

in Fall 99 zerstreute, zum Theil verkalkte atheromatöse Herde in der Aorta;

in Fall 112 Arteriosklerose in den Gefässen des Gehirns und des Herzens sowie in der Aorta.

Kalkincrustationen in den Aortenklappen, der Aortenwand und in den in anderen Gefässen vorkommenden atheromatösen Veränderungen wurden häufig beobachtet; besonders will ich ihr Vorkommen in den Fällen 15, 30, 37 und 39 hervorheben, weil die betreffenden Patienten alle syphilitisch inficirt waren.

Kleine feste Nieren wurden in Fall 64 beobachtet. Im allgemeinen waren die Nieren ihrer Grösse nach nur wenig verkleinert, auch wenn im Leben solche Symptome vorkamen, welche die sogenannte Schrumpfniere gewöhnlich charakterisiren. In Betreff dieses Umstandes weise ich auf den Fall 97 hin; derselbe zeigte vermehrte Harnmenge, geringes specifisches Gewicht des Harns, Albuminurie und Retinitis albuminuria und Retinalblutungen, Herzvergrösserung nach links u. s. w. Die Section ergab, dass die Nieren von etwa normaler Grösse und fest, mit adhärenten Kapseln und feinkörnig, und von unebener Oberfläche waren. Bei demselben Patienten kamen ausserdem zwei kleinere runde Magengeschwüre vor, welche im Leben keine Symptome hervorgerufen hatten.

E. Die Aetiologie der Arteriosklerose.

1. Hohes Alter.

Es ist seit lange bekannt, dass arteriosklerotische Veränderungen bei alten Leuten sehr häufig vorkommen. „Das Atherom greift“, sagt Demange, „die alten Gefässe in derselben Weise an, wie das Moos die Rinde alter Bäume bedeckt. Zwischen Atherom und Senilität existirt unzweifelhaft ein deutlicher Zusammenhang. Dies ist fast eine banale Wahrheit, welche Cazalis durch den berühmten Aphorismus: on a l'âge de ses artères in eleganter Weise ausgedrückt hat“.[1]

Viele Autoren haben die Arteriosklerose als ein nothwendiges Attribut des Greisenalters, als eine Theilerscheinung und möglicherweise die Ursache der natürlichen Involution aufgefasst, welche alle Organe bei vorgeschrittenem Alter in einem grösseren oder geringeren Grade erleiden. Demange giebt an, dass er bei mehr als 500 Sectionen von alten Leuten keinen einzigen Fall beobachtet hat, bei welchem das Atherom vollständig vermisst worden wäre; irgendwo in den grossen Gefässen wenigstens hat er gelbe oder fettumwandelte Flecken immer nachweisen können.[2] Wenn man die feineren Arterien untersucht, so wird man finden, dass diese bei alten Leuten constant verändert sind.

Hiermit ist indess noch lange nicht bewiesen, dass das Greisenalter allein den Factor darstellt, welcher die Arteriosklerose erzeugt. Die unzähligen verschiedenartigen Einflüsse, welche im Laufe eines langen Lebens auf den Organismus einwirken, finden bei alten Leuten die nöthige Zeit, um Veränderungen hervorzubringen, welche sich bei jungen Leuten noch nicht gezeigt haben. Unter den civilisirten Völkern dürfte es schwierig sein, ein Individium zu finden, welches nicht in irgend einer Weise Einflüssen ausgesetzt gewesen wäre, die eine schädliche Wirkung auf das Gefässsystem möglicherweise entfalten können. Indess hat man bei der Section sehr alter Individuen zuweilen das Gefässsystem vollkommen normal gefunden. So erzählt Harvey, dass bei Thomas Parr, welcher im Alter von 52 Jahren starb, die Arterien in keinerlei Weise verändert waren.[3]

---

[1] Demange, *Étude clinique et anatomo-pathologique sur la vieillesse.* Paris 1886.

[2] Demange, a. a. O., S. 12.

[3] Citat nach Oettinger, *Traité de médecine* (Charcot u. A.). Bd. V, S. 407.

Bei alten Individuen, bei welchen keine besonderen ätiologischen Momente nachgewiesen werden können, localisirt sich die Arteriosklerose, wie es scheint, mit Vorliebe in den grossen und mittelgrossen Arterien, während sie die feineren Arterien und die Organe selbst verhältnissmässig unberührt lässt. Wenigstens findet man ziemlich häufig, dass die Radialarterien starr, hart, perlbandähnlich, ja sogar vollständig verkalkt sind, ohne dass der bejahrte Patient ausgesprochene Symptome von Seiten innerer Organe darbietet. Wenn der Patient jünger ist, können wir in den meisten Fällen ein besonderes ätiologisches Moment nachweisen, und in der Regel kommen solche Symptome vor, welche auf eine viscerale Sklerose andeuten, während die der unmittelbaren Untersuchung zugänglichen Arterien nicht selten nur wenig oder gar nicht verändert sind.

Die senile Arteriosklerose tritt entweder als die Folge des hohen Alters an und für sich oder, was ich meinerseits für wahrscheinlicher halte, als die Folge von schädlichen Einflüssen auf, deren Intensität sehr gering ist, so dass sie nur nach einer langen Zeitdauer Veränderungen in den Gefässen veranlassen können. Aetiologische Factoren von grösserer Intensität geben bei einem früheren Abschnitt des Lebens ihre Wirkungen zu erkennen. Ich habe versucht, die Intensität eines bestimmten Causalmoments in der Weise zu bestimmen, dass ich das mittlere Alter der Patienten zur Zeit der Beobachtung oder zur Zeit des Auftretens der ersten Sklerossymptome berechnet habe.

Das Ergebniss dieser Berechnungen lautet folgendermassen. Das mittlere Alter der arteriosklerotischen Patienten ist bei denjenigen am niedrigsten, welche syphilitisch inficirt gewesen; dann folgen diejenigen, welche Alkohol missbraucht haben; ferner die, welche an chronischem Rheumatismus gelitten; die, bei welchen Heredität möglicherweise vorgekommen ist; die Fettleibigen; diejenigen, welche eine sehr anstrengende Arbeit gehabt haben u. s. w. Einige dieser ätiologischen Gruppen umfassen eine zu geringe Zahl von Fällen, um sichere Schlussfolgerungen zu gestatten. So viel erscheint mir indess aus diesem Material hervorzugehen, dass syphilitische Infection und Alkoholmissbrauch auf die Entwickelung der Arteriosklerose intensiv einwirken.

2. Syphilis.

Es ist wohlbekannt, dass das syphilitische Gift mit Vorliebe das Gefässsystem und insbesondere das arterielle System angreift. Durch Heubner's Untersuchungen, welche im Jahre 1874 in seiner Monographie veröffentlicht wurden,[1] wurde die syphilitische Endarteriitis und

[1] Heubner, *Die luetischen Erkrankungen der Hirnarterien.* Leipzig 1874.

besonders ihre Localisation in den Gehirnarterien beachtet und während der folgenden Zeit sowohl von klinischen als auch von pathologisch-anatomischem Gesichtspunkte aus eingehend studirt.

Diejenigen Veränderungen in der Aorta, welche zu circumscripten oder diffusen Erweiterungen dieses Gefässes führen, sind seit lange mit einer vorhergegangenen syphilitischen Infection in Zusammenhang gebracht worden.

Welch stellte 34 tödtlich verlaufende in der englischen Armee beobachtete Fälle von Aneurysmen zusammen.[1] Das Durchschnittsalter der Gestorbenen betrug 32 Jahre, die Extreme sind 26 bezw. 42 Jahre. Die Dauer des Dienstes betrug im Mittel 12 Jahre und die Extreme bezw. 4 und $21^1/_4$ Jahre. Die Statistik ergab, dass die Aortenaneurysmen bei den Truppen in England, in den Stationen des Mittelmeeres und in Indien in etwa derselben Proportion vorkamen. Auch unter den verschiedenen Waffengattungen war die Frequenz gleichgross. Unter den 34 Fällen waren 17 (d. h. 50 Procent) sicher syphilitisch, ohne irgend welches anderes ätiologisches Moment; wahrscheinlich syphilitisch waren 5 (= 14·7 Proc.); Alkoholmissbrauch lag bei 2 (= 5·8 Proc.), Syphilis mit Rheumatismus und Alkoholismus bei 1 (= 2·94 Proc.), mit acuter rheumatischer Diathese bei 2 (= 5·8 Proc.) vor; bei 6 Fällen (= 17·64 Proc.) wurde eine sichere Anamnese vermisst, und bei 1 Fall (= 2·94 Proc.) fand sich in der Anamnese nichts Bemerkenswerthes vor. Hieraus geht hervor, dass mindestens 50 Proc. der Aneurysmenfälle bei Individuen vorkamen, welche syphilitisch inficirt waren und kein anderes wahrscheinliches Causalmoment darboten.

Unter 117 Fällen mit Aortenveränderungen anderer Art fanden sich 46·1 Proc. unzweifelhaft und 6·8 Proc. wahrscheinlich syphilitische Patienten.

Malmsten[2] fand bei etwa 80 Proc. seiner Fälle von Aortenaneurysmen Syphilis als ätiologisches Moment.

Ebenso heben Puppe,[3] Hampeln[4] und Fraenkel[5] Syphilis als ätiologisches Moment beim Entstehen der Aortenaneurismen hervor. Hampeln[6] will sogar behaupten, dass ein sicher constatirtes Aneurysma fast unfehlbar die Schlussfolgerung gestattet, das Syphilis 8—20 Jahre vorher stattgefunden hat, vor allem, wenn sich der Patient im 4.—6. Jahr-

[1] F. H. Welch, *Medico-chirurg. Transactions.* 1876. Bd. LIX, S. 59.
[2] K. Malmsten, *Aorta-Aneurysmens etiologi.* Stockholm 1888.
[3] G. Puppe, *Deutsche med. Wochenschr.* 1894. S. 854, 874.
[4] P. Hampeln, *Berl. klin. Wochenschr.* 1894. S. 1000, 1021, 1067.
[5] A. Fraenkel, *Deutsch. med. Wochenschr.* 1897. S. 85, 103.
[6] A. a. O.

zehnte seines Lebens befindet. Nach Hampeln ist auch die umgekehrte Schlussfolgerung berechtigt. Kann nämlich Syphilis mit Sicherheit ausgeschlossen werden, oder liegt die Zeit der Infection weiter zurück — 30 bis 40 Jahre —, so kann ein wirkliches Aneurysma, trotz darauf deutender Symptome wie Neuralgien, Lähmungen, pulsirende Geschwulst u. s. w., ausgeschlossen werden.

Nach Fraenkel sprechen folgende Thatsachen für den Zusammenhang zwischen der Syphilis und dem Aorten-Aneurysma:

Durch zahllose Beobachtungen innerhalb der Gebiete der Krankheiten des centralen Nervensystems ist es nachgewiesen worden, dass Syphilis bedeutende Veränderungen in den Gefässen bewirken kann; ferner kommen auch in den grösseren Gefässstämmen, insbesondere in der Aorta, Affectionen vor, deren Zusammenhang mit der Syphilis theils auf Grund ihrer Art, theils auf Grund des Vorhandenseins anderer unzweifelhaft luetischer Veränderungen deutlich ist; in dieser Hinsicht weist der Autor auf Fälle von frühzeitiger Arteriosklerose im Verein mit gummösen Neubildungen im Circulationsapparate hin. Endlich ist die zur Aneurysmen-Bildung führende Aortitis bei syphilitischen Patienten von besonderen anatomischen Eigenthümlichkeiten gekennzeichnet. So werden Verkalkungen und Ulcerationen vollständig vermisst; die Verdickungen der Gefässwand sind im Gegentheil weich und erinnern an gummöse Infiltrationen; mit den Erhebungen wechseln seichte Vertiefungen ab, wodurch die Innenfläche des Gefässes ein eigenthümliches, moirirtes Aussehen bekommt.

Fraenkel fand Syphilis bei etwa 36 Proc. der Aneurysmenfälle.

Mit Hinsicht auf die Angabe Fraenkel's, dass bei syphilitischen Patienten die chronische Aortitis ohne Verkalkungen verläuft, will ich auf die Fälle 15, 30, 37 und 39 in meiner Casuistik hinweisen. Bei allen diesen Fällen, wo Syphilis vorkam, fanden sich Kalkincrustationen in den Aortenklappen oder der Aortenwand vor.

Auch Döhle betont den Zusammenhang der Aortenaneurysmen mit einer vorausgegangenen syphilitischen Infection. Ausserdem beschreibt er die syphilitische Entzündung in der Aorta. Dieser Process ist von strahlig narbigen Einziehungen und grubenförmigen Vertiefungen auf der Innenseite des Gefässes makroskopisch charakterisirt. Ausserdem kann sich auch eine Verdickung der Intima (chronische Endarteriitis) vorfinden. Die Einziehungen sind durch diffuse und gummöse Inflammationen in der Media und Adventitia verursacht; diese Inflammationen führen hier zur Bildung narbigen Bindegewebes.[1]

---

[1] Döhle, *Deutsch. Arch. f. klin. Med.* 1895. Bd. LV, S. 190.

Auch von Huchard wird die Syphilis als Ursache der chronischen Aortitis mit diffuser Dilatation der Aorta hervorgehoben.[1] Er sagt, dass Syphilis in dieser Hinsicht besonders zu erwähnen ist, und seinerseits ist er davon überzeugt, dass sich zahlreiche chronische Aortiten mit Aortendilatation unter dem Einfluss dieser Krankheit entwickelt haben; indess theilt er keine bestimmten Fälle mit.

Wenn auch einige der genannten Autoren sich dazu berechtigt angesehen haben, gewissen Formen der atheromatösen Veränderungen eine specifische anatomische Beschaffenheit zuzuschreiben, wodurch ihre syphilitische Natur nachgewiesen werden könnte, so muss auf der anderen Seite zugegeben werden, dass die atheromatösen Processe im allgemeinen keinen specifischen Charakter aufweisen.

Stellt man sich auf denjenigen Standpunkt, welcher von H. Martin, Huchard und mehreren anderen französischen Verfassern vertreten wird, nämlich den, dass das Atherom die Folge einer obliterirenden Endarteriitis in den Vasa vasorum der grossen Gefässe darstellt, so erscheint die Annahme, dass eine derartige Endarteriitis von einer syphilitischen Infection verursacht werden kann, mehr wahrscheinlich und mit früher bekannten Verhältnissen mehr übereinstimmend. Insbesondere tritt eine Analogie mit der syphilitischen Endarteriitis in den Hirngefässen in einer sehr auffälligen Weise hervor.

Die syphilitische Endarteriitis ist in den Gefässen des Herzens nachgewiesen worden. Im Jahre 1880 beschrieb Ehrlich einen Fall mit zahlreichen Herden von fibröser Myocarditis und Infarctbildungen im Herzfleisch, welche von ausgebreiteter Endarteriitis syphilitica obliterans bedingt waren.[2]

Demnach sind in mehreren Organen arteriosklerotische Veränderungen syphilitischen Ursprunges nachgewiesen worden; von anatomischem Gesichtspunkte aus dürfte es also berechtigt sein, die Syphilis als eine Ursache der Arteriosklerose aufzustellen.

Klinisch habe ich gezeigt, dass Syphilis bei zahlreichen Fällen mit dem typischen Bild der Arteriosklerose vorgekommen ist. Ich habe ferner nachgewiesen, dass die syphilitisch inficirten arteriosklerotischen Patienten beim Auftreten der Symptome ein niedrigeres Durchschnittsalter haben als diejenigen Patienten, welche den übrigen ätiologischen Gruppen meines casuistischen Materials angehören.

Hieraus dürfte die Schlussfolgerung gezogen werden können, dass vorangehende syphilitische Infection für die Arteriosklerose ein wichtiges ätiologisches Moment darstellt.

---

[1] Huchard, *Maladies du coeur et des vaisseaux.* Paris 1893. S. 502.

[2] Ehrlich, *Zeitschr. f. klin. Med.* 1880. Bd. I, S. 378.

Diese Folgerung ist nicht ohne praktische Bedeutung. Die arteriosklerotischen Veränderungen sind bei einigen Fällen als späte Manifestationen des syphilitischen Giftes zu betrachten, analog denjenigen bei Tabes und bei der progressiven Paralyse. In der That wollen mehrere Autoren die Rückenmarkssklerose bei der Tabes direct aus Gefässveränderungen in den Arterien herleiten, welche nach den hinteren Segmenten des Rückenmarkes verlaufen. Unter diesen Autoren will ich H. Martin[1] und Letulle[2] erwähnen. Jener hat eine obliterirende Endarteriitis direct in der Arterie beobachtet, welche nach der sklerotischen Partie des Rückenmarksquerschnittes verlief.

Die chronische Aortitis, die Cardiosklerose, die renale Sklerose u. s. w. sind in gewissen Fällen eben sowie die Tabes und die progressive Paralyse unzweifelhaft postsyphilitische Manifestationen, und eine tüchtige Behandlung der syphilitischen Infection spielt wahrscheinlich, vor allem als prophylaktische Behandlungsmethode der erwähnten, wichtigen Localisationen der sklerotischen Processe, eine gewisse Rolle.

3. Alkoholismus.

Bei der Durchmusterung unseres casuistischen Materials fanden wir, dass Alkoholmissbrauch ohne syphilitische Infection in 31 Fällen, d. h. in 25 Procent sämmtlicher Fälle, vorgekommen ist. Ausserdem fanden wir unter den syphilitischen Patienten 10 Fälle mit Alkoholmissbrauch; die Gesammtzahl der Alkoholisten beträgt also 41.

Das Durchschnittsalter zur Zeit der Beobachtung beträgt für die 31 Fälle ohne Syphilis 53 Jahre.

Das Durchschnittsalter zur Zeit des Auftretens der ersten Symptome war bei diesen Patienten etwa 51 Jahre.

Mehrere Autoren, welche die Aetiologie der Arteriosklerose besprochen haben, schreiben dem Alkoholmissbrauch in dieser Hinsicht eine wichtige Rolle zu.

Gueneau de Mussy fand unter 160 Fällen mit Arterieninduration 25 Alkoholisten. Unter diesen 25 zeigten 15, d. h. 60 Procent, den höchsten Grad von Gefässinduration. Unter sämmtlichen Fällen zeigte nur ein Drittel diesen Grad von Induration. Von den 25 Alkoholisten waren 18 noch nicht 45 Jahre alt; unter sämmtlichen Fällen fanden sich nur 79, die jünger als 45 Jahre waren. Aus diesen Thatsachen zieht de Mussy den Schluss, dass die durch Alkoholmissbrauch ent-

[1] H. Martin, *Revue de médecine.* 1881. S. 369.

[2] M. Letulle, *Gazette méd. de Paris.* 1880. S. 504, 518.

stehenden Gefässläsionen frühzeitiger auftreten und im allgemeinen ausgeprägter sind als die von anderen Ursachen bedingten.[1]

Traube betont die grosse Frequenz der Arteriosklerose bei Alkoholikern. Bei diesen bildet sich als Folge des Alkoholmissbrauches ein erhöhter arterieller Druck aus, und überall, wo ein solcher eine längere Zeit hindurch stattfindet, entwickelt sich eine Arteriosklerose.[2]

Boy sagt: l'Artérite généralisée est la lésion anatomique de l'alcoolisme — alcool et rhumatisme ont un résultat constant, l'artérite.

A. Fraenkel und Huchard erwähnen Alkoholmissbrauch als Causalmoment der Arteriosklerose, jedoch ohne diese Ansicht durch eine Casuistik zu beweisen.

Auf der anderen Seite sagt Lancereaux: „Der Alkohol wird allgemein als Ursache des arteriellen Atheroms und hierdurch der Endarteriitis betrachtet. Meine Erfahrungen scheinen indess diese Ansicht nicht zu bestätigen. In der That habe ich bei mehr als 300 Sectionen von Alkoholikern kaum etwas anderes als Fettdegeneration der Arterien beobachtet — von einigen Fällen abgesehen, welche eine Inflammation in der A. pulmonalis und Aorta darboten. Diese Degenérationen, welche eine gewöhnliche Wirkung des Alkoholismus darstellen, zeigen sich als gelbe, ebene, wenig vorragende und ausgebreitete Flecken in der Aorta, A. pulmonalis, der Mitralisklappe und auch in kleineren Arterien."[3]

Dieselbe Ansicht wird von Duclos verfochten, welcher das Gefässsystem an einer grösseren Zahl von Leichen von Alkoholikern untersucht hat. Seine Schlussfolgerungen sind folgende:

1. Der Alkohol ruft nicht mit Nothwendigkeit Läsionen im arteriellen System hervor, denn in der Hälfte der Fälle beobachtet man keine Gefässveränderung.

2. Die bei dem chronischen Alkoholismus erscheinenden arteriellen Läsionen bestehen aus kleinen gelblichen Flecken von spitzer oder abgerundeter Form, welche die Innenseite des Gefässes nur wenig überragen. Diese Flecken, welche aus Fetttröpfchen gebildet werden, finden sich in der Tunica interna und besonders in dem der Lichtung des Gefässes am nächsten liegenden Theil dieses Häutchens. Sie sind nicht auf das Atherom, sondern auf eine primäre Fettdegeneration oder Steatose zurückzuführen.

---

[1] Gueneau de Mussy, *Arch. génér. de médecine.* 1872. Bd. II. S. 129, 292.

[2] Traube, *Gesammelte Beiträge.* Bd. III, S. 61, 164.

[3] Lancereaux, *Dictionnaire encyclopédique des sciences médicales.* Bd. VI. Paris 1867. S. 295. *Art. „Artères".*

3. Diese Läsionen bleiben in der Regel im Arcus aortae localisirt; in einigen Fällen erstrecken sie sich indess auf die ganze Aorta und die cerebralen Arterien.

4. Aus der Natur und der in den meisten Fällen geringen Verbreitung dieser Läsionen folgt, dass die pathologischen Störungen nur unbedeutend sind; ganz anders verhält es sich beim Atherom, bei welchem beträchtliche Läsionen und sehr bedeutungsvolle functionelle Störungen beobachtet werden. Die Prognose ist im ersten Fall gut, im zweiten, ernst.[1]

Der Unterschied, den Lanceraux und sein Schüler Duclos zwischen den von ihnen als Steatose bezeichneten Veränderungen und der eigentlichen Arteriosklerose zu finden geglaubt haben, dürfte indess nicht aufrecht erhalten werden können, da diese beiden Läsionen oft bei einer und derselben Person vorkommen.

Der betreffende Unterschied ist wahrscheinlich wesentlich ein gradueller, und die modernen Anatomen fassen ohne Zweifel die gelben, ebenen, schwach vorragenden Flecken auf der Intima der Arterien in den meisten Fällen als Arteriosklerose auf. Unter solchen Umständen kann auch die Schlussfolgerung der genannten Autoren, dass der Alkoholismus keine Arteriosklerose verursacht, nicht acceptirt werden.

Aus meinen klinischen Untersuchungen scheint mir unzweifelhaft hervorzugehen, dass Alkoholmissbrauch für die Arteriosklerose ein sowohl extensiv als intensiv wirkendes Moment darstellt, welches an Intensität nach der Syphilis den ersten Platz einnimmt.

4. Arthritische Diathese.

Französische Autoren, wie Bazin, Trousseau, Gueneau de Mussy, Lancereaux und vor allem Bouchard haben beim Organismus gewisse Diathesen oder eigenthümliche Zustände angenommen, welche für gewisse Krankheitsformen prädisponiren und auf dieselben ein eigenthümliches Gepräge drücken sollen. Die eine bestimmte Diathese charakterisirende, specielle Beschaffenheit des Organismus ist in einem eminenten Grade erblich, wesswegen auch gewisse krankhafte Manifestationen bei verschiedenen Mitgliedern einer und derselben Familie vorkommen. Hierbei können bei den verschiedenen Familienmitgliedern verschiedene Manifestationen erscheinen: das verbindende Band stellt gerade die vorhandene Diathese dar.

Diejenigen Krankheiten, welche laut der modernen Pariser Schule zu der arthritischen Diathese gehören, sind Gallenstein, Nierenstein, Fett-

[1] Duclos, *Du système artériel chez les alcooliques.* Thèse de Paris 1888.

leibigkeit, Diabetes, Gicht, rheumatische Leiden, vor allem der chronische Rheumatismus, Migräne, Asthma, sowie gewisse Neuralgien und Dermatosen.

Die Erfahrung hat nun an die Hand gegeben, dass die Arteriosklerose bei Individuen, welche irgend eine dieser Krankheitsformen darbieten, sehr gewöhnlich ist, dass bei arthritischen Familien viele Mitglieder schon in ziemlich jungen Jahren ausgeprägte Gefässver-veränderungen zeigen. Auf Grund dessen hat man sich vorgestellt, dass die arthritische Diathese für die Arteriosklerose disponirt oder diese Krankheit sogar erzeugt.

Ich will jetzt einige der arthritischen Diathese zugehörige Factoren in Bezug auf ihre Bedeutung als ätiologisches Moment für die Arteriosklerose erörtern.

a. Chronischer Rheumatismus.

In meiner Casuistik sind 3 Fälle mit chronischem Rheumatismus ohne irgend etwas anderes Bemerkenswerthes in der Anamnese aufgenommen. Einer derselben bot Symptome von Arthritis deformans dar. Ausserdem kam chronischer Rheumatismus im Verein mit anderen ätiologischen Momenten, wie Syphilis, Alkoholismus, anstrengende Arbeit, erbliche Anlagen u. s. w., bei 16 Fällen vor; im ganzen finden wir also den chronischen Rheumatismus bei 19 Fällen erwähnt.

Unter 140 Fällen mit Gefässinduration hat Gueneau de Mussy rheumatische Manifestationen bei 68 gefunden. Hierbei ist zu bemerken, dass dieser Autor als ätiologisches Moment für die Arteriosklerose sowohl den acuten und subacuten als auch den chronischen Rheumatismus in Betracht zieht. Seiner Auffassung nach stellt der Rheumatismus eine sehr wichtige Manifestation der arthritischen Diathese dar. Dessen Bedeutung für die Arteriosklerose wird eine noch grössere, wenn man andere Manifestationen, wie Migräne, Asthma und arthritische Neuralgien, berücksichtigt.[1]

Indess scheint es mir, dass man die Angaben der Patienten in Betreff rheumatischer Schmerzen nur mit grosser Vorsicht verwerthen darf. Nicht selten dürften nämlich diese Schmerzen eher Symptome einer schon eingetretenen Arteriosklerose darstellen und wären also nicht als die Gefässveränderungen verursachende Krankheit aufzufassen.

Nach meiner eigenen Casuistik erschienen die rheumatischen Manifestationen allein für sich bei zu wenigen Fällen, um irgend welche

[1] Gueneau de Mussy, a. a. O., S. 293.

Schlussfolgerung betreffend ihre Bedeutung in ätiologischer Hinsicht zu gestatten; in einer grösseren Anzahl Fälle kommen sie zusammen mit anderen ätiologischen Momenten vor; unter diesen sind indess Syphilis und Alkoholmissbrauch meiner Erfahrung nach viel stärker wirkende Factoren als der chronische Rheumatismus.

Bemerkenswerth ist jedenfalls, dass das Durchschnittsalter der 3 Patienten mit nur chronischem Rheumatismus in der Anamnese nicht höher als 54 Jahre war.

b. Die Fettleibigkeit.

In meinem casuistischen Material wird eine bedeutendere Fettleibigkeit, ohne Syphilis und Alkoholmissbrauch, bei 9 Fällen erwähnt. Einer dieser Patienten hatte wiederholte Anfälle von Nierensteinkolik dargeboten. Ausserdem kam Fettleibigkeit im Verein mit anderen ätiologischen Momenten, wie z. B. Syphilis, Alkoholmissbrauch und anstrengende Arbeit, in 5 Fällen vor, also insgesammt in 14 Fällen.

Fasst man die Fettleibigkeit als den Ausdruck einer arthritischen Diathese auf, so kann man dieselbe als ätiologisches Moment für die Arteriosklerose ohne weitere Erörterung aufstellen. Diese Auffassung ist indess keine allgemein angenommene.

So hebt A. Fraenkel die rein mechanische Bedeutung der Fettleibigkeit für das Entstehen der Arteriosklerose hervor.[1] Durch die Ansammlung von Fett in den Hautdecken, im Omentum und im Bindegewebe um die Bauchorgane im allgemeinen herum entsteht ein Druck auf die Gefässe, welcher einen erhöhten Widerstand für die Blutströmung darstellt. Bei solchen Individuen entwickelt sich dann nebst der Steigerung des Aortendruckes allmählich eine mehr oder minder ausgeprägte Ueberfüllung des venösen Systems, eine abdominale Plethora. Erhöhter Druck und verlangsamter Kreislauf sind aber, nach der von Fraenkel getheilten Auffassung Traube's, günstige Momente für das Entstehen der Arteriosklerose.

Indess dürften diejenigen Ursachen, welche die Fettleibigkeit hervorrufen, auch für die Entwicklung der Arteriosklerose bedeutungsvoll sein. Uebermaass an Essen und Trinken, besonders alkoholischer Getränke, in Verein mit zu geringer Körperbewegung, sind für die Fettleibigkeit wichtige ätiologische Factoren; dieselben Factoren sind aber bei der Ausbildung der Arteriosklerose thätig. Es ist daher möglich, dass sich Fettleibigkeit und Arteriosklerose nicht wie Ursache

[1] A. Fraenkel, *Zeitschr. f. klin. Med.* 1882. Bd. IV, S. 1.

und Wirkung verhalten, sondern dass alle beide von gemeinschaftlichen Ursachen bedingt sind.

Diese Ansicht ist von v. Basch ausgesprochen worden, weil er bei zahlreichen fettleibigen Individuen keinen erhöhten arteriellen Druck beobachten konnte. Im Gegentheil hat er bei einer nicht geringen Zahl von Fällen mit beträchtlicher Fettleibigkeit subnormale Druckwerthe gefunden, und zwar bei Individuen, welche keineswegs Symptome von Herzschwäche darboten.[1]

Es dürfte also wahrscheinlich sein, dass die Fettleibigkeit an und für sich nicht als ätiologisches Moment für die Arteriosklerose zu betrachten ist.

Bei einigen Fällen ist indess die Fettleibigkeit ein Ausdruck der arthritischen Diathese, welche an und für sich für Arteriosklerose prädisponirt; in anderen Fällen ist sie aber die Folge gewisser Ursachen, die auch Arteriosklerose hervorrufen.

c. Gicht und Gallenstein.

Als annehmbares ätiologisches Moment für die Arteriosklerose kamen in meiner Casuistik bei einem Falle Gichtanfälle und Gallensteinkolik vor.

Es ist eine alte Erfahrung, dass sich bei Gichtpatienten sklerotische Veränderungen in den Arterien entwickeln. Oft findet man Herz- und Nierenaffectionen auf arteriosklerotischer Basis. Inwiefern die für die Gicht charakteristischen Veränderungen hierbei direct thätig sind, lässt sich nicht entscheiden. Es ist ja möglich, dass Gicht und Arteriosklerose coordinirt sind und alle beide einen Ausdruck der von den französischen Autoren angenommenen arthritischen Diathese darstellen.

d. Diabetes mellitus.

Bei 2 meiner Patienten kam Diabetes mellitus vor. Der Eine kam zur Section, wobei sklerotische Veränderungen in den Gefässen und dem Herzen nachgewiesen wurden. In diesem Falle fanden sich in der Anamnese syphilitische Infection und Arthritis deformans. Bei dem zweiten Falle, welchen ich unter der Ueberschrift Heredität aufgenommen habe, weil der Vater des Patienten an Herzsymptomen gelitten hatte und eine Schwester an Herzkrankheit gestorben war, fanden sich seit langer Zeit auch rheumatische Schmerzen vor.

---

[1] v. Basch, *Wiener med. Presse.* 1893. Nr. 20—30.

Es ist eine gewöhnliche und alte Erfahrung, dass Diabetespatienten oft Symptome von arteriosklerotischen Veränderungen darbieten. Insbesondere ist dies bei fettleibigen Diabetikern in mittlerem und höherem Alter der Fall. Hierbei kann man sich natürlich fragen, ob überhaupt ein causaler Zusammenhang zwischen Arteriosklerose und Diabetes existirt, und, wenn dies der Fall ist, was die Ursache und was die Wirkung darstellt.

Einige Autoren haben sich bestimmt dahin ausgesprochen, dass der Diabetes als die primäre Affection, die Arteriosklerose als die secundäre aufzufassen ist. Das im Gefässsystem kreisende zuckerhaltige Blut könnte eine reizende Wirkung auf die Arterienintima ausüben und dadurch eine Arteriosklerose hervorrufen. Frerichs[1] hat bei Diabetikern eine Gefässsklerose so oft beobachtet, dass seinem Dafürhalten nach ein Zusammenhang zwischen diesen Affectionen sehr wahrscheinlich ist. Bei langedauernden Formen von Diabetes entwickelten sich unter seinen Augen allmählich die Veränderungen des Herzens und der Gefässe und zwar insbesondere in solchen Fällen, wo Gicht gleichzeitig vorkam.

Wie bekannt tritt der Diabetes nicht ganz selten bei Kindern und jüngeren Individuen auf. Zeigt es sich nun, dass auch bei diesen arteriosklerotische Veränderungen gewöhnlich sind, so würde die Ansicht, dass der Diabetes die Arteriosklerose hervorruft, hierin eine kräftige Stütze gewinnen. In seiner Arbeit über den Diabetes theilt Frerichs in tabellarischer Form die Sectionsresultate bei 55 Diabetesfällen mit, in welchen der Zustand der Gefässe beachtet worden ist. Unter diesen finden sich 19 Fälle im Alter bis zum 30. Jahre. Von diesen jungen Individuen zeigten 2 bei der Section arteriosklerotische Veränderungen. Beide Patienten waren Frauen, die eine 30 Jahre, die andere 19 Jahre alt; bei beiden wurden Gallensteine gefunden. Es ist unzweifelhaft bemerkenswerth, dass eine 19 jährige Person an Arteriosklerose leidet; das Vorhandensein von Gallensteinen in den beiden Fällen deutet indess auf andere Einflüsse hin, und die Zahl der Fälle, 2 unter 19, ist nicht so gross, dass daraus die Folgerung gezogen werden könnte, dass die Arteriosklerose eine gewöhnliche Folge des Diabetes darstellt.

Eine andere Auffassung von dem Verhältniss zwischen gewissen Fällen von Diabetes und der Arteriosklerose ist von Fleiner ausgesprochen worden. Dieser Autor beobachtete eine hochgradige Arteriosklerose im Pancreas mit nachfolgender chronischer, interstitieller Pan-

[1] Frerichs, *Ueber den Diabetes.* Berlin 1884.

creatitis oder Pancreascirrhose; daraus schliesst er, dass man eine arteriosklerotische Form des Diabetes aufstellen kann. In gewissen Fällen und zwar wahrscheinlich in solchen, wo ein grösserer Theil des Pancreas zerstört ist, kann also die Arteriosklerose zu Diabetes führen. Auch für eine grössere Anzahl mittelschwerer und leichter Diabetesfälle, welche man gewöhnlich als constitutionelle, klimakterische, senile oder intermittente Formen getrennt hat, dürfte die Benennung arteriosklerotischer Diabetes passend und berechtigt sein.[1]

In Bezug auf die Aetiologie des Diabetes mellitus hat Grube 177 Fälle analysirt. Unter diesen fand er in 66 Fällen Arteriosklerose (1 im Alter von 31—40 Jahren, 7 im Alter von 41—50 Jahren, 32 im Alter von 51—60 Jahren, 20 im Alter von 61—70 Jahren und 6 im Alter von 71—80 Jahren). Also gehörten seine arteriosklerotischen Diabetespatienten zum grössten Theil denjenigen Altersklassen an, bei welchen die Arteriosklerose häufig ist. Grube nimmt an, dass die Arteriosklerose nicht allein durch Einwirkung auf den Pancreas, sondern auch durch ihren Einfluss auf das centrale Nervensystem für das Entstehen des Diabetes bedeutungsvoll ist.[2]

Wie es scheint, stimmen die Ansichten der verschiedenen Autoren im allgemeinen darin überein, dass ein Zusammenhang zwischen Diabetes und Arteriosklerose thatsächlich existirt. Die späteren Autoren scheinen indess der Ansicht entschieden geneigt zu sein, dass die Arteriosklerose eher eine Ursache als eine Wirkung des Diabetes darstellt. Möglicherweise ist die Auffassung richtig, dass beide in vielen Fällen coordinirt sind und verschiedene Ausdrücke der arthritischen Diathese darstellen.

5. Heredität.

Wenn ich die Heredität als ätiologischen Factor für die Arteriosklerose aufstelle, so meine ich damit, dass die Arteriosklerose bei verschiedenen Mitgliedern einer und derselben Familie oft auftritt, gleichviel, ob sie derselben oder verschiedenen Generationen angehören. Die Heredität in diesem Sinne ist beschränkter als diejenige Heredität, welche die arthritische Diathese im allgemeinen charakterisirt. Die letztere Heredität wird in einer so weiten Bedeutung aufgefasst, dass sich eine gewisse Manifestation bei der einen Generation, eine andere Manifestation bei der anderen Generation und verschiedene

[1] Fleiner, *Berlin. klin. Wochenschr.* 1894. S. 5, 38.
[2] Grube, *Zeitschr. f. klin. Med.* 1895. Bd. XXVII, S. 465.

Manifestationen bei verschiedenen Mitgliedern einer und derselben Generation zeigen können.

In der Casuistik habe ich in der ätiologischen Gruppe Heredität 5 Fälle aufgenommen. Die Gründe für die Annahme einer Heredität sind indess bei einigen Fällen ziemlich schwach.

Ich habe schon die Schwierigkeit hervorgehoben, die hereditären Einflüsse in einer gewissen Anzahl von Fällen nachzuweisen. Indess dürfte es unzweifelhaft sein, dass solche sehr oft vorkommen. In meiner privaten Praxis habe ich ab und zu Fälle beobachtet, bei welchen die Erblichkeit der Arteriosklerose deutlich erkennbar gewesen ist. So habe ich mehrere Jahre lang zwei Brüder und eine Schwester beobachtet, welche alle im 67. Lebensjahre an sklerotischen Veränderungen des Herzens starben. Der eine Bruder und die Schwester starben plötzlich nach wiederholten Attacken von Angina pectoris gerade in einer solchen Attacke; der zweite Bruder starb unter Symptomen von Herzinsufficienz; auch bei ihm waren Anfälle von Angina pectoris vorgekommen. Ausserdem starben 2 andere der genannten Familie angehörige Brüder nach dem 60. Lebensjahre plötzlich an Apoplexien, welche aller Wahrscheinlichkeit nach von Sklerose im Gefässsystem bedingt waren.

In einer anderen Familie habe ich längere Zeit 3 Brüder beobachtet, von welchen 2 an einer von Cardiosklerose bedingten Herzinsufficienz starben; der dritte Bruder starb an Cancer recti, bot aber ausgeprägte sklerotische Veränderungen im Gefässsystem dar. Diese 3 Brüder starben alle etwa im 55. Lebensjahre. Ein 4. Bruder, den ich nicht beobachtet habe, soll etwa im 60. Lebensjahre an einer Herzkrankheit gestorben sein.

Derartige Beobachtungen sind ohne Zweifel von jedem Arzte gemacht worden, der die Gelegenheit gehabt hat, während einer längeren Zeit mehrere Mitglieder einer und derselben Familie zu beobachten. Dem einzelnen Arzte dürfte es indess nur ausnahmsweise und erst nach Jahrzehnten möglich sein, ein casuistisches Material solchen Umfanges zusammenzubringen, dass wirkliche Beweise für die Erblichkeit der Arteriosklerose erbracht werden können.

6. Anstrengende körperliche Arbeit.

In meiner Casuistik gehören 16 Fälle zu der ätiologischen Gruppe: anstrengende Arbeit. Bei 15 von diesen Fällen hatten die Patienten eine harte körperliche Arbeit gehabt. Bei 7 Fällen kam die anstrengende Arbeit ohne etwas anderes Bemerkenswerthes in der Anamnese vor, bei 3 Fällen im Verein mit chronischem Rheumatismus, bei 3 Fällen mit verschiedenen Infectionskrankheiten und bei 2 Fällen im Verein mit schlechten hygienischen Verhältnissen. Unter den 15 Fällen mit anstrengender körperlicher Arbeit waren nicht weniger als 9 Frauen, während die Proportion zwischen Frauen und Männern für die ganze Casuistik etwa 1 : 4 beträgt.

Ausserdem kamen bei denjenigen Patienten, welche Alkohol missbraucht hatten, 7 Fälle mit anstrengender körperlichen Arbeit vor; also findet sich diese Angabe insgesammt bei 22 Fällen.

Dass anstrengende körperliche Arbeit auf das Herz und das Gefässsystem mächtig einwirkt, dürfte vollkommen sichergestellt sein, und wie bekannt haben mehrere Autoren die Ursache der Herzdilatation und Herzhypertrophie gerade in körperlichen Anstrengungen gefunden. Ich will in dieser Hinsicht nur auf die bekannten Arbeiten von da Costa,[1] Clifford Albutt,[2] W. Thurn,[3] J. Seitz,[4] O. Fraenzel,[5] W. Münzinger,[6] Leyden,[7] Th. Schott[8] u. A. aufmerksam machen. Eine acute Herzdilatation kann bei einem vollkommen gesunden Individuum durch eine kurzdauernde aber intensive Arbeit entstehen. Derartige Fälle sind von Fraentzel[9] und Schott[10] mitgetheilt.

Eine interessante Untersuchung über die Einwirkung der Trainirung für das Radfahren ist von Albu ausgeführt worden.[11] Er fand, dass nach jeder Fahrt, auch bei dem am besten trainirten, eine exquisite cardiale Dyspnoe, Herzdilatation und Albuminurie auftraten. In der Regel ging allerdings die Herzdilatation zurück: bei 2 Versuchsindividuen fand er aber eine bleibende Herzhypertrophie, und bei dem einen von diesen war ausserdem die Pulsfrequenz auch bei Ruhe ziemlich hoch, nämlich 96 pro Minute.

Noch leichter entsteht aber bei einem schon vorher in der einen oder anderen Weise krankhaft veränderten Herzen durch körperliche

---

[1] da Costa, *American Journal of med. Soc.* 1871. Bd. LXI, S. 17.

[2] Albutt, *St. Georges Hosp. Reports.* 1872.

[3] Thurn, *Die Entstehung von Krankheiten als directe Folge anstrengender Märsche.* Berlin 1872.

[4] Seitz, *Deutsch. Arch. f. klin. Med.* 1873 und 1874. Bd. XI und XII.

[5] O. Fraentzel, *Charité-Annalen.* 1878. Bd. V, S. 304. — *Die idiopathischen Herzvergrösserungen.* Berlin 1889.

[6] Münzinger, *Deutsch. Arch. f. klin. Med.* 1877. Bd. XIX, S. 449.

[7] Leyden, *Zeitschr. f. klin. Med.* 1886. Bd. XI, S. 105.

[8] Schott, *Zur acuten Ueberanstrengung des Herzens.* Wiesbaden 1894.

[9] O. Fraentzel, *Die idiopathischen Herzvergrösserungen.* Berlin 1889. S. 112.

[10] Schott, *Verh. d. Congresses f. inn. Med.* 1890. S. 448.

[11] Albu, *Berlin. klin. Wochenschr.* 1897. S. 202.

Anstrengungen eine Dehnung oder Dilatation, welche für den Patienten sehr schwere Folgen haben kann. In einer erschöpfenden und klaren Weise ist dies von Lichtheim[1] entwickelt und auch von Fraentzel[2] und Schott[3] hervorgehoben worden. Vor kurzem hatte ich die Gelegenheit einen 46 jährigen Mann zu beobachten, welcher laufend einen Eisenbahnzug einholen wollte. Dies war ihm allerdings gelungen; durch die gewaltige Anstrengung hatte er sich aber eine enorme Herzdilatation zugezogen. Als ich ihn einige Zeit nachher untersuchte, erstreckte sich die Herzdämpfung 4 ^{cm} ausserhalb der linken Mammillarlinie und 3 ^{cm} ausserhalb des rechten Sternalrandes. Kein deutlicher Spitzenstoss konnte gefühlt werden, die Herztöne waren dumpf und kaum hörbar. Der Puls klein und unregelmässig; jede Bewegung bewirkte eine gewaltige Dyspnoe und Schmerzen über dem unteren Theil des Brustkastens. Vor 25 Jahren war dieser Patient syphilitisch inficirt worden, und ich glaube daher, dass sein Herz schon vor der heftigen Anstrengung erkrankt war. Seine Aa. radiales waren deutlich verdickt.

Wie können körperliche Anstrengungen die Herzvergrösserung hervorrufen? Unzweifelhaft unter Vermittlung eines gesteigerten Blutdruckes. Sei es, dass die Körperanstrengung plötzlich während einer kürzeren Zeit oder stetig, Jahre lang, einwirkt, sei es, dass die Folge davon eine acute Dilatation oder eine Dilatation und Hypertrophie wird: immer wird die Arbeit des Herzens gesteigert. Durch directe Versuche haben v. Maximowitsch und Rieder[4] nachgewiesen, dass der Druck im arteriellen Systeme durch eine anstrengende Arbeit erhöht wird. Sie liessen junge, gesunde Individuen an einem Ergostaten arbeiten. Hierbei fanden sie, dass der mittelst des Sphygmomanometers (v. Basch) bestimmte Blutdruck ziemlich beträchtlich zunahm, um nach Aufhören der Arbeit ziemlich schnell wieder abzunehmen; wurden alkoholische Getränke während der Arbeit genossen, so trat eine beträchtlichere Zunahme des Blutdruckes (30—60 ^{mm} Hg) nebst beschleunigter Herzthätigkeit ein.

Die in Folge einer anstrengenden körperlichen Arbeit erscheinende Drucksteigerung könnte rein mechanischen Ursprungs sein, indem durch die erweiterten Gefässe der arbeitenden Muskeln eine reichlichere Blutmenge dem Herzen zuströmte und es also diesem ermöglichte, eine grössere Blutmenge in das Aortensystem herauszutreiben. Ausserdem sind auch

[1] Lichtheim, *Verh. d. Congresses f. inn. Med.* 1888. S. 36.
[2] O. Fraentzel, a. a. O.
[3] Th. Schott, a. a. O.
[4] v. Maximowitsch und Rieder, *Deutsches Arch. f. klin. Med.* 1890. Bd. XXXXVI, S. 329.

die Gefässnerven hierbei mitbetheiligt. Nach Stricker wird gleichzeitig mit den quergestreiften Muskeln auch das Gefässnervencentrum erregt und in Folge dessen das vom Splanchnicus innervirte grosse Gefässgebiet verengt: hierdurch wird der Gesammtwiderstand im arteriellen Systeme trotz der Erweiterung der Muskelgefässe erhöht. Noch ist zu beachten, dass bei der Muskelarbeit Kohlensäure in reichlicherer Menge als bei der Ruhe gebildet wird, in Folge dessen der Kohlensäuregehalt des Blutes, unter Umständen wenigstens, zunimmt. In diesem Falle kann die Erregung des Gefässnervencentrums durch die Einwirkung der Kohlensäure gesteigert werden.

Der erhöhte arterielle Druck hat nach der Auffassung mehrerer Autoren für die Entwicklung der Arteriosklerose eine grosse Bedeutung. Als Beweis für diese Ansicht kann angeführt werden, dass auch in der Lungenarterie, wo die arteriosklerotischen Veränderungen unter gewöhnlichen Umständen sehr selten sind, solche erscheinen, wenn der der Druck in diesem Gefäss eine längere Zeit hindurch erhöht ist. Ein derartiger Fall, bei welchem der Ductus Botalli offen stand, ist von A. Josefson veröffentlicht worden.[1] Im Leben fand sich in der Lungenarterie ein erhöhter Druck vor, und nach dem Tode wurden eine beträchtliche Dilatation und ausgeprägte arteriosklerotische Veränderungen in dem genannten Gefäss nachgewiesen.

Unter Vermittlung eines erhöhten arteriellen Blutdruckes wird also lange Zeit ausgeführte körperliche Arbeit Ursache der Arteriosklerose.

Indess dürfte es sehr schwierig sein, zu entscheiden, ob dieser Factor bei der Aetiologie der Arteriosklerose eine grössere Rolle spielt.

Die 15 Fälle in meiner Casuistik hatten zur Zeit der Beobachtung ein Durchschnittsalter von 58 Jahren — was nicht für eine bedeutendere Intensität bei diesem Causalmoment spricht.

Die Ackerarbeiter auf dem Lande dürften im allgemeinen während des grösseren Theiles ihres Lebens eine sehr anstrengende Arbeit haben; dass aber die Arteriosklerose bei ihnen gewöhnlicher sei als bei den Fabrikarbeitern und anderen, deren Arbeit nicht so anstrengend ist, ist keineswegs bewiesen. Es ist möglich, dass die Schädlichkeit der schweren Arbeit bis zu einem gewissen Grade von einer gesünderen Lebensweise bei der Bevölkerung auf dem Lande compensirt wird. Die verhältnissmässig grosse Zahl von Frauen, welche anstrengende Arbeit als Krankheitsursache angegeben haben, ist jedenfalls bemerkenswerth.

[1] A. Josefson, *Nordiskt Medicinskt Arkiv.* 1897. Bd. XXIX, Nr. 10.

7. Intellectuelle Ueberanstrengung; Gemüthsbewegungen.

Viele Aerzte haben die Erfahrung gemacht, dass die Arteriosklerose oft bei Individuen mit überwiegend intellectueller Arbeit und bei solchen vorkommt, welche intensiven und oft wiederholten Gemüthsbewegungen ausgesetzt sind. Insbesondere heben französische Autoren hervor, dass Gelehrte, Staatsmänner, Politiker, Finanzmänner, Schauspieler u. s. w. sehr oft von dieser Krankheit betroffen sind. Huchard[1] lenkt die Aufmerksamkeit auf die lebhaften vasomotorischen Erregungen, welche geistige Spannung und Gemüthsbewegungen allerlei Art hervorrufen, wodurch Drucksteigerungen im arteriellen Systeme bewirkt werden. Wenn dies selten stattfindet, hat es nur eine geringe Bedeutung, geschieht dies aber täglich und Jahre lang, so ist es nicht undenkbar, dass hierdurch schädliche Folgen für das Gefässsystem entstehen können. Oft kommen aber noch andere schädliche Einflüsse hinzu, wie Uebermass im Essen und Trinken, ungenügender Schlaf und eine stillsitzende Lebensweise. Letzterer Factor dürfte bei Gelehrten und Beamten eine nicht unwesentliche Rolle spielen.

Dass Gemüthsbewegungen für sich allein im Stande sind, die Arteriosklerose hervorzurufen, sucht Huchard mittelst eines drastischen Beispiels zu beweisen.[2] Ein 52 jähriger, reicher Banquier in einer grösseren Stadt betheiligte sich mit ungewöhnlicher Energie an den politischen Tageskämpfen. Er hatte aber keinen Erfolg, und finanzielle Schwierigkeiten stiessen noch hinzu. Sein Arzt wies nach, dass eine Herzaffection arteriellen Ursprunges sich jeden Tag entwickelte. Bei diesem Manne fanden sich keine der gewöhnlichen Causalmomente der Arteriosklerose wie Syphilis, Alkoholismus, Gicht, Rheumatismus oder Tabaksmissbrauch vor.

Indessen scheint es mir, dass diejenigen meiner arteriosklerotischen Patienten, bei welchen intellectuelle Ueberanstrengung oder starke Gemüthsbewegungen irgend welche Bedeutung als ätiologisches Moment gehabt haben konnten, auch erbliche Anlagen darboten. Sie waren selber, wie man sagt, nervöse Individuen, in deren Familien nervöse Manifestationen gewöhnlich waren, und auch andere Familienmitglieder boten sklerotische Symptome dar. Die Verhältnisse im wirklichen Leben sind unzweifelhaft sehr verwickelt; es sind ganz sicher noch viele, sorgfältige und mühsame Untersuchungen nothwendig, bis die Frage nach der Bedeutung der betreffenden Factoren für die Aetiologie

[1] Huchard, *Maladies du coeur.* Paris 1893. S. 130 u. folg.
[2] Huchard, *Journal des praticiens.* 1896. S. 724.

der Arteriosklerose als vollständig gelöst angesehen werden darf. Zur Zeit kann diese Bedeutung nicht bestimmt nachgewiesen, auch nicht absolut verneint werden: das Problem kann nur aufgestellt, dessen Lösung muss aber der Zukunft überlassen werden.

8. Fehlerhafte Zusammensetzung der Kost.

a. Zu reichliche Fleischdiät.

Huchard fasst eine zu reichliche Fleischkost als eine Ursache der Arteriosklerose auf. Er zeigt, dass in Frankreich der Fleischverbrauch von 1820—1870 in einem erheblichen Grade zugenommen hat, und will hierin die Ursache des allgemeineren Vorkommens der arteriellen Cardiopathien und der allgemeinen Arteriosklerose während der letzten Jahrzehnte finden. Dass der Fleischverbrauch mit steigender Cultur zunimmt, dürfte in allen civilisirten Ländern eine allgemeine Erscheinung sein; dass die arteriellen Cardiopathien hinsichtlich ihrer Frequenz zugenommen haben, dürfte auch wahrscheinlich sein, ist aber lange nicht bewiesen. Ob aber diese beiden Erscheinungen sich wie Ursache und Wirkung zu einander verhalten, ist sehr unsicher. Die besser situirten Klassen der Gesellschaft, bei welchen ein zu reichlicher Fleischgenuss am häufigsten vorkommt, bieten vielleicht eine verhältnissmässig grössere Anzahl von jüngeren arteriosklerotischen Individuen dar, als die unbemittelten Klassen, welche eine an Fleisch so reichliche Kost sich nicht gestatten können. Diejenigen aber, welche die Gelegenheit haben, viel Fleisch zu geniessen, begehen oft auch in anderer Hinsicht Excesse, so dass keine sichere Schlussfolgerung möglich ist.

Indess kann ich aus eigener Erfahrung behaupten, dass viele der arteriosklerotischen Symptome beträchtlich erleichtert werden, wenn der Fleischgenuss beschränkt und vegetabilische Nahrungsmittel und Milch in grösserem Umfang genossen werden.

Eine andere Erfahrung, welche ebenfalls für die Schädlichkeit eines zu starken Fleischgenusses zu sprechen scheint, habe ich während der letzten Jahre oft machen können. Ich habe nämlich ziemlich viele fettleibige, arteriosklerotische Patienten beobachtet, welchen, um ihre Fettleibigkeit zu vermindern, vom Arzt gerathen wurde, hauptsächlich animalische Nahrung zu geniessen und das Trinken während der Mahlzeiten zu vermeiden. Diese Patienten haben allerdings an Gewicht abgenommen, zu gleicher Zeit begannen sie aber an Herzklopfen, allgemeiner Schwäche und vielerlei neurasthenischen Symptomen zu leiden. Eine Veränderung der Diät in der Richtung, dass mehr vegetabilische Nahrungsmittel vorgeschrieben und geeignete Getränke zum Essen erlaubt wurden, hat auf den Zustand der Patienten im allgemeinen eine gute Einwirkung ausgeübt.

Meiner Erfahrung nach sollte man also bei schon eingetretener Arteriosklerose einen zu reichlichen Fleischgenuss vermeiden, das Trinken bei den Mahlzeiten aber nicht verbieten.

b. Vegetarianische Lebensweise.

Auch im entgegengesetzten Extrem, d. h. in einer rein vegetabilischen Diät, hat man ein günstiges Moment für die Entwickelung der Arteriosklerose gesucht. In vielen Provinzen Schwedens dürfte die Landbevölkerung noch heute hauptsächlich von vegetabilischen Nahrungsmitteln und Milch leben. Dass die Arteriosklerose bei dieser Bevölkerung häufiger wäre, davon weiss man aber nichts. Wenn dagegen eine vegetarianische Lebensweise mit übertriebenen Körperbewegungen, vor allem mit Excessen in Sport vereinigt ist, so treten, nach den Beobachtungen von Rosenbach, Störungen in den Verrichtungen des Herzens und der Gefässe schneller und intensiver als bei der gemischten Kost ein.[1]

Es ist wahrscheinlich, dass Uebertreibung nach der einen oder andereren Richtung schädlich wirkt: für den Menschen eignet sich die gemischte Kost am besten.

9. Schlechte hygienische Verhältnisse.

Unter schlechten hygienischen Verhältnissen verstehen wir im allgemeinen enge, feuchte und kalte Wohnungen; ungenügende und unzweckmässige Kost und Bekleidung u. s. w. In welchem Grade diese Factoren jeder für sich oder alle zusammen die Entwicklung der Arteriosklerose begünstigen, ist schwer zu entscheiden. Die Wohnungsverhältnisse können möglicherweise beim Entstehen des chronischen Rheumatismus eine gewisse Rolle spielen, und diese Krankheit ist ja nach der Auffassung vieler Autoren ein wichtiges ätiologisches Moment für die Arteriosklerose.

Meine Casuistik enthält 2 Fälle, bei welchen schlechte hygienische Verhältnisse sowie mehrere verschiedene Infectionskrankheiten angegeben sind. In 2 anderen Fällen kamen schlechte hygienische Verhältnisse bei anstrengender Arbeit vor.

Das Durchschnittsalter für die 2 Fälle, bei welchen schlechte hygienische Verhältnisse als das wichtigste Causalmoment angesehen werden konnten, war $58^1/_2$ Jahre — was nicht auf eine besonders grosse Intensität bei diesem Factor hindeutet.

---

[1] O. Rosenbach, *Die Krankheiten des Herzens.* Wien und Leipzig 1894. S. 589.

10. Intoxicationen.

Ausser dem chronischen Alkoholismus, dessen ätiologische Bedeutung für die Arteriosklerose schon besprochen worden ist, will ich die chronische Bleivergiftung und die chronische Nicotinvergiftung mit einigen Worten erwähnen.

a. Chronische Bleivergiftung.

Die chronische Bleivergiftung, insbesondere ihre schwere Form, die Bleikachexie, scheint in Schweden ziemlich selten zu sein. In Betreff dieser Krankheit als ätiologisches Moment für die Arteriosklerose kann ich aus eigener Erfahrung nichts mittheilen. In anderen Ländern und besonders in Frankreich ist sie häufiger, und französische Autoren schreiben ihr eine Bedeutung für die Entwicklung der Arteriosklerose zu. Lancereaux erwähnt, dass er 4 mal die Gelegenheit gehabt hat, die Gefässe von Individuen zu untersuchen, welche an Bleikachexie gestorben waren, und bei allen Fällen war die Aorta zum grössten Theil verändert. Bei diesen Fällen fanden sich immer eine Verdickung der Wand der Nierenarterien sowie eine atrophische und granulirte Beschaffenheit der Niere vor. Er scheint indess geneigt zu sein, diese Veränderungen eher mit Gicht als mit der Bleiintoxication in Zusammenhang zu bringen.[1]

Huchard[2] citirt eine Statistik von Leudet. Unter 24 an Bleivergiftung gestorbenen Individuen waren die Todesursachen folgende: 17 mal organische Läsionen des Herzens, 2 mal Nephritis, 2 mal Lungengangrän, 2 mal Lungentuberkulose und 1 mal Lebercirrhose. Ausserdem fanden sich Dilatation und atheromatöse Veränderungen der Aorta, Degenerationen in dem Herzen, den Nieren und der Leber sowie Hypertrophie der linken Herzkammer vor.

Seither hat Huchard bei der Section von Fällen von Bleivergiftung eine mehr oder minder ausgebreitete Endarteriitis nachgewiesen, welche ihrem Charakter nach derjenigen bei der Arteriosklerose und dem Atherom bei Gicht ähnlich ist.

b. Chronische Nicotinvergiftung.

Es ist eine alte Erfahrung, dass der Tabakmissbrauch, vor allem in Form von Rauchen, Herzsymptome hervorruft. Die Herzthätigkeit wird unregelmässig, die Pulsfrequenz grösser, die Patienten klagen über Unruhe und einen dumpfen Schmerz in der Herzgegend. Nach Huchard

[1] Lancereaux, *Dictionnaire encyclop. des Sciences méd. Art.* „*Artères*". Paris 1867. Bd. VI, S. 293.

[2] Huchard, *Maladies du coeur.* II. Éd. Paris 1893. S. 125.

können wirkliche stenocardische Anfälle auf Grund von Tabakmissbrauch entstehen.[1] Das Nicotin ruft eine Gefässverengerung hervor, welche Blässe im Gesicht, Kälte in den Extremitäten, Schwindel, retrosternale Schmerzen und gewaltsames Herzklopfen verursacht. Durch einen lange dauernden und oft wiederholten Krampf in den Gefässmuskeln können sich nach demselben Autor arteriosklerotische Veränderungen in den Gefässen entwickeln; werden die Arterien des Herzens von denselben getroffen, so sind die Voraussetzungen für das Entstehen einer echten organischen Angina pectoris gegeben. In den meisten Fällen liegt indess nur eine von einem Gefäss-Spasmus bewirkte sogen. Pseudoangina vor. Wenn das Causalmoment entfernt wird, so hören die stenocardischen Anfälle und die übrigen Manifestationen der Tabakvergiftung auf.

Huchard selber giebt indess zu, dass sich in der Litteratur keine bestimmten Beweise dafür vorfinden, dass die Arteriosklerose durch chronische Tabakvergiftung hervorgerufen werden kann.

In meiner Casuistik kommt im Fall 88 die Angabe vor, dass der Patient ein starker Raucher gewesen ist, nicht Syphilis gehabt noch Alkohol missbraucht hat; hier betrifft es aber einen 71jährigen Arbeiter, dessen hohem Alter wahrscheinlich eine grössere Bedeutung als dem Tabakmissbrauch zuzuschreiben ist. In einem zweiten Fall wird Cigarrenrauchen in der Anamnese erwähnt, hier kam aber auch luetische Infection vor; in einem dritten Fall wird Tabakkauen erwähnt, der Patient hatte aber Alkohol missbraucht. Keiner dieser Fälle spricht also für die Ansicht, dass der Tabakmissbrauch die Arteriosklerose hervorrufen könnte.

11. Infectionskrankheiten.

Es ist nunmehr nachgewiesen, dass bei mehreren Infektionskrankheiten Veränderungen in den Gefässen, besonders Endarteriiten entstehen, welche ihrerseits Veränderungen in den entsprechenden Organen bewirken. . . . .

H. Martin hat eine obliterirende Endarteriitis bei Diphtherie und Typhoidfieber beobachtet. Bei jener Krankheit wurde die genannte Veränderung in den Arterien des Herzens, der Bronchien und der Nieren, bei dieser in den Arterien des Herzens nachgewiesen.[2]

Landonzy und Siredey theilen einen interessanten Fall von Typhoidfieber mit, in welchem die Section Endarteriitis in den Coronargefässen mit nachfolgender Cardiosklerose nachwies. Der Patient hatte

[1] Huchard, a. a. O., S. 706.
[2] Martin, *Revue de médecine.* 1881. S. 369.

2 Jahre früher an der genannten Krankheit gelitten. Ausserdem erwähnen dieselben Autoren, dass sie unter 13 von ihnen im Laufe der letzten Jahre behandelten Fällen von Typhoidfieber 3 mal Complicationen von Seiten des Herzens beobachtet haben.[1]

Bei der Influenza sind spontane, wahrscheinlich von endarteriitischen Veränderungen bedingte Arterienthrombosen beobachtet worden.[2]

Bei den chronischen Formen der Malaria sollen Gefässveränderungen sehr häufig sein. Unter 20 Fällen von „Artérite en plaques“ hat Lancereaux in der Anamnese 11 mal Malaria aufgezeichnet.[3]

Die Bedeutung der syphilitischen Infection für die Arteriosklerose haben wir schon oben ausführlich erörtert.

Dass die acuten Infectionskrankheiten Endarteriiten hervorrufen können, ist also unzweifelhaft; eine andere Frage ist die, ob ihnen beim Entstehen der chronischen, allgemeinen, progressiven Arteriosklerose irgend welche grössere Bedeutung beigemessen werden soll. Es scheint mir, dass die acuten Infectionskrankheiten hierbei irgend welche wichtigere Rolle nicht gut spielen können, denn die infectiöse Substanz und ihre Producte werden wohl ziemlich bald vom Organismus entfernt, in Folge dessen eine prolongirte Wirkung nur schwerlich zu Stande kommen kann. Mehr wahrscheinlicher ist die Annahme, dass die chronischen Infectionskrankheiten allmählich chronische Arterienveränderungen herbeiführen. In dieser Hinsicht stellt Syphilis ein bemerkenswerthes Beispiel dar.

In meiner Casuistik kommt eine ätiologische Gruppe von 9 Fällen vor, in deren Anamnese verschiedene Infectionskrankheiten wie Influenza, Scarlatina, Wechselfieber, Pocken, Cholera, Masern, Typhoidfieber, Pneumonie, Osteomyelitis ohne irgend ein anderes bemerkenswerthes ätiologisches Moment erwähnt werden. Das Durchschnittsalter dieser Fälle zur Zeit der Beobachtung war 63 Jahre. Dies spricht nicht für die Ansicht, dass die acuten Infectionskrankheiten irgend eine grössere Bedeutung als ätiologischer Factor der Arteriosklerose haben.

12. Zusammenfassung der Betrachtungen über die Aetiologie der Arteriosklerose.

Ich habe die Lehre von der Aetiologie der Arteriosklerose ziemlich ausführlich erörtert, das in der Litteratur vorliegende Material thunlichst zusammengestellt und die Resultate hervorgehoben, welche

[1] Landouzy und Siredey, Ib. 1885. S. 843.

[2] Leyden und Guttmann, *Die Influenzaepidemie 1889—1890.* Wiesbaden 1892. S. 86.

[3] Huchard, a. a. O., S. 141.

aus meinen eigenen, hierher gehörigen Untersuchungen gezogen werden können. Es hat sich herausgestellt, dass viele verschiedene Factoren als hierbei thätig angenommen worden sind.

Von mehreren diesen Factoren, welche verschiedene Autoren als ätiologische Momente hervorgehoben haben, gilt indess die Bemerkung, dass ihre Bedeutung nicht durch irgend welche detaillirte Casuistik nachgewiesen worden ist, sondern nur auf Grund theoretischer Erwägungen oder eines einzelnen beobachteten Falles angenommen worden ist. Es muss jedoch zugegeben werden, dass beim Zusammenbringen eines in dieser Hinsicht zweckmässigen Materiales grosse Schwierigkeiten zu überwinden sind. Es ist schwierig, in jedem Fall zuverlässige und vollständige Aufklärungen zu erhalten und eine so grosse Anzahl von genau registrirten Fällen zu bekommen, dass daraus irgend welche sichere Schlussfolgerungen gezogen werden können. Zu diesem Zwecke sind sehr umfassende Untersuchungen nothwendig, welche kaum von einem einzelnen Forscher ausgeführt werden können. Es scheint mir jedoch, dass das bereits vorliegende Material es erlaubt, für die Arteriosklerose gewisse ätiologische Factoren als ziemlich sicher zu betrachten.

Den ersten Platz unter diesen nimmt meiner Meinung nach die syphilitische Infection ein. Hiermit will ich keineswegs behaupten, dass sie die gewöhnlichste Ursache der Arteriosklerose darstellt, sondern nur, dass sie der am intensivsten wirksame Factor ist, indem eine vorangegangene syphilitische Infection meinen Erfahrungen nach früher als jeder andere Factor eine Arteriosklerose verursacht. Die Syphilis besitzt auch darum eine sehr grosse Bedeutung für die Arteriosklerose, weil sich die auf syphilitischer Basis stehende Arteriosklerose mit Vorliebe im Herzen und in der Aorta zu localisiren scheint, in Folge dessen Störungen sich entwickeln, welche dem Leben des Patienten äusserst gefährlich sind.

Der Syphilis am nächsten scheint der Alkoholmissbrauch zu stehen. Dieser Factor ist vielleicht sogar noch häufiger als die syphilitische Infection, die arteriosklerotischen Symptome erscheinen aber bei den Alkoholikern etwas später als bei den syphilitisch inficirten Patienten.

Nun ist es allerdings der Fall, dass die syphilitische Infection und der Alkoholmissbrauch oft bei einem und demselben Individuum vorkommen, in Folge dessen sich ihre Wirkungen möglicher Weise summiren. Jedenfalls scheinen diese beiden Factoren als ätiologische Momente für die Arteriosklerose unzweifelhaft zu sein.

In die dritte Linie möchte ich die Heredität setzen, gleichviel ob sie in weiterem Sinne als arthritische Diathese oder in engerem Sinne, wenn man nur die arteriosklerotischen Manifestationen berücksichtigt, aufgefasst wird. Allerdings erlaubt meine Casuistik es nicht, diese Annahme mit so zahlreichen Fällen zu erhärten, dass dieselbe dadurch als bewiesen gelten könnte, die allgemeine praktisch-medicinische Erfahrung spricht aber ganz bestimmt dafür.

Einige andere Factoren, welche als in ätiologischer Hinsicht bedeutungsvoll für die Arteriosklerose angesehen worden sind, wie anstrengende körperliche und intellectuelle Arbeit; Gemüthsbewegungen, fehlerhafte Zusammensetzung der Kost, schlechte hygienische Verhältnisse, chronische Intoxicationen, wie Blei- und Nicotinvergiftung, können möglicherweise in dieser Beziehung eine gewisse Rolle spielen, jedoch kann ich nicht finden, dass ihre ätiologische Bedeutung sicher nachgewiesen ist, und jedenfalls ist ihre Intensität entschieden geringer als die der zuerst genannten drei Factoren.

Was endlich vorher durchgemachte acute Infectionskrankheiten betrifft, so scheint ihre ätiologische Bedeutung sehr gering zu sein. Vielleicht stellen sie zu einem gewissen Theil die Ursache der senilen Arteriosklerose dar, welche wahrscheinlich durch viele schwach wirkende ätiologische Factoren bedingt wird, da ja ein hohes Alter an sich wohl kaum als Ursache der Arteriosklerose betrachtet werden darf.

F. Die Pathogenese der Arteriosklerose.

Das allererste Symptom der Arteriosklerose ist ein anhaltender, erhöhter arterieller Druck; dieses Symptom kommt auch während des ganzen Verlaufes der Krankheit bis zu dem Zeitpunkte vor, an welchem die Kraft des Herzens anfängt abzunehmen und die Circulation nicht mehr in normaler Weise erhalten werden kann. Jede Theorie, welche die Entstehung der Arteriosklerose zu erklären versucht, muss daher nothwendig den gesteigerten, arteriellen Druck berücksichtigen, und die Pathogenese der Arteriosklerose hängt wesentlich mit der Pathogenese der artiellen Drucksteigerung zusammen.

Es ist möglich, dass die Drucksteigerung immer die primäre Erscheinung darstellt und dass sich die anatomischen Veränderungen erst später entwickeln. Diese Auffassung gewinnt in der bekannten Thatsache eine Stütze, dass Gefässgebiete, bei welchen die Arteriosklerose unter gewöhnlichen Umständen kaum vorkommt, ausgebreitete sklerotische Veränderungen darbieten, wenn der Druck in ihnen aus irgend welcher Ursache ein abnorm hoher ist. Aber auch das entgegengesetzte Verhalten ist denkbar. Schon eingetretene Gefässveränderungen können einen gesteigerten arteriellen Druck hervorrufen. Sind solche bei einem grösseren Gefässgebiet eingetreten, so wird die Drucksteigerung durch die Verengerung der Gefässlichtung der kleinen Arterien erklärt. Diese Erklärung ist aber wenig wahrscheinlich, wenn es die frühesten Stadien der Krankheit betrifft. Mehr wahrscheinlich ist es, dass schon Gefässveränderungen von einer so geringen Ausbreitung, dass ihre mechanische Wirkung in Bezug auf den Blutdruck nicht in Betracht kommen kann, dessen ungeachtet auf reflectorischem Wege unter Mitwirkung der Gefässnerven eine Verengerung der feineren und mittelgrossen Arterien in grossen Gefässgebieten hervorrufen und hierdurch den erhöhten Druck erzeugen. Mein Fall 27 könnte möglicherweise als Stütze einer solchen Auffassung angeführt werden. Während einer längeren Zeit bot der Patient Symptome eines Arterienkrampfes dar: die Aa. radiales waren haarfein und die ganze Körperoberfläche ungewöhnlich blass, fast cyanotisch. Bei der Section wurden nur zwei atheromatöse Flecke auf der Innenseite der Aorta beobachtet. — Sei es nun hiermit wie es will, sicher scheint es jedenfalls zu sein, dass das Gefässnervensystem, dessen Bedeutung für die Regulation des Blutdruckes unter normalen Verhältnissen genügend bekannt ist, beim Entstehen des pathologisch gesteigerten Druckes und vielleicht auch bei der Entwickelung der arteriosklerotischen Veränderungen eine hervorragende Rolle spielt.

Unsere Erörterung der Aetiologie der Arteriosklerose hat an die Hand gegeben, dass viele, und wie es scheint, ziemlich verschiedenartige Factoren beim Entstehen der Krankheit thätig sind. Bei einer näheren Analyse können diese möglicherweise auf zwei reducirt werden: toxische und nervöse.

Die toxischen Factoren gelangen bei den Intoxicationen direct von aussen in den Körper; bei den Infectionen werden sie von den Infectionsstoffen im Körper selbst gebildet. In beiden Fällen kreisen im Blute schädliche Substanzen, von welchen man sich vorstellen kann, dass sie die Gefässwand direct reizen oder unter Vermittlung des Nervensystems eine Drucksteigerung und dadurch mittelbar die arteriosklerotischen Veränderungen hervorrufen.

In Betreff der nervösen Factoren kann man sich denken, dass sie durch äussere und innere Reizungen aller Art in Thätigkeit versetzt werden können. Bei Fällen, wo die Heredität, sei es direct oder unter Vermittlung der arthritischen Diathese, die Grundursache der Arteriosklerose darstellt, spielen die nervösen Einflüsse gewiss eine sehr bedeutende Rolle.

Die toxischen und nervösen Factoren wirken theils unabhängig von einander, theils kann die eine Gruppe die andere in Thätigkeit versetzen. Für die Prophylaxe und die Behandlung der Arteriosklerose dürfte es nicht bedeutungslos sein, diese Factoren zu beachten.

G. Die Symptome der Arteriosklerose.

1. Steigerung des arteriellen Druckes.

Mit Recht scheint mir dieses Symptom in erster Linie zu erwähnen zu sein, da es das am meisten constante und eines der allerfrühsten Zeichen der schleichenden Krankheit darstellt. Streng genommen kann man nicht von Arteriosklerose in anatomischem Sinne sprechen, bevor sich nachweisbare Veränderungen in der Gefässwand vorfinden; der praktische Arzt darf aber nicht mit Diagnose und Behandlung warten, bis die Krankheit ihre volle Ausbildung erreicht hat. Je frühzeitiger er eingreifen kann, einen um so grösseren Nutzen kann er seinen Patienten bringen, und ausserdem müssen wir uns daran erinnern, dass sklerotische Veränderungen schon in den inneren Organen entstanden sein können, obgleich die der Palpation zugänglichen Arterien noch unverändert sind. Dies ist auch von neueren Autoren berücksichtigt worden. v. Basch spricht von einer latenten Arteriosklerose[1] und in einer späteren Arbeit von Angiorhigosis,[2] unter welchem Namen er denjenigen krankhaften Zustand bezeichnet, der so zu sagen der allgemeinen Sklerose vorangeht. Das Wesentliche ist hier die hohe Spannung in den Arterien; wenn dieselbe constant ist, muss man annehmen, dass sich bereits Veränderungen in den feineren Arterien und Capillaren eines so grossen Gefässgebietes vorfinden, dass hierdurch ein mehr oder minder bedeutender Widerstand entsteht und die Drucksteigerung verursacht wird. Wenn diese hohe Spannung vorübergehend ist, kann man sich als deren Ursache einen spastischen Zustand in den feineren Gefässen denken. In beiden Fällen können viele Symptome

[1] v. Basch, *Wiener med. Presse.* 1893. Nr. 20—30.

[2] v. Basch, *Wiener med. Presse.* 1896. S. 210, 254, 290, 315, 351.

von Seiten des Herzens, der Nieren, des Gehirns und des ganzen Nervensystems erscheinen, und wenn man Gelegenheit hat, den Patienten zu verfolgen, so beobachtet man im allgemeinen früher oder später solche Symptome, welche zeigen, dass wirkliche sklerotische Veränderungen eingetreten sind. Die Drucksteigerung dient also in erster Linie als Warnungssymptom; sie ist aber ausserdem ein Symptom, welches längere Zeit fortdauert, wenn schon leicht nachweisbare Veränderungen in den peripheren Arterien eingetreten sind und bedeutende Symptome von Seiten innerer Organe das ernsthafte Leiden des Patienten auch dem oberflächlichen Beobachter entschleiern; ja diese Drucksteigerung dauert fort, bis Herzschwäche, Herzinsufficienz und Stauungssymptome erschienen sind. Hieraus folgt, wie überaus wichtig es ist, den gesteigerten arteriellen Druck festzustellen, und die Bemühungen, welche von Seiten der Kliniker gemacht worden sind, um die Drucksteigerung nachzuweisen, müssen als vollkommen berechtigt angesehen werden, auch wenn sie noch nicht zu solchen exacten Resultaten geführt haben, wie sie die experimentelle Physiologie aufweisen kann.

Die Methoden, welche dem praktischen Arzte zu Gebote stehen, um den arteriellen Druck zu bestimmen, sind folgende:

Palpation des Pulses;
Sphygmographie;
Auscultation des Herzens;
Directe Bestimmung des Druckes.

a. Palpation des Pulses.

Dem erfahrenen Arzt bietet die Palpation ein nicht gering zu schätzendes Mittel dar, um den Blutdruck zu beurtheilen. Der Puls ist hart und lässt sich nur schwierig zusammendrücken; hierbei kann man unschwer die Rigidität der Arterienwand selbst von der Spannung innerhalb des Gefässes unterscheiden. Natürlich können hierdurch keine bestimmten Zahlenangaben erhalten werden; hat man sich aber in dieser Hinsicht geübt, so findet sich, meinem Dafürhalten nach, keine Schwierigkeit vor, in dieser Weise eine nicht zu geringe Steigerung des Blutdruckes zu erkennen. Es scheint mir, dass man mittelst der Palpation diejenigen Fehlerquellen oft vermeidet, welche sich bei der Anwendung des Sphygmographen und des Sphygmomanometers darstellen können.

b. Sphygmographie.

Der Sphygmograph giebt in ausgeprägten Fällen Pulscurven, welche die Entscheidung gestatten, ob ein gerade vorhandener Blutdruck erhöht oder vermindert ist. Werfen wir nur einen Blick auf die beiden hier reproducirten Pulscurven. Die Differenz ist unverkennbar. Die eine bezieht sich auf einen 15 jährigen Jüngling, welcher wegen Typhoidfieber im Seraphimerlazareth behandelt wurde, die andere entstammt einem 42 jährigen Arbeiter, der an chronischer Nephritis litt. Jene Pulscurve ist charakteristisch für einen verminderten, diese für einen erhöhten arteriellen Druck. In der ersten Curve (Fig. 21) ist die dikrotische Erhebung stark ausgeprägt und beginnt tief unten an der Basis der Curve; die primäre Welle ist hoch und spitz, und jede Spur von Trikrotismus wird vermisst. Unmittelbar bevor diese Curve geschrieben wurde, wurde der Arteriendruck in derselben Arterie, die rechte A. radialis, mittelst Potains Sphygmomanometer bestimmt und gleich 120^{mm} Hg gefunden.

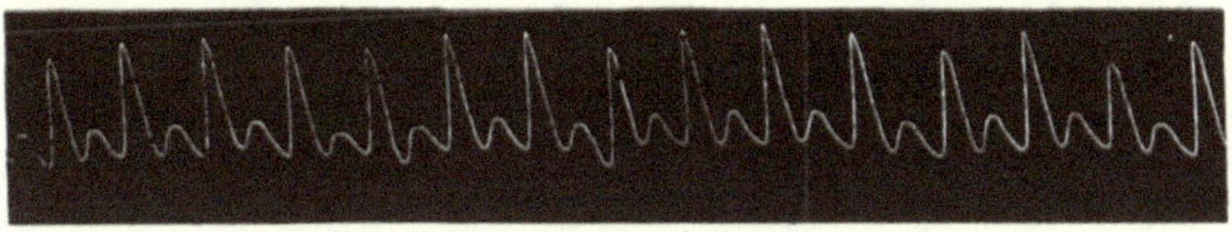

Fig. 21. Art. rad. dextra. D. 23. Aug. 1894.
D—n, 15 Jahre, febris typhoides, Arteriendruck = 120^{mm}.

In der zweiten Curve (Fig. 22) ist die dikrotische Erhebung sehr schwach ausgeprägt und liegt hoch oben nahe an der Spitze, welche ein deutliches Plateau darbietet; eine Andeutung von Trikrotismus ist bei jedem Herzschlag zu bemerken. Der mittelst des Potain'schen

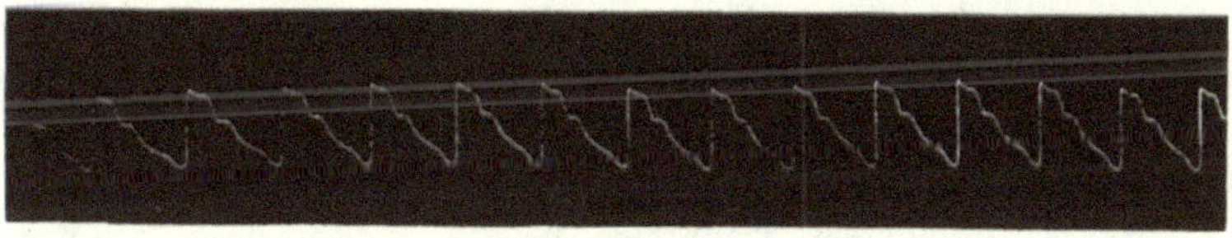

Fig. 22. Art. rad. dextra. D. 23. Aug. 1894.
L. E—n, 42 Jahre, Chronische Nephritis, Arteriendruck = 200^{mm}.

Sphygmomanometers kurz vorher bei derselben Arterie, der rechten A. radialis, bestimmte Druck betrug 200^{mm} Hg.

Indess sind die Pulscurven nicht immer so charakteristisch wie diese; nicht selten erhält man Pulsbilder, welche in Bezug auf den stattfindenden arteriellen Drück keine Schlussfolgerungen gestatten. Insbesondere scheint dies der Fall zu sein, wenn sich in der untersuchten Arterie bedeutende atheromatöse Veränderungen ausgebildet haben.

Uebrigens bietet die technische Ausführung der Sphygmographie nicht ganz unbedeutende Schwierigkeiten dar. Um zuverlässige Pulscurven zu erhalten, ist eine gewisse Uebung unbedingt nothwendig. Ferner sind lange nicht alle zur Zeit benutzten Sphygmographen gleich zuverlässig. Meiner Erfahrung nach schreibt der Marey'sche Sphygmograph die getreuesten Pulscurven; der zur Zeit, in Schweden wenigstens, ziemlich viel benutzte Apparat von Dudgeon entstellt leicht in einem grösseren oder geringeren Grade die Pulscurve, insbesondere ihre Spitze.

Indessen ist es unzweifelhaft, dass ein guter Sphygmograph in der Hand eines geübten Beobachters sehr werthvolle Aufschlüsse über den Blutdruck schon während der frühesten Stadien einer beginnenden Arteriosklerose geben kann, und die Sphygmographie ist daher als eine werthvolle Untersuchungsmethode zu empfehlen.

c. Die Auscultation des Herzens.

Eines der besten Zeichen des gesteigerten Druckes ist die Accentuirung des zweiten Herztones an der Herzbasis; betrifft es eine Steigerung des Druckes in der Pulmonalarterie, so wird der zweite Pulmonaliston verstärkt; ist der arterielle Druck in den Körperarterien erhöht, so ist der zweite Aortenton accentuirt. Bei den oben mitgetheilten Krankengeschichten finden wir Accentuirung des zweiten Aortentones fast in jedem Falle erwähnt. Dies ist in der That eines der frühesten Symptome der Arteriosklerose und stellt ein Symptom dar, welches während des grösseren Theiles der Krankheit fortdauert.

Im allgemeinen begegnet es keinen Schwierigkeiten, sich von dem Vorhandensein dieses Symptomes zu überzeugen. Der acustische Eindruck ist vollkommen charakteristisch. Der Vergleich mit dem zweiten Pulmonaliston erleichtert in hohem Grade die Prüfung. Jedoch kann es eintreffen, dass auch der zweite Pulmonaliston accentuirt ist, wie z. B. bei bedeutenderem Emphysem u. s. w. Aber auch in solchen Fällen ist es in der Regel nicht besonders schwierig zu entscheiden, inwiefern der zweite Aortenton accentuirt ist oder nicht. Die Aortentöne werden wie bekannt im zweiten Rippeninterstitium nahe dem rechten Sternalrand oder etwas tiefer über dem 3. Rippenknorpel am besten auscultirt. Innerhalb dieses Gebietes wird natürlich die Accentuirung am deutlichsten wahrgenommen; die betreffende Erscheinung wird aber fast über der ganzen Herzgegend mit der grössten Leichtigkeit beobachtet. Besonders will ich hervorheben, dass die Accentuirung des zweiten Aortentones über den grossen Halsgefässen, den Carotiden und im Jugulum, oft sehr deutlich gehört wird, ja sogar auf der Rückenseite des Brustkastens ist es gar nicht ungewöhnlich, dieses Zeichen nachweisen zu können.

Die Accentuirung des zweiten Aortentones besteht aus einer Verstärkung seiner Intensität, welche hinsichtlich ihres Grades vielfach variiren kann. Nicht ganz selten ist die Intensität eine so beträchtliche, dass man bei der Auscultation fast eine schmerzhafte Empfindung bekommt, besonders wenn man das doppelohrige Stethoskop Chauveau's benutzt. Dieses Instrument ist meiner Ansicht nach bei der Auscultation der Herztöne sehr werthvoll, und auch die Geräusche werden damit viel deutlicher als mit dem gewöhnlichen Stethoskop gehört. Die störenden Nebengeräusche, welche bei anderen doppelohrigen Stethoskopen oft vorkommen und ihre Anwendung sehr lästig machen, werden hier fast vollständig vermisst.

Ausser der Verstärkung der Intensität wird noch von Zeit zu Zeit eine wirkliche Veränderung in der Qualität des zweiten Aortentones beobachtet, indem dieser klingend wird und eine metallische Klangfarbe bekommt. Französische Autoren nennen dieses Geräusch „bruit clangoreux". Ohne Zweifel steht es mit Structurveränderungen in den Aortenklappen und der Aortenwand im Zusammenhang. Daher wird dieses Geräusch in der Regel in Fällen gehört, wo man eine Aortendilatation nachweisen kann. Huchard stellt sich vor, dass dasselbe immer eine cylindrische Erweiterung dieses Gefässes angiebt. Nun verhält es sich im allgemeinen so, dass die Aortendilatation in der Regel mit ausgebreiteten atheromatösen Veränderungen auf der Innenseite der Aorta zusammenfällt, und auch Gewebeveränderungen in den Klappen kommen sehr oft gleichzeitig vor. Hieraus folgt, dass ein klingender zweiter Aortenton und Aortendilatation sehr oft zusammentreffen müssen, ob aber der metallische Klang mit der Dilatation in irgend welchem nothwendigen Zusammenhang steht, gestatte ich mir nicht zu entscheiden.

d. Directe Bestimmung des arteriellen Druckes.

Die grosse Bedeutung, welche eine zuverlässige Bestimmung des Blutdruckes beim Menschen für den praktischen Arzt haben würde, hat mehrere Versuche veranlasst, zweckentsprechende Methoden und Instrumente zu construiren. Das bisher am meisten geprüfte und meist praktische Instrument ist das Sphygmomanometer v. Basch's und dessen Modification nach Potain. v. Basch selber sowie mehrere andere Autoren haben dieses Instrument in grosser Ausdehnung geprüft, und im allgemeinen wird angegeben, dass es für den Blutdruck Werthe giebt, welche zur Entscheidung der wichtigen Frage, ob der

Druck erhöht ist oder nicht, verwerthet werden können.[1] In einem seiner letzteren Arbeiten sagt v. Basch: auf eine 13 jährige Erfahrung und mehrere tausend Messungen gestützt kann ich den Satz aufstellen, dass ein Blutdruck in der Arteria radialis von 150 mm und höher als ein verhältnissmässig hoher, den normalen übersteigender Druck angesehen werden muss.[2] Dies gilt natürlich ganz besonders von Druckwerthen, welch 150 mm Hg weit übersteigen. Indessen sind gegen die Zuverlässigkeit des Instrumentes wichtige Einwendungen gemacht worden. Zadek, der allerdings eine ältere Form des Sphygmomanometers benutzte, findet, dass der v. Basch'sche Apparat im allgemeinen zur Bestimmung des absoluten Blutdruckes nicht geeignet ist und den Vergleich zwischen verschiedenen Individuen nicht gestattet: es giebt aber ein grosses und wichtiges Gebiet für die Anwendung des Apparates, nämlich zur Bestimmung der Blutdrucksschwankungen bei einer und derselben Person zu verschiedenen Zeiten.[3] Tigerstedt hat die Fehlerquellen des Instruments sowie die Unzuverlässigkeit der mit demselben zu erhaltenden absoluten Werthe des Blutdruckes scharf betont.[4] Eine eingehende Prüfung des Instrumentes verdanken wir Eurén.[5] Er findet dasselbe im grossen und ganzen recht anwendbar. Durch Application des Sphygmomanometers auf die A. temporalis oder (unter Berücksichtigung der Lage der Arterie im speciellen Falle) auf die A. radialis dürfte man Werthe erhalten, welche den Blutdruck annäherungsweise repräsentiren. Französische Autoren, vor allem Potain und Huchard, haben eine von ersterem angegebene Modification benutzt, bei welcher der ganze Apparat mit Ausnahme des Manometers aus Kautschuk besteht und mit Luft gefüllt ist.

Um eine eigene Erfahrung in dieser Frage zu gewinnen, habe ich mittelst des Sphygmomanometers (Potain) an 101 Individuen in der Poliklinik des Seraphimerlazareths den Blutdruck in der rechten und linken A. radialis bestimmt. Ich untersuchte nur solche Individuen, welche völlig gesund aussahen und nur wegen irgend einer ziemlich unbedeutenden Krankheit, wie leichte Hautkrankheiten, dyspeptische Symptome, Angina, Bronchitis, unbestimmte Schmerzen u. s. w., die Poliklinik besuchten. Die meisten dieser Individuen befanden sich

---

[1] v. Basch, *Berlin. klin. Wochenschr.* 1887. S. 179, 206, 224, 244, 285.

[2] v. Basch, *Wiener med. Presse.* 1893. Nr. 20—30.

[3] Zadek, *Zeitschr. f. klin. Med.* 1881. Bd. II, S. 509.

[4] Tigerstedt, *Lehrbuch der Physiologie des Kreislaufes.* Leipzig 1893. S. 331.

[5] Eurén, *Upsala läkareförenings förhandlingar.* 1890—1891. Bd. XXVI, S. 289.

im Alter zwischen 20 und 40 Jahren, einige waren jünger; auch befanden sich einige ältere Personen darunter; 79 waren Männer, 22 Frauen. Es zeigte sich hierbei, dass eine nicht ganz geringe Uebung nothwendig ist, bis man die erforderliche Sicherheit gewinnt; ausserdem variirten die erhaltenen Werthe bei verschiedenen Individuen ziemlich viel. Die gewöhnlichsten Werthe betrugen etwa 150 mm Hg. Da diese Bestimmungen eigentlich bezweckten, zu untersuchen, inwiefern sich die Methode für die Entscheidung der Frage bewährte, ob eine Drucksteigerung vorhanden war oder nicht, richtetete ich meine Aufmerksamkeit besonders auf diejenigen Individuen, welche einen ungewöhnlich hohen Druck darboten. Diese wurden dann eingehend untersucht, wobei es sich in den allermeisten Fällen ergab, dass sie an bestimmten krankhaften Veränderungen litten, wie leichte Herzvergrösserung, Albuminurie, Accentuirung des zweiten Aortentones, Diabetes mellitus, Alkoholismus, Neurasthenie, chronische Bleivergiftung. Bei mehreren dieser Patienten gab das Sphygmomanometer einen Druck von 190 bis 240 mm Hg an; bei einer und derselben Person blieb der Druck bei wiederholten Bestimmungen ziemlich constant.

Aus diesen Beobachtungen scheint mir jedoch hervorzugehen, dass eine leichte Drucksteigerung nicht ausschliesslich mittelst des Sphygmomanometers genügend zuverlässig diagnosticirt werden kann. Um eine sichere Diagnose zu stellen, muss man auch andere Symptome nachweisen können; insbesondere ist die Accentuirung des 2. Aortentones sehr werthvoll. Als Untersuchungsmethode neben anderen verdient aber die Sphygmomanometrie angewendet zu werden, und unter Einhaltung gewisser Vorsichtsmassregeln kann das Instrument in geübter Hand unzweifelhaft von grossem Nutzen sein.

2. Athemnoth, Dyspnoe, Asthma cardiale.

Eines der frühzeitigsten Symptome beginnender sklerotischer Veränderungen im Gefässsystem sind Athmungsbeschwerden. Von einer leichten Athemnoth bei anstrengenden Bewegungen, wie bei Treppengehen oder Bergaufgehen, bis zu der ausgeprägten Dyspnoe, welche den Patienten ununterbrochen belästigt, finden sich alle Uebergänge. Die Athemnoth erscheint also entweder unter gewissen Umständen, oder sie ist eine ununterbrochene. Eine besondere Form derselben stellt das Asthma cardiale dar, welches, in der Regel während der Nacht, plötzlich anfallsweise erscheint. Ziemlich oft gesellt sich zur Athemnoth ein Gefühl von Druck, Beklemmung oder wirklicher Schmerz in der Herzgegend, im Rücken, Epigastrium, in den oberen Extremitäten, am meisten in der linken. Unter solchen Umständen ist die Athemnoth mit stenocardischen Symptomen complicirt.

Bemerkenswerth sind die Anfälle von Asthma cardiale. Leyden[1] und A. Fraenkel[2] haben diesen Symptomenkomplex ausführlich erörtert. Zuweilen kommen leichte Vorboten in Form allgemeinen Krankseins, Mattigkeit und Schwäche, leichten Hustens vor, oft bricht aber ohne derartige Vorboten während der Nacht, in der Regel nach Mitternacht, eine heftige Athemnoth aus, welche den Patienten erweckt, wenn er, wie dies oft der Fall ist, schon eingeschlafen ist. Die Athemnoth entwickelt sich mit einer entsetzenden Geschwindigkeit; der Patient kann nicht mehr im Bette bleiben, sondern muss sich auf einen Stuhl setzen oder stehend sich gegen die Wand, den Thürpfosten, einen Tisch oder dergleichen stützen. Bald zeigt sich eine mehr oder weniger ausgeprägte Cyanose an den Lippen und den Händen, von weitem hörbare Rasselgeräusche treten auf, Husten mit mehr oder weniger reichlichem, aus theilweise schaumigen Sputa bestehendem Expectorat stellt sich ein. Untersucht man nun den Patienten, so findet man meist keine ausgeprägten Veränderungen in den vorher beobachteten Herzsymptomen. Gewöhnlich hat man früher eine mehr oder wenig deutliche Accentuirung des zweiten Aortentones und vielleicht auch eine leichte Unregelmässigkeit der Herzthätigkeit beobachtet. Dieses Symptom kann zuweilen während des Anfalles mehr ausgeprägt sein, und im Zusammenhang damit ist der Puls etwas mehr unregelmässig, gewöhnlich aber ziemlich gespannt. Dagegen sind die Symptome von Seiten der Lungen deutlich, wenigstens nachdem der Anfall eine Zeit lang gedauert hat — und in der Regel stellt sich ja erst der Arzt dann ein, wenn vom Beginn des Anfalles schon einige Zeit verflossen ist. Man findet nun allerdings keine Dämpfung, der Percussionston hat aber oft einen tympanitischen Klang. Bei der Auscultation hört man gröbere oder feinere Rasselgeräusche in mehr oder weniger reichlicher Menge. Neben der Athemnoth wird der Patient von hochgradiger Unruhe und Angst geplagt, kalter Schweiss bedeckt die Haut der Stirn, des Gesichtes und der Brust, und die Umgebung fürchtet jeden Augenblick, dass er stirbt. In seiner schwereren Form dauert der Anfall eine oder zwei Stunden lang, allmählich wird das Athmen leichter, der Patient kann sich wieder ins Bett legen, und gegen Morgen schläft er oft ein und erwacht beträchtlich gebessert oder wiederhergestellt. Indessen

[1] Leyden, *Zeitschr. f. klin. Med.* 1884. Bd. VII, S. 459, 539.

[2] A. Fraenkel, *Eulenburg's Real-Encyclopädie.* Wien u. Leipzig 1894. Bd. II, S. 386. Art. „Asthma". — *Zeitschr. f. klin. Med.* 1882. Bd. IV, S. 1.

lassen sich die objectiven Symptome von Seiten der Lungen noch eine längere Zeit hindurch nachweisen, und auch der Husten dauert einige Tage fort.

Derartige Anfälle sind immer bedenklich; sie deuten eine bedeutende Herzschwäche an, der Patient erliegt aber selten dem ersten Anfall. Nach einigen Monaten erscheint ein neuer Anfall, und so werden die Zwischenpausen immer kürzer, es tritt eine permanente Herzinsufficienz ein, oder es folgt der Tod unmittelbar während eines Anfalles. Vor einigen Jahren hatte ich Gelegenheit, mehrere derartige Anfälle bei einer 80jährigen Frau zu beobachten, die sonst Zeichen einer ziemlich ausgebreiteten Arteriosklerose, jedoch ohne ausgeprägte Symptome von inneren Organen darbot. Die Anfälle erschienen ziemlich regelmässig etwa zwischen 1 und 2 Uhr nachts, anfangs mit einer Zwischenpause von einem halben Jahr und mehr, später öfter, und sie starb nach einem Anfall unter Symptomen von Herzinsufficienz. Neulich behandelte ich einen 62jährigen Mann, der vor vielen Jahren syphilitisch inficirt wurde und nunmehr deutliche Zeichen von Cardiosklerose darbot. Der erste Anfall von Asthma cardiale erfolgte am 1. Januar 1897, der zweite am 20. Januar 1897 und der dritte im Februar 1897. Alle Anfälle fanden in der Nacht statt und waren vollkommen typisch. Der Patient benutzte dann eine längere Zeit hindurch Tinctura Strophanti in kleinen Dosen, nach welcher Behandlung die Anfälle einige Zeit ausgeblieben sind. Später entwickelte sich Herzinsufficienz mit permanenter, intensiver Dyspnoe, Verminderung der Harnmenge und vollständige Anurie; der Patient starb am 23. November 1897. Die Section ergab Herzvergrösserung besonders nach links, intensive, atheromatöse Veränderungen mit Kalkinkrustationen in der Aorta ascendens, in dem Arcus aortae und in der Aorta descendens, sklerotische Veränderungen in den Coronararterien, deren Mündungen verengt waren, bedeutende Stauung in allen inneren Organen. Klappen und Mündungen waren gesund.

Die Pathogenese der Athemnoth bei der Arteriosklerose ist ohne Zweifel während der verschiedenen Stadien der Krankheit eine verschiedene. Französische Autoren, Huchard[1] und Tournier,[2] sprechen von einer mechanischen und einer toxischen Dyspnoe, der letztere hat ausserdem eine nervöse Dyspnoe. Picard hat sich mit einer besonderen Form der toxischen Dyspnoe, der alimentären, beschäftigt.[3]

[1] Huchard, *Maladies du coeur.* Paris 1893. S. 216.
[2] Tournier, *La dyspnée cardiaque.* Paris 1892.
[3] Picard, *Dyspnée toxique d'origine alimentaire.* Paris 1897.

Die toxische Dyspnoe entsteht durch eine renale Insufficienz, wodurch auszusondernde Substanzen, welche Dyspnoe hervorrufen können, im Blute zurückgehalten werden. Eine derartige renale Insufficienz kann nicht allein in späteren Stadien der Krankheit, sondern auch in ihrem Anfang vorkommen, ja ohne dass die Albuminurie, dieses frühzeitige Symptom der Localisation der Sklerose in den Nieren, noch eingetreten ist. Den Beweis für diese Auffassung finden die genannten Autoren theils in der verminderten Toxicität des Harns, theils darin, dass die toxische Dyspnoe verschwindet, wenn der Patient auf eine absolute Milchdiät gesetzt wird. Dass die Athemnoth bei der absoluten Milchdiät abnimmt und aufhört, ist eine Thatsache, die ich viele Male constatirt habe; gleichzeitig sind aber die Patienten ausserdem bettlägerig gewesen, und viele, welche in das Krankenhaus aufgenommen werden, bedürfen nur einer Ruhe von einigen Tagen, um eine vorhandene Herzinsufficienz mit ausgeprägten Stauungssymptomen zurückgehen zu lassen. Trinkt der Patient ausserdem 2—3 Liter Milch täglich, so entsteht eine reichliche Diurese, durch welche sowohl die Athemnoth als auch eventuell befindliche Oedeme schnell verschwinden. Indessen habe ich auch beobachtet, dass Individuen, die an bedeutender Athemnoth und Albuminurie gelitten, ohne dass Stauungssymptome vorgekommen sind, von der Dyspnoe bald befreit wurden, sobald sie auf die absolute Milchdiät gesetzt wurden. Es kann nicht verneint werden, dass derartige Fälle für die Richtigkeit der von Huchard gegebenen Deutung sprechen, wenn auch vollgültige Beweise dafür noch fehlen.

Die mechanische Dyspnoe ist theils von der Blutüberfüllung der Lunge in Folge von activen Congestionen, welche nach Huchard[1] bei der Arteriosklerose, insbesondere während ihrer früheren Stadien, eine wichtige Rolle spielen, theils von einer durch Herzschwäche hervorgerufenen Stasis in den Lungen und den Lungencapillaren bedingt. Das Lungenemphysem, welches so oft die Arteriosklerose complicirt und nach einigen Autoren eine der Herzsklerose, der Nierensklerose, der Hirnsklerose analoge dystrophische Lungensklerose darstellt, vermindert die Leistungsfähigkeit der Lungen und trägt also zum Entstehen der Dyspnoe bei.

Es ist unzweifelhaft, dass die Dyspnoe auch in frühen Stadien der Krankheit sehr oft in Folge von Herzschwäche entsteht. Wenn wir das Herz und die Lungen bei einem Patienten, der über oft erscheinende Athemnoth klagt, sorgfältig untersuchen, so finden wir zuweilen in den

---

[1] Huchard, a. a. O., S. 329.

unteren Theilen der Lungen mehr oder weniger ausgebreitete Rasselgeräusche als Symptom einer schon eingetretenen Stauung; gleichzeitig können wir vielleicht Emphysem nachweisen, und die alte wohlbekannte Combination, Emphysem und Bronchitis, ist gegeben. Bronchitis im eigentlichen Sinne findet sich nicht vor, die Rasselgeräusche stellen den Ausdruck einer leichten Herzinsufficienz dar. Von Seiten des Herzens beobachten wir gewöhnlich nur eine Accentuirung des 2. Aorten- und des 2. Pulmonalistones. Lassen wir aber den Patienten einige schwache Bewegungen ausführen, so werden wir von der beträchtlich gesteigerten Pulsfrequenz und vielleicht von einer jetzt erscheinenden geringen Unregelmässigkeit in der Herzthätigkeit überrascht. Auch diese Symptome weisen auf Herzschwäche hin. In den späteren Stadien der Krankheit, wenn sich Herzdilatation und relative Insufficienzen schon ausgebildet haben, ist die herabgesetzte Leistungsfähigkeit des Herzens als Ursache der Dyspnoe deutlich. Die bei Anstrengungen eintretende Athemnoth, Arbeitsdyspnoe, dyspnée d'effort, dyspnée de travail, ist nach französischen Autoren ein meiopragisches Symptom. Bei der Ruhe kann das Herz den Kreislauf vollständig besorgen, so dass der Patient keine Unannehmlichkeiten verspürt, sobald aber eine Anstrengung gemacht wird, wodurch grössere Anforderungen an das Herz gestellt werden, tritt eine leichte Herzinsufficienz mit begleitender Dyspnoe ein, die bei Ruhe sogleich verschwindet. Dass das Asthma cardiale von einer plötzlich eintretenden Schwäche des Herzens, insbesondere der linken Herzkammer, bedingt ist, wird von deutschen Autoren, wie Leyden[1] und A. Fraenkel,[2] betont. In seiner vollständig entwickelten Form ist das cardiale Asthma mit einem mehr oder weniger ausgebreiteten Lungenödem complicirt. Nach Cohnheim-Welch[3] entsteht das Lungenödem ebenfalls durch Schwäche der linken Herzkammer, wodurch Stasis in den Lungen eintritt. Ihrem Wesen nach sind also diese beiden Symptome identisch; das für das Asthma cardiale Charakteristische ist das plötzliche Auftreten.

Alle Autoren scheinen in der Auffassung übereinzustimmen, dass die cardiale Dyspnoe durch Insufficienz des Herzens, besonders der linken Kammer entsteht, wodurch eine Stauung in den Lungenvenen und Lungencapillaren eintritt. In Bezug auf die Erklärung der subjectiven und objectiven Symptome der Dyspnoe weichen die Ansichten der Autoren aber untereinander ab.

---

[1] Leyden, *Zeitschr. f. klin. Med.* 1884. Bd. VII, S. 561.

[2] A. Fraenkel, a. a. O.

[3] Welch, *Virchow's Archiv.* 1878. Bd. LXXII, S. 375.

Nach der älteren Auffassung, die auch von A. Fraenkel[1] vertreten wird, bewirken die verlangsamte Blutströmung in den Lungencapillaren und das durch deren Ausdehnung verminderte Volumen der Lungenalveolen in der Zusammensetzung des Blutes eine Aenderung und zwar einen verminderten Sauerstoff- und einen vermehrten Kohlensäuregehalt. Durch diese veränderte Beschaffenheit des Blutes und vielleicht auch durch besondere, bei der Muskelarbeit gebildete Stoffwechselproducte wird das Athmungscentrum erregt und werden stärkere Respirationsbewegungen ausgelöst.

Nach einer anderen Auffassung, welche von v. Basch ausgesprochen ist, hat die Stauung in den Lungenvenen und Lungencapillaren eine Ausdehnung der Lungen, eine Art von Erection oder Starre zur Folge.[2] Hierdurch bekommen diese im Zustande der Exspiration ein grösseres Volumen als normal, und für ihre Entfaltung bei der Inspiration ist ein grösserer Kraftverbrauch nothwendig; die Athemmuskeln müssen also kräftiger als sonst arbeiten. Die physiologische Dyspnoe bei starken körperlichen Anstrengungen ist ihrem Mechanismus nach der pathologischen Dyspnoe vollkommen analog; die Differenz ist nur die, dass diese sich immer vorfindet oder bei den schwächsten Anstrengungen sehr leicht eintritt. Mehrere Schüler v. Basch's haben durch experimentelle Untersuchungen diese mannigfach angegriffene Lehre gestützt.

So hat Zerner durch Versuche an gesunden und kranken Menschen gezeigt, dass sich die durch körperliche Anstrengungen hervorgerufene Dyspnoe unter den Symptomen von Lungenschwellnng und Lungenstarre entwickelt.[3] Diese Dyspnoe muss als eine cardiale bezeichnet werden, weil sie unter Erscheinungen auftritt, welche, wie gesteigerte Pulsfrequenz, Arythmie, Palpitation u. s. w., auf eine Aenderung der Herzthätigkeit hinweisen. Gleichzeitig mit der objectiv nachweisbaren Störung der Herzthätigkeit tritt bei der linken Herzkammer Insufficienz ein. Zu dieser Annahme werden wir dadurch gezwungen, dass die mit Dyspnoe verbundene Lungenschwellung und Lungenstarre nur aus der verhinderten Blutausfuhr aus den Lungen erklärt werden kann, und dass die Ursache dieser gehemmten Abfuhr, der Blutstauung in den Lungen, nur in einer Insufficienz der linken Herzkammer gesucht werden kann. Directe Beweise für diese Auffassung sind von Grossmann,[4] Kauders[5] und Zerner[6] durch Thierversuche gegeben worden.

[1] A. Fraenkel, *Berlin. klin. Wochenschr.* 1888. S. 289, 315.
[2] v. Basch, *Klinische Zeit- u. Streitfragen.* Wien 1887. Bd. I, Heft 3 u. 4.
[3] Zerner, *Zeitschr. f. klin. Med.* 1895. Bd. XXVII, S. 529.
[4] Grossmann, a. a. O. 1892. Bd. XX, S. 397, 407.
[5] Kauders, *Wiener klin. Wochenschrift.* 1891. S. 161.
[6] Zerner, a. a. O. 1891. S. 679, 702.

3. Veränderungen im Harn.

Schon in den frühesten Stadien der Arteriosklerose begegnet man sehr oft Veränderungen im Harn.

a. Die Harnmenge

ist vermehrt. Es ist schwierig, in dieser Hinsicht sichere Angaben von den Patienten zu erhalten, weil diese selber regelmässige Bestimmungen nicht anstellen, und weil man nur ausnahmsweise die Gelegenheit hat, sie vom Beginn der Krankheit an im Krankenhaus zu beobachten. Hat sich die Sklerose in einem wesentlicheren Grade in den Nieren localisirt, so finden wir ausgeprägte Polyurie nebst anderen Veränderungen des Harns, welche als charakteristisch für die sogen. Schrumpfniere angesehen werden. Indess geben die Patienten oft an, dass sie während der Nacht mehrere Male aufstehen müssen, um die Blase zu entleeren, und dass die jedes Mal gelassene Harnmenge ziemlich beträchtlich ist. Ganz anders verhält es sich natürlich in den späteren Stadien der Krankheit, wenn Herzinsufficienz mit Oedem und Ascites eingetreten ist.

b. Albuminurie

ist ein frühes und sehr oft vorkommendes Symptom während der ersten Stadien der Krankheit. Während dieser Periode findet man im allgemeinen nur sehr geringe, mit der Heller'schen Probe gerade nachweisbare Eiweissmengen. Hierbei muss man mittelst einer Pipette die Salpetersäure unter den Harn mischen, und wenn der charakteristische Eiweissring nicht sogleich erscheint, einige Minuten warten, bis man die Probe beurtheilt. Auch die geringste, auf diese Weise nachweisbare Spur von Albumin ist von Bedeutung. Es ist keineswegs sicher, dass man im Anfang der Krankheit bei jeder Untersuchung Albumin findet. An einem Tage kann die Reaction ein positives, am anderen Tage ein negatives Resultat ergeben, nichtsdestoweniger fasse ich immer ein positives Resultat der Heller'schen Probe als sehr beachtenswerth auf.

Wenn wir arteriosklerotische Veränderungen vermuthen, kommen im allgemeinen Individuen von mittlerem oder höherem Alter in Frage, und bei diesen hat meiner Erfahrung nach auch eine nicht constante Albuminurie eine nicht gering zu schätzende Bedeutung. Bei jüngeren Patienten ist es wahrscheinlich ganz anders. Gerade bei diesen Patienten hat man bekanntlich die sogen. cyclische oder transitorische Albuminurie vorzugsweise gefunden, deren Bedeutung ich indess hier nicht zu erörtern habe.

Später, wenn die arteriosklerotischen Veränderungen weiter fortgeschritten und besonders wenn die Nieren in einem bedeutenderen Grade ergriffen sind, ist die Albuminurie constant und die Eiweissmenge grösser. Jahre lang findet man bei jeder Untersuchung Albumin im Harn; die Menge variirt natürlich, ist indess im allgemeinen gering, etwa $^1/_2$—1—2 pro Mille. In den späteren Stadien der Krankheit, wenn deutliche Symptome von Herzinsufficienz aufgetreten sind, findet man grössere Eiweissmengen, da aber die absolute Harnmenge jetzt oft vermindert ist, so ist die Zunahme grösstentheils nur relativ. Es zeigt sich nämlich oft, dass die frühere, ziemlich niedrige Eiweissmenge wieder erscheint, wenn man durch geeignete Behandlung die gestörte Circulation wieder hergestellt und die Stauungssymptome entfernt hat. Niemals habe ich bei einem arteriosklerotischen Individuum mit ungestörter Circulation solche Eiweissmengen beobachtet, wie man sie von Zeit zu Zeit bei Individuen mit chronischer Nephritis findet. Auch wenn das Herz seine Leistungen in befriedigender Weise ausführt und sich keine Stauungssymptome vorfinden, ist es bei diesen gar nichts Seltenes, mit der Heller'schen Probe einen mehrere Millimeter dicken, compacten Ring zu erhalten und mit Esbach's Albuminometer 6—10 pro Mille Eiweiss zu finden.

c. Geformte Bestandtheile

finden sich im allgemeinen bei den frühesten Stadien der Krankheit in sehr geringer Menge vor. In dem von selbst gebildeten oder durch Centrifugiren erhaltenen, meistens sehr spärlichen Bodensatz, findet man ab und zu hyaline und körnige Cylinder, sowie wenige Leukocythen und Epithelzellen. Später wird der Bodensatz reichlicher und die Cylinder, Epithelien und Leukocythen werden zahlreicher. Auch rothe Blutkörperchen und sogar Blutcylinder können nachgewiesen werden. Bedeutendere Nierenblutungen scheinen indess selten zu sein. Die mitgetheilte Casuistik enthält einen solchen Fall, Fall 115, bei welchem die Nierenblutung so reichlich und anhaltend war, dass ich eine Zeit lang an eine maligne Neubildung in der einen Niere dachte. Der Patient wurde nämlich eine längere Zeit hindurch von mir beobachtet, bevor er zum ersten Male in das Seraphimerlazareth aufgenommen wurde. Bei der Section waren die beiden Nieren hinsichtlich ihrer Grösse vermindert und boten Zeichen von chronischer, interstitieller Nephritis mit Amyloiddegeneration dar.

d. Zucker

findet man natürlich im Harn in solchen Fällen, welche die übrigen Symptome von Diabetes mellitus darbieten. Indess ist diese Combination der Arteriosklerose nicht sehr häufig. Dagegen dürfte man wohl sagen können, dass die meisten älteren Diabetiker Zeichen von Arteriosklerose darbieten. Alimentäre Glykorurie ist ab und zu beobachtet worden, dürfte aber kaum ein zur Arteriosklerose gehöriges Symptom darstellen.

e. Diabetes insipidus

habe ich einige Male bei Patienten mit Arteriosklerose diagnosticirt. Indess will ich bemerken, dass man ab und zu bei Arteriosklerotikern eine so bedeutende Harnmenge und ein so niedriges spec. Gewicht des Harns findet, dass man zweifelhaft sein kann, inwiefern sich Diabetes insipidus vorfindet, oder ob man es nur mit der gewöhnlichen Polyurie zu thun hat.

4. Durch Inspection und Palpation nachweisbare Veränderungen in den peripheren Arterien.

Hierbei ist man im allgemeinen auf die Aa. radiales und temporales beschränkt; indess können bei mageren Individuen auch die Aa. brachiales und femorales in Betracht kommen; nur selten werden Veränderungen in der A. pediea beobachtet.

a. Gewundener Verlauf

wird bei den Aa. temporales sehr oft beobachtet. Leichte Grade davon sind so gewöhnlich, dass ihnen keine besonders grosse Bedeutung beigelegt werden darf; wenn die betreffenden Arterien aber in ausgeprägterem Masse gewunden sind, dürfte es nicht ganz ohne Interesse sein. Findet man dagegen die Aa. radiales gewunden, so ist man in den meisten Fällen dazu berechtigt, hierin ein Zeichen von beginnender Arteriosklerose zu sehen, und zwar um so mehr, als man dann in der Regel auch andere Veränderungen in diesen Gefässen beobachtet. Manchmal kann man bei mageren Individuen die Aa. radiales und brachiales bis zu der Axille verfolgen und man nimmt dann das dicke und gewundene Gefäss fast in dessen ganzen Länge wahr. Unter solchen Umständen sind die Pulsationen sehr deutlich.

b. Härte und Starre.

Eine gewisse Härte, Rigidität der Gefässwand kann oft beobachtet werden. Gleichzeitig fühlt man gewöhnlich, dass die Gefässwand verdickt ist. Diese Veränderungen sind von der vom intraarteriellen Druck abhängigen Spannung genau zu trennen.

Bei höheren Graden von Arteriosklerose ist, wie bekannt, die Gefässwand uneben, höckerig und viel härter als normal; sind die Veränderungen mehr ausgeprägt, so findet man die Wand verkalkt und in ein starres Rohr umgewandelt, in welchem kaum eine Pulsation gefühlt werden kann; feinere Arterien, wie die Aa. temporales, können den Eindruck von harten, Stahldrähten ähnlichen Strängen geben.

Es ist allerdings wahr, dass man nicht berechtigt ist, aus der Beschaffenheit der der Palpation und Inspection zugänglichen Gefässe Schlüsse in Bezug auf entsprechende Veränderungen bei den inneren Arterien, speciell den feineren Arterien der inneren Organe, zu ziehen; werden aber deutliche arteriosklerotische Veränderungen bei den oberflächlichen Gefässen gefunden, so ist es sehr wahrscheinlich, dass auch die inneren Gefässe in irgend einem Organ deutlich verändert sind. Wenigstens habe ich dies bei allen Fällen, welche ich durch Section habe controlliren können, gefunden. Oefter findet man, meiner Ansicht nach, sklerotische Veränderungen in inneren Gefässen, obgleich die peripheren normal erscheinen. Beispiele davon finden sich in der Casuistik (Fall 21, 27, 97, 99, 112).

Gueneau de Mussy[1] hat drei verschiedene Grade von Arterienveränderungen aufgestellt, welche durch Palpation und Inspection nachweisbar sind. Bei dem ersten Grade bieten die Gefässwände dem explorirenden Finger eine abnorme Resistenz dar; gleichzeitig sind sie oft gewunden und schwach uneben. Bei dem zweiten Grade sind die Arterien beträchtlich härter und ausgeprägt gewunden; die Induration und die Unebenheit sind viel mehr ausgesprochen. Zum dritten Grade rechnet er diejenigen Fälle, bei welchen die Arterien vollkommen starr sind und dem Druck des Fingers widerstehen. Zu gleicher Zeit sind die Arterien in der Regel gewunden, ihre Oberfläche uneben und rauh; oft sind die Gefässe kraus, zuweilen höckerig.

c. Scala der Frequenz.

Einige Autoren haben für die senile Arteriosklerose eine Frequenzscala, betreffend das Vorkommen der arteriosklerotischen Veränderungen

[1] Gueneau de Mussy, *Arch. gén. de médecine.* 1872. Bd. II, S. 129, 292.

in verschiedenen Gefässen, aufgestellt. Nach Lobstein ist diese Scala nach abnehmender Frequenz folgende:[1]

Arcus aortae, die Theilungsstelle der Aorta in der Bauchhöhle, Aorta descendens in der Brusthöhle, A. lienalis, Aorta descendens in der Bauchhöhle, A. femoralis und alle ihre Aeste, Aa. spermaticae, A. hypogastrica und ihre Aeste, Aa. coronariae cordis, einige Aeste der A. subclavia, der Theilungswinkel der A. carotis communis, die Arterien des Gehirns, verschiedene Aeste der Carotis externa, die Arterien der Brust- und Bauchwand, A. brachialis und ihre Aeste, Aeste der A. umbilicalis, die kleinen, in die Marksubstanz des Gehirns eintretenden Arterien, A. pulmonalis.

Nach v. Rokitansky: Aorta ascendens, Arcus aortae, Aorta abdominalis, Aorta thoracica, Aa. lienalis, crurales, iliacae internae, coronariae cordis, die Arterien des Gehirns, Aa. vertebrales, uterinae, brachiales und ihre Aeste, Aa. spermaticae internae, carotis communis, hypogastrica; ausnahmsweise Aa. mesentericae, coeliaca, coronaria ventriculi, hepatica, epiploica.[2]

Huchard hat folgende Frequenzscala:

Arcus aortae, Aorta ascendens, Arteriae coronariae cordis, Aorta abdominalis in der Nähe der Theilung, Aorta thoracica, Aa. renales, temporales, basis cranii, subclaviae, carotis communis, iliacae, splenica, brachiales und radiales, crurales, popliteae, vertebrales internae, die kleinen Arterien des Gehirns, bronchiales, pulmonalis, coronaria ventriculi, mesentericae, uterinae, spermaticae u. s. w.[3]

Hieraus folgt, dass die sklerotischen Veränderungen in den inneren Arterien viel häufiger sind als in den äusseren, und dass es also, wenn diese verändert sind, sehr wahrscheinlich ist, dass sich Veränderungen auch in den inneren Arterien vorfinden.

Es muss indessen zugegeben werden, dass die peripheren, der Inspection und Palpation zugänglichen Arterien intensiv verändert sein können, ohne dass sich bedeutendere Functionsstörungen von Seiten innerer Organe vorfinden. In solchen Fällen sind oft ohne Zweifel die grösseren, nach den Organen führenden Arterien sklerotisch verändert, die Endverästelungen und das Parenchym der Organe selbst aber noch ziemlich frei. Eine solche Localisation der sklerotischen Prozesse wird bei alten Individuen oft beobactet; in meiner symptomatischen Gruppe II hier oben sind einige derartige Fälle zusammengestellt.

---

[1] Lobstein, *Lehrbuch d. pathol. Anatomie.* Deutsch bearbeitet von Neurohr. Stuttgart 1835. Bd. II, S. 478.

[2] Cit. nach Quincke, *v. Ziemssen's Handbuch.* Leipzig 1876. Bd. VI, S. 344.

[3] Huchard, *Maladies du coeur.* Paris 1893. S. 150.

5. Symptome von Seiten des Nervensystems.

Allgemeine nervöse Symptome kommen während des ganzen Verlaufs der Krankheit ziemlich oft vor. Die Arteriosklerose erscheint häufig bei nervösen Individuen, und zwar bei solchen, welche nervös belasteten Familien angehören, deren Mitglieder verschiedene Manifestationen der sogen. arthritischen Diathese darbieten. Auch hat man psychische Anstrengungen allerlei Art, die unruhige und erregende Lebensweise, wie sie von der modernen Civilisation mit deren verwickelten Verhältnissen geschaffen wird, als ätiologische Momente hervorgehoben. Diese Momente sind aber auch bei der Entwickelung derjenigen nervösen Zustände, welche als Neurasthenie zusammengefasst werden, wirksam. Ich habe schon bemerkt, dass Huchard den vasomotorischen Einflüssen eine bedeutende Rolle bei der Pathogenese der Arteriosklerose zuschreibt. Aus diesem allen folgt, dass vielerlei nervöse Erscheinungen der Entwickelung der Arteriosklerose vorangehen und sie begleiten können. In den späteren Stadien der Arteriosklerose, wenn cerebrale und medulläre Sklerosen hinzugekommen sind, treten schärfer localisirte nervöse Symptome auf, welche bei vielen Fällen ihr Gepräge der Krankheit aufdrücken und manchmal den Verlauf der Krankheit beschliessen.

a. Schmerzen

verschiedener Art und verschiedener Localisation werden oft angegeben. Kommen sie gleichzeitig mit anderen Symptomen des chronischen Rheumatismus vor, welcher ja von vielen Autoren als ein ätiologisches Moment für die Arteriosklerose aufgefasst wird, so ist es natürlich nicht möglich, zu entscheiden, ob sie der verursachenden oder der hervorgerufenen Krankheit angehören. Es kommen aber auch Schmerzen mehr nervöser Natur vor. Kopfschmerzen sind kein seltenes Symptom. Hierbei ziele ich auf den diffusen, einmal nach dem Hinterhaupt, einmal nach der Scheitel- oder Stirngegend verlegten, dumpf drückenden Schmerz, welcher durch seine Unregelmässigkeit sowohl in Bezug auf Zeit und Ort, als auch in Bezug auf den Verlauf charakterisirt ist. Ganz anders verhält sich die Migräne, der bekannte Symptomencomplex, welcher einen typischen Verlauf darbietet und exquisit hereditär ist. Die Migräne stellt eine Erscheinung der arthritischen Diathese dar und steht also in einem gewissen Zusammenhang mit der Arteriosklerose, obgleich sie nicht gern als ein Symptom dieser Krankheit betrachtet werden kann. Schmerzen in der Herzgegend, im Epigastrium, Rücken und in den oberen Extremitäten sind schon während der früheren Stadien der Arteriosklerose gar nicht selten. Sie sind als mögliche Indicien einer leichten Angina pectoris von Bedeutung. Bei der Darstellung der Angina pectoris werde ich die betreffenden Schmerzen näher erörtern. In den unteren Extremitäten werden Schmerzen mit Localisation längs der Nervenstämme manchmal erwähnt. Die Diagnose Ischias kommt in unserer Casuistik vor.

Viele Schmerzen, welche bei arteriosklerotischen Patienten vorkommen, dürften mit den Veränderungen im Herzen und in den Gefässen einen bestimmten Zusammenhang haben. Nothnagel hat bemerkt, dass bei Herzkrankheiten Schmerzen in der Herzgegend ziemlich häufig vorkommen,[1] und der Umstand, dass gerade bei den Aortenfehlern die schmerzhaften Empfindungen viel häufiger als bei anderen Klappenfehlern sind, zwingt zu der Auffassung, dass hierbei nicht gerade der Herzmuskel, sondern vielmehr das Gefäss in Betracht zu ziehen ist.

Nach demselben Autor giebt es Schmerzen, welche nur in den Gefässen localisirt werden können. So ist es mit solchen Schmerzen der Fall, welche sich bei den früheren Stadien der Aortenaneurysmen, sowie bei der Arteriosklerose in den grossen Gefässen zeigen; auch die starken Kopfschmerzen, welche bei gewissen Individuen einige Tage vor dem Eintritt einer Gehirnapoplexie erscheinen, haben wahrscheinlich dieselbe Localisation. Es finden sich Angiospasmen in den Extremitäten, spasmodische Contractionen der Gefässwände, bei welchen Parästhesien, Hyperästhesien und Schmerzen beobachtet werden, die unzweifelhaft vasculärer Natur sind. An der Seite der intestinalen Koliken muss man vasculäre Koliken annehmen.[2]

S. Laache hat 4 Fälle mit beträchtlichen Schmerzen und Veränderungen im Gefässsystem veröffentlicht. Er spricht als seine Ansicht aus, dass Schmerzen wahrscheinlich als ein legitimes Symptom der Arteriosklerose aufgestellt werden müssen.[3]

b. Vasomotorische Störungen, locale Asphyxie und Gangrän.

Symptome, welche auf eine Störung der vasomotorischen Innervation hinweisen, wie Einschlafen der Glieder, Ameisenkriechen, abwechselnde Anämie und Hyperämie im Gesicht und in den peripheren

---

[1] Nothnagel, *Zeitschr. f. klin. Med.* 1891. Bd. XIX, S. 209.
[2] *Semaine médicale.* 1893. S. 526.
[3] Laache, *Deutsche med. Wochenschr.* 1894. S. 301.

Theilen des Körpers sind nicht selten. Fall 33 ist in dieser Hinsicht instructiv. Im 47. Lebensjahre fing der Patient an, beim Gehen Schmerzen in den Unterschenkeln zu fühlen; sie verschwanden, wenn er sich einige Zeit still gehalten hatte, kamen dann im rechten Bein wieder zurück und wurden durch Massage leichter. Später erschienen Venenthrombose im rechten Bein, darnach Schmerzen in der rechten Hüfte, später wurden beide Füsse gefühllos, und heftige Schmerzen entstanden im rechten Fuss, wo Geschwüre und später Gangrän auftraten; letzteres machte die Amputation zweier Zehen nothwendig. Seitdem empfand der Patient fortwährend Schmerzen, Einschlafen und Stechen in den Füssen und Unterschenkeln.

Mehrere Autoren, insbesondere Chirurgen, haben die obliterirende Endarteriitis mit ihren klinischen Manifestationen: locale Asphyxie und Gangrän, näher studirt. Petit und Verneuil[1] heben die Bedeutung der Malariainfection hervor, durch welche Veränderungen im Blute, Störungen in den Verrichtungen des Nervensystems und anatomische Läsionen im Gefässsystem — also Momente, welche beim Entstehen der localen Asphyxie und der Gangrän mitbetheiligt sind — erzeugt werden. Dutil und Lamy[2] beschreiben das intermittirende Hinken als ein wichtiges diagnostisches Zeichen. Ihr Patient, ein 40jähriger Mann, bot dieses Symptom in einer sehr deutlichen Form dar. Er konnte 2 bis 15 und 20 Minuten lang gehen; nach dieser Zeit empfand er Schmerz, Einschlafen und Ameisenkriechen in den unteren Extremitäten; setzte er das Gehen fort, so wurden die Schmerzen unerträglich. Die Muskeln der Unterschenkel, insbesondere die Wadenmuskeln, waren contrahirt und starr, die Temperatur subnormal, Anästhesie konnte nachgewiesen werden. Ruhe während 2 bis 3 Minuten genügte, um diese Symptome aufzuheben. Im folgenden Jahre Cyanose und Schmerzen im rechten Fuss, Gangrän und Amputation der drei ersten Zehen; ein Jahr später dieselben Erscheinungen mit demselben Ausgang im linken Fuss. Während der jetzt folgenden Jahre musste zuerst der rechte und später der linke Unterschenkel amputirt werden. In den Gefässen wurde eine obliterirende Endarteriitis nachgewiesen, welche auch die Vasa nutrientia der Nerven angegriffen und also die Nervendegeneration veranlasst hatte. Hauptsächlich vom chirurgischen Standpunkte sind diese Erscheinungen ferner von Friedländer,[3]

---

[1] Petit und Verneuil, *Revue de chirurgie.* 1883. Bd. III, S. 161, 432 und 699.

[2] Dutil und Lamy, *Archives de méd. expérim.* 1893. Bd. V, S. 102.

[3] Friedländer, *Centralbl. f. d. med. Wissensch.* 1876. S. 65.

Winiwarter,[1] Burow,[2] Will,[3] Heydenreich,[4] Riedel,[5] Widenmann,[6] Zoege von Manteuffel[7] studirt worden. Der letzterwähnte Autor bezeichnet sie als arteriosklerotische oder angiosklerotische Gangrän. Er theilt 6 Fälle mit; sämmtliche Patienten hatten eine längere Zeit an rheumatischen Schmerzen gelitten, so dass sie Morphinisten geworden waren; sie waren nicht syphilitisch inficirt; ihr Alter betrug bezw. 49, 40, 39, 38, 36 und 34 Jahre. Bei mehreren Patienten bot das Gefässsystem allgemeine arteriosklerotische Veränderungen dar.

c. Neurasthenischer Zustand.

Manchmal entwickelt sich bei arteriosklerotischen Patienten ein vollständiger neurasthenischer Zustand mit allen denselben begleitenden Symptomen. In erster Linie dürfte dies bei Patienten mit neuropathischer Belastung und arthritischer Diathese vorkommen. Patienten israelitischer Herstammung scheinen dafür besonders beanlagt zu sein. In meinem Fall 67, welcher einen Israeliten betrifft, waren die neurasthenischen Symptome im hohen Grade ausgeprägt. Aber auch andere Patienten, welche, insofern dies hat festgestellt werden können, keine hereditäre nervöse Belastung hatten, und welche während der früheren Stadien der Krankheit keinerlei nervöse Symptome darboten, können später in einem hohen Grade an solchen leiden. Mehrmals habe ich Gelegenheit gehabt, diese Erfahrung an Patienten zu machen, welche wegen ihrer Fettleibigkeit strenge Entfettungskuren durchgemacht hatten. Je schneller die Abmagerung eintrat, um so deutlicher traten die neurasthenischen Symptome zu Tage, und dies ist, meiner Erfahrung nach, stets der Fall gewesen, wenn der Patient die bei uns zur Zeit so viel benutzte Trockenkur consequent durchgeführt hatte.

d. Cerebrale Symptome.

Schwindel und Ohrensausen werden von vielen Patienten als ziemlich frühzeitige Symptome erwähnt. Wahrscheinlich stellen sie in diesem Stadium den Ausdruck des erhöhten arteriellen Druckes ohne materielle Veränderungen im Gehirn dar.

---

[1] Winiwarter, *Arch. f. klin. Chirurgie.* 1879. Bd. XXIII, S. 202.
[2] Burow, *Berlin. klin. Wochenschr.* 1883. S. 507.
[3] Will, a. a. O. 1886. S. 268.
[4] Heydenreich, *Semaine médicale.* 1893. S. 273.
[5] Riedel, *Centralbl. f. Chirurgie.* 1888. S. 554.
[6] Widenmann, *Beitr. zur klin. Chirurgie.* 1892. Bd. IX, S. 218.
[7] Zoege v. Manteuffel, *Arch. f. klin. Chirurgie.* Bd. XLII, S. 569.

Später aber, wenn sklerotische Veränderungen in den Hirngefässen eingetreten sind und die Ernährung in bedeutendem Grade zu leiden angefangen hat, bekommen diese Symptome eine ernstere Bedeutung, und neue Symptome stossen gleichzeitig hinzu: das Gedächtniss nimmt ab, die geistige Arbeit wird schwieriger und muss öfter unterbrochen werden, eine allgemeine cerebrale Schwäche entwickelt sich und führt zuweilen zu einer mehr oder weniger deutlichen Demenz. Manchmal werden apoplektiforme oder epileptiforme Anfälle, Hallucinationen und ein Zustand beobachtet, der einer wirklichen Geisteskrankheit nahe steht. Sehr oft erscheinen bestimmte Herdsymptome, welche auf eine Zerstörung grösserer oder kleinerer Gebiete der Hirnsubstanz hinweisen. Die zerstörenden Processe werden durch Embolien, Hämorrhagien oder Thrombosen vermittelt, und die Localisation der Zerstörung bestimmt in erster Linie das Aussehen des Symptombildes.

e. Medulläre Symptome.

Medulläre Symptome erscheinen im Verlauf der Arteriosklerose. Es ist wohl bekannt, dass man zwischen Herzaffectionen und Tabes dorsalis einen Zusammenhang gesucht hat. Berger und Rosenbach wiesen zuerst auf das eigenthümliche Zusammentreffen von Aorteninsufficienz und der erwähnten Rückenmarkskrankheit hin.[1] Sie theilen 7 Beobachtungen mit, bei welchen diese Erscheinung vorkam. Grasset fasste die Herzläsion als eine von den schweren Schmerzen ausgelöste Reflexwirkung auf, da er seiner Meinung nach gefunden hatte, dass die Fälle von Tabes, welche Herzaffectionen darboten, von sehr schweren Schmerzen begleitet waren.[2] Letulle[3] hat Beobachtungen an zwei Patienten veröffentlicht, von welchen der eine zur Section kam. Es fanden sich hier allgemeine atheromatöse Veränderungen, Atrophie der Rindensubtanz der Nieren sowie Muscatleber vor. Der zweite Patient lebte noch; ausser deutlichen Symptomen von Tabes bot er Zeichen von allgemeiner Arteriosklerose, Läsionen der Aortenmündung und der Mitralisklappe sowie Angina pectoris dar. Um den Zusammenhang zwischen Herz- und Rückenmarkserkrankung zu erklären, macht Letulle folgende Ueberlegung. Die Ursache, warum sich die Veränderungen vorzugsweise nach der Aortenmündung localisiren, muss in der Natur dieser Veränderungen gesucht werden; sie sind atheromatöser Art, und

---

[1] Berger und Rosenbach, *Berlin. klin. Wochenschr.* 1879. S. 402.

[2] Grasset, *Montpellier médical*, Juni 1880 und *Gazette méd.* 1880, S. 435.

[3] Letulle, *Gazette méd.* 1880. S. 504, 518.

dies ist die Ursache ihrer Localisation nach dem Anfang der Aorta hin. Uebrigens ist vielleicht in gewissen Fällen die Entwickelung der tabischen Symptome auf dieselbe Läsion, auf die chronische Endarteriitis, auf die allgemeine Arteriosklerose zurückzuführen.

H. Martin[1] hat bei einem Fall von Tabes dorsalis nachgewiesen, dass sich die Endarteriitis in den Meningealarterien parallel den Hintersträngen vorfand und zwar die ganze Länge des Rückenmarks hindurch, während die feinen Arterien im ganzen übrigen Theil der Rückenmarksperipherie vollkommen gesund waren.

Die endarteriitischen oder arteriosklerotischen Processe können also die Gefässe des Rückenmarkes angreifen und medulläre Symptome veranlassen: die Arteriosklerose stellt aber das vermittelnde Glied zwischen der Aorteninsufficienz und der Tabes dar.

6. Die Hautfarbe und das allgemeine Aussehen.

Arteriosklerotische Patienten haben im allgemeinen ein gesundes Aussehen, wenigstens während der frühen Stadien der Krankheit. Eine gewisse Blässe im Gesicht wird indess oft beobachtet, obgleich der Ernährungszustand zu gleicher Zeit ein ziemlich guter ist. Es finden sich jedoch viele arteriosklerotische Patienten, welche ihr ganzes Leben lang mager sind. Wenn die Krankheit weiter fortgeschritten ist, ist das Aussehen oft in hohem Grade charakteristisch. Die Hautfarbe ist blass, gräulich, kachektisch, der Ernährungszustand schlechter, die Augen haben einen starren Ausdruck, ein gelinder Exophthalmus wird bemerkt. Die Athemnoth macht sich in der ganzen Haltung des Patienten geltend, besonders wenn er kurz vorher eine leichte Bewegung, wie Treppensteigen oder Bergangehen, ausgeführt hat. Sind Anfälle von Angina pectoris schon aufgetreten, so hat der Patient ein ängstliches und unruhiges Aussehen, und während der Anfälle selbst werden in seinen Gesichtszügen die Herabstimmung und das Angstgefühl, an welchem der Patient leidet, in einer charakteristischen Weise ausgedrückt.

Obgleich die Athemnoth sehr lästig sein kann, beobachtet man während der frühen Stadien der Krankheit keine Cyanose, welche dagegen bei den endocarditischen Cardiopathien und besonders bei den Mitralisstenosen und den congenitalen Herzaffectionen ein sehr frühzeitiges Symptom darstellt.

Während der späteren Stadien der Arteriosklerose, zu einer Zeit, wo sich Herzinsufficienz und Klappenfehler ausgebildet haben, wird

[1] Martin, *Revue de méd.* 1881. S. 369.

allerdings Cyanose nebst anderen Zeichen einer gestörten Circulation beobachtet; im allgemeinen ist aber die cyanotische Farbe bei diesen Patienten nur wenig ausgeprägt.

Das kachektische Aussehen und die Abmagerung können bei einigen Patienten einen so bedeutenden Grad erreichen, dass man Krebs in einem inneren Organ zu vermuthen veranlasst wird. Factisch kommt auch zuweilen Cancer, gewöhnlich Cancer ventriculi, bei arteriosklerotischen Patienten vor. In meiner Casuistik finden sich 5 Fälle mit Cancer.

Eine gelbliche Färbung der Sclerae wird manchmal in den früheren Stadien der Arteriosklerose beobachtet; wenn Herzinsufficienz eingetreten ist, bemerkt man oft einen mehr oder weniger deutlichen Icterus, welcher in den letzten Stadien der Krankheit sehr intensiv werden kann. Der Zusammenhang zwischen diesem Symptom und den Stauungserscheinungen, insbesondere der Leberanschwellung, ist offenbar.

7. Symptome von Seiten der Digestionsorgane.

a. Gastrische Symptome.

Gastrische Symptome verschiedener Art kommen in den früheren Stadien der Arteriosklerose vor. Wie schon bemerkt, sind neurasthenische Symptome zu dieser Zeit ziemlich häufig, und besonders die nervöse Dyspepsie spielt hierbei eine nicht unwesentliche Rolle. Schmerzhafte Sensationen im Epigastrium, Spannung und Druck unter der Brust, Aufstossen von Gasen und sogar Uebelkeit und Erbrechen können vorkommen. Bestimmte Veränderungen in der Zusammensetzung des Magensaftes finden sich bei arteriosklerotischen Patienten mit nervöser Dyspepsie ebenso wenig, wie bei anderen Individuen vor, welche an nervöser Dyspepsie leiden.

Der jetzt erwähnte Symptomencomplex kann kaum in directen Zusammenhang mit der Arteriosklerose gebracht werden, sondern stellt wohl eine Theilerscheinung eines allgemeinen nervösen Zustandes dar.

Ganz anders verhält es sich mit gewissen dyspeptischen Symptomen, welche im weiteren Verlauf der Arteriosklerose erscheinen, wenn Herzschwäche und Herzinsufficienz zugestossen sind. Es ist unzweifelhaft, dass die Dyspepsie unter solchen Umständen ebenso wie die chronische Bronchitis ein Stauungssymptom darstellt. Mehrere Jahre lang behandelte ich einen Patienten mit Arteriosklerose und Cardiosklerose. Während der späteren Jahre erschien von Zeit zu Zeit Herzinsufficienz mit zahlreichen Stauungssymptomen. Mittels Herztonica und Calomel gelang es wiederholt, die Stauungssymptome zu beseitigen. Jedesmal aber, wenn sie wieder im Begriff waren aufzutreten, erschienen dyspeptische Symptome — Spannung, Druck und leichte Schmerzen im Epigastrium, Uebelkeit — mit solcher Regelmässigkeit, dass sie vom Patienten selber als Vorboten einer bald eintretenden Schwellung in den Beinen und dem Bauche aufgefasst wurden und ihn zur Verlangung der gewöhnlichen Arzneimittel veranlassten. Wenn das Herz kräftiger wurde und die Stauungssymptome unter einer reichlichen Diurese verschwanden, blieben auch die dyspeptischen Symptome aus. — Gleichartige, wenn auch nicht so deutliche Beobachtungen betreffend dyspeptische Symptome als beginnendes Stauungssymptom habe ich manchmal gemacht, und es scheint mir kein Zweifel über den Causalzusammenhang in diesen Fällen zu walten.

b. Das runde Magengeschwür.

Das runde Magengeschwür wird ab und zu mit atheromatösen und arteriosklerotischen Processen in den Magengefässen in Zusammenhang gebracht und durch thrombotische oder embolische Obliteration eines oder mehrerer Arterienäste hervorgerufen. Solche Fälle scheinen indessen sehr selten zu sein. Cheyrou-Lagrèze hat 3 Fälle von Magengeschwür, welche durch Embolie entstanden waren, zusammengestellt.[1] In allen 3 Fällen kamen Niereninfarcte vor.

In meiner Casuistik finden wir einen Fall, Fall 97, bei welchem die Section zwei typische runde Magengeschwüre mit einem Durchmesser von 1·5 ^{cm} nachwies; sie waren in der Nähe der Curvatura minor und nahe der Cardia localisirt. Während des Lebens hatte kein Symptom ihr Vorhandensein verrathen, und sie waren wahrscheinlich während der letzten Lebenswochen entstanden. Ausserdem habe ich einige andere Fälle mit ausgeprägten Symptomen von Arteriosklerose beobachtet, bei welchen sich bedeutende Magenblutungen und andere Zeichen von Magengeschwür vorfanden. Plötzlich eintretende reichliche Magenblutungen scheinen bei älteren Individuen durchaus nicht selten zu sein. Zur Zeit habe ich unter meiner Behandlung eine 62jährige Frau, welche vor einiger Zeit von einer derartigen Blutung betroffen wurde. Vor mehreren Jahren behandelte ich einen Mann von einigen 70 Jahren, welcher deutliche Symptome von Arteriosklerose darbot. Er starb plötzlich an einer heftigen Magenblutung. Es ist ziemlich wahrscheinlich, dass bei diesen Patienten die Arteriosklerose bei der Pathogenese der Blutung eine gewisse Rolle gespielt hat.

[1] Cheyrou-Lagrèze, *Étude sur les ulcérations gastro-intestinales.* Thèse de Paris. Paris 1881.

c. Darmsymptome.

Flatulenz und habituelle Verstopfung kommen bei arteriosklerotischen Patienten von Zeit zu Zeit vor. Beide Symptome hängen mit abdominaler Plethora und träger Peristaltik zusammen. Die abdominale Plethora, welche von einer stillsitzenden Lebensweise und Excessen im Essen und Trinken verursacht wird, ruft einen erhöhten arteriellen Druck und eine verlangsamte Peristaltik, also Neigung sowohl zur Arteriosklerose als auch zur Verstopfung hervor. Beide Zustände sind also eher coordinirt. Die Gasbildung im Darm wird theils durch die verminderte Peristaltik, theils durch die verlangsamte Circulation in der Darmwand hervorgerufen; in Folge davon werden die Darmgase nicht so schnell als sonst absorbirt und mit dem Blute weggeführt. Die abdominale Plethora befördert die Entwickelung von Hämorrhoiden und dies Symptom ist nicht ungewöhnlich bei arteriosklerotischen Patienten.

d. Darmgeschwüre.

Cheyrou-Lagrèze[1] hat 5 Fälle von Zerstörungen im Darm auf Grund von Embolie und Thrombose zusammengestellt. Sein Fall V, der einen 45 jährigen Landwirth betrifft, zeigte bei der Section die Reste einer durchgemachten Endo-Pericartitis; apoplektische Herde in der Hirnhemisphäre; Ulcerationen und Narben im Jejunum, welche zum Zusammenwachsen zwischen Jejunum und Ileum, Verengerung des Ileum und Erweiterung des Darmes oberhalb dieser Stelle geführt hatten.

Fall 112 in meiner Casuistik betrifft eine 64 jährige Wittwe, bei welcher apoplektische Anfälle, rechtsseitige Hemiplegie und motorische Aphasie auftraten. Bei der Section wurden unter anderem Embolie der A. mesenterica nebst hämorrhagischer Infiltration im Dünn- und Dickdarm nachgewiesen.

Cheyrou-Lagrèze hebt hervor, dass Darmgeschwüre, welche von arteriellen Obliterationen bedingt sind, nicht absolut tödtlich sind: sie können unter Narbenbildung geheilt werden, oder sie führen durch Peritonitis oder auf Grund der narbigen Retraction durch Darmstenose zum Tode.

e. Lebersymptome.

Man findet bei arteriosklerotischen Patienten die Leber oft mehr oder minder vergrössert. Während der früheren Stadien der Krankheit ist die Lebervergrösserung manchmal von einer Cirrhose abhängig. Bei diesen Fällen handelt es sich gewöhnlich um eine hypertrophische

[1] Cheyrou-Lagrèze, a. a. O.

Alkoholcirrhose. Am häufigsten tritt aber die Lebervergrösserung in den späteren Stadien der Arteriosklerose auf. Eines der allerersten Zeichen von Herzinsufficienz ist eine Anschwellung der Leber. Diese Anschwellung geht im Anfang vollkommen zurück, wenn die Herzinsufficienz aufhört. Später findet man die Lebervergrösserung constant; dabei ist auch die Consistenz der Leber vermehrt. Während dieser Periode beobachtet man in der Regel eine undeutliche, icterische Verfärbung der Sclerae und der Haut.

Sehr oft findet man alimentäre Glykosurie bei der Probe mit Syrupus sacchari; zuweilen ruft die gewöhnliche gemischte Kost Glykosurie hervor, welche jedoch sogleich verschwindet, wenn die Kohlenhydrate in der Kost vermindert oder ganz ausgesetzt werden; endlich können auch Symptome eines wirklichen Diabetes mellitus vorkommen.

8. Veränderungen der Herzthätigkeit und des Pulses.

a. Beschleunigte Herzthätigkeit, Tachycardie.

Arteriosklerotische Patienten bieten sehr oft und in allen Stadien der Krankheit eine beschleunigte Herzthätigkeit dar. Sehr charakteristisch ist die Empfindlichkeit für äussere Einflüsse, welche diese Patienten im allgemeinen zeigen. Sowohl physische als psychische Eindrücke wirken auf das vasomotorische Nervensystem sehr leicht ein, Hyperämien und Anämien lösen einander in schnellem Wechsel ab. Derartige Eindrücke wirken auch sehr leicht auf die Herzthätigkeit ein, eine geringe Anstrengung, ein lebhafterer Eindruck rufen schnell eine Vergrösserung der Pulsfrequenz hervor. In späteren Stadien der Krankheit, wenn bereits ein gewisser Grad von Herzinsufficienz eingetreten ist, ist der Puls oft permanent beschleunigt.

Das subjective Symptom, Herzklopfen, wird unter den allerersten Symptomen der Arteriosklerose sehr oft erwähnt. Objectiv kann zuweilen nichts Bemerkenswerthes nachgewiesen werden, zuweilen findet sich eine leichte Herzhypertrophie vor, und das Herz schlägt gegen die Brustwand abnorm kräftig an. Später, wenn sich bedeutendere Veränderungen im Herzen entwickelt haben, findet man in der Regel eine mehr oder weniger ausgeprägte Herzvergrösserung, während die Patienten über Herzklopfen klagen.

Die Tachycardie ist bei Frauen zur Zeit der Menopause gewöhnlich. Gleichzeitig beobachtet man einen gewissen Grad von Unregelmässigkeit des Pulses und Symptome von erhöhtem arteriellen Druck; die Patienten klagen über Herzklopfen, sie fühlen auch selbst manchmal, wenn ein Pulsschlag ausbleibt — was sie in hohem Grade beunruhigt. Folgt man diesen Patienten eine Zeit lang, so findet man ziemlich oft, dass der ganze erwähnte Symptomencomplex verschwindet und die Herzthätigkeit vollkommen normal wird. Dies war mit einer jetzt 50 jährigen Frau der Fall, welche 2 Jahre lang, in ihrem 47. bis 49. Lebensjahre, durch die erwähnten Symptome, besonders durch das Gefühl der Herzintermittenz ziemlich viel geplagt wurde. Seit mehr als einem Jahre ist es verschwunden und sie fühlt sich vollkommen gesund. — Eine andere Frau, 47 Jahre alt, welche ich augenblicklich behandle, fühlt von Zeit zu Zeit, wie ein Herzschlag ausfällt, wozu noch kommt, dass die Pulsfrequenz oft sehr hoch ist. Derartige Fälle sind von Huchard in einer besonderen Gruppe zusammengestellt worden; er benennt sie Cardiopathien während der Menopause und hat davon eine Unterabtheilung — die tachycardiale Form — abgesondert.[1] Nach diesem Autor sind die erwähnten Symptome oft als Uebergangssymptome zu der Arteriosklerose oder sogar als Initialsymptome einer solchen zu betrachten. Der durch nervöse Einflüsse hervorgerufene hohe arterielle Druck bewirkt die functionellen Störungen, sowie, wenn er lange dauert, anatomische Veränderungen, Arteriosklerose.

Indessen dürfte dies nicht immer der Fall sein. Die zur Zeit der Menopause erscheinenden Störungen in den Verrichtungen des Nervensystems und der Circulationsorgane werden allmählich vollständig ausgeglichen, wenn die Menstruation definitiv aufgehört hat, und die Patienten werden in zahlreichen Fällen wenigstens vollkommen wiederhergestellt.

In diesem Zusammenhange will ich erwähnen, dass Kisch entsprechende Störungen der Herzthätigkeit zur Zeit des Eintritts der ersten Menstruation beobachtet hat. Er benennt diesen Zeitpunkt im Leben der jungen Frau Menarche, und hat dabei nervöses Herzklopfen und paroxysmale Tachycardie, Beschwerden vom Herzen: Herzklopfen, starke Pulsation der Carotiden, Athemnoth und Angstgefühl bei anhaltender Bewegung, ja sogar Herzhypertrophie beobachtet.[2]

Bei diesen jungen Individuen kann von einer Arteriosklerose nicht die Rede sein.

b. Verlangsamte Herzthätigkeit, Bradycardie.

Nicht ganz selten kann man bei arteriosklerotischen Patienten eine verlangsamte Herzthäthigkeit nachweisen. Der Ausdruck verlang-

[1] Huchard, *Maladies du coeur.* Paris 1893. S. 50.
[2] Kisch, *Berlin. klin. Wochenschr.* 1895. S. 848.

samter Puls ist insofern zweideutig, als die Zahl der Pulsschläge nicht nothwendig gleich der Zahl der Herzschläge sein muss. Gewisse Herzcontractionen können so schwach sein, dass die Pulswelle nicht in die A. radialis gelangt oder wenigstens nicht mit der Stärke, dass der palpirende Finger dieselbe auffasst. Will man also völlig sicher sein, dass die Herzthätigkeit verlangsamt ist, so ist es nothwendig, die Zahl der Herzschläge selber zu zählen.

Der Name Bradycardie rührt von Gròb her,[1] schon vor ihm hatten aber Flint[2] und Truffet[3] diese eigenthümliche Erscheinung bemerkt. Riegel veröffentlichte im Jahre 1890 eine ausführliche Arbeit über die Bradycardie, zu welcher er alle Fälle rechnet, bei welchen die Frequenz der Herzschläge geringer als 60 pro Minute ist.[4] Aron theilte 1891 einen Fall von Arteriosklerose mit, wo die Pulsfrequenz zwischen 24 und 30 variirte.[5]

Dehio[6] hebt die Differenz zwischen der von Reizung des Vaguscentrums im verlängerten Mark abhängigen Brachycardie und der mit Herzaffectionen zusammenhängenden hervor. Jene kann mittelst subcutaner Injection von 1 bis 1·8 ^{mg} Atropinum sulphuricum beseitigt werden, diese wird von diesem Mittel nicht beeinflusst. Strübing[7] fand in ein paar Fällen, dass Bradycardie im Zusammenhang mit einer acuten Herzdilatation nach körperlicher Ueberanstrengung plötzlich entstand.

Man hat eine Verlangsamung der Herzfrequenz bis auf 30—15—8 Schläge pro Minute beobachtet. Die letzte Zahl wird von Hammer angegeben, welcher einen Fall von thrombotischem Verschluss einer der Coronararterien des Herzens beschreibt.[8] Der Patient hatte eine Pulsfrequenz von 80 pro Minute, bevor die Thrombose eintrat; eine halbe Stunde nach dem Collapsanfall betrug die Pulsfrequenz 40, 5 Stunden später 23 und nach noch 4 Stunden 16 pro Minute. Am folgenden Tage war die Frequenz 8 pro Minute. Bei der Auscultation wurde eine Contraction gehört, eine Secunde darnach begann Herzkrampf, welcher 5 Secunden lang dauerte; nachher absolute Ruhe während 2 Secunden. Die ganze Herzrevolution dauerte also 8 Secunden.

[1] Grob, *Deutsch. Arch. f. klin. Med.* 1888. Bd. XLII, S. 574.
[2] Flint, *Archives gén. de méd.* 1876. Bd. II, S. 62.
[3] Truffet, *Étude physiologique et pathologique sur le ralentissement du pouls.* Thèse de Lyon 1881.
[4] Riegel, *Zeitschr. f. klin. Med.* 1890. Bd. XVII, S. 221.
[5] Aron, *Berlin. klin. Wochenschr.* 1891. S. 620.
[6] Dehio, *St. Petersburger med. Wochenschr.* 1892. S. 1.
[7] Strübing, *Deutsche med. Wochenschr.* 1893. S. 73, 101.
[8] Hammer, *Wiener med. Wochenschr.* 1878. S. 97.

Laache hat einen von Kr. Freng in Sandefjord beobachteten Fall erwähnt.[1] Der Patient war ein 59jähriger Seemann, dessen Pulsfrequenz während des letzten Monats vor dem Tode auf 8 pro Minute herabging. Eine interessante Pulscurve begleitet die Mittheilung. Derselbe Autor hat noch einen anderen von ihm selbst beobachteten Fall mitgetheilt, wo die Frequenz des vollkommen regelmässigen und kräftigen Pulses nur 44 pro Minute betrug. Gleichzeitig fand sich Herzdilatation vor. Die Pulsfrequenz wurde später normal, der Patient genas und und nahm sogar eine Lebenversicherung, weil sein Herz gesund war.

Eine im höheren Grade verlangsamte Herzthätigkeit wird von Ohnmachtsanfällen und Bewusstlosigkeit begleitet. Dehio erwähnt, dass bei denjenigen Fällen, wo der Arzt die Gelegenheit gehabt hat, selber einen derartigen Anfall zu beobachten, das Herz während des Ohnmachtsseins still steht. Flint citirt nach Pugin Thornton einen Fall, bei welchem Herzstillstand einmal während 16 Secunden, ein anderes Mal während 18 Secunden beobachtet wurde; zwischen diesen Pausen betrug die Herzfrequenz 24 pro Minute. Die Anfälle sind nicht von Athemnoth oder Schmerzen begleitet, im weiteren Verlaufe der Krankheit können aber sowohl cardiales Asthma als auch Stenocardie hinzukommen. Die Anfälle können mit dem Tode endigen. Dehio nimmt an, dass sich locale Sklerosen in denjenigen Stellen des Herzfleisches vorfinden, wo die erregenden Centren des Herzens sich befinden. Nicht selten stellt eine solche locale Sklerose die Theilerscheinung einer allgemeinen ausgebreiteten Herzsklerose mit zahlreichen anderen Symptomen dar. Huchard hat die Bradycardie, wenn sie mit Bewusstlosigkeit und einer stertorösen Athmung vereinigt ist, als „Maladie de Stokes-Adams" bezeichnet.[2] Der Puls ist dauernd verlangsamt, wenn der Anfall aber gerade im Auftreten begriffen ist, wird er noch mehr retardirt und kann sogar unregelmässig, intermittent und sehr schwach werden. Er erwähnt einen von Lafont-Gouzi beobachteten Fall, wo die Pulsfrequenz von 40 bis auf 20 und sogar auf 5, sowie während der zwei letzten Stunden vor dem Tode auf 2 pro Minute herabging.

In meiner Casuistik kommen einige Fälle mit verlangsamtem Puls vor; in einem Fall, Fall 67, wird ein Symptomencomplex beschrieben, welcher als Maladie de Stokes-Adams bezeichnet werden könnte. Der Patient, der 56 Jahre alt war, als ich ihn zum ersten Mal sah, bekam im 53. Lebensjahre eine Gehirnapoplexie mit schnell vorübergehender

---

[1] Laache, *Recherches cliniques sur quelques affections cardiaques nonvalvulaires.* 1895.

[2] Huchard, *Maladies du coeur.* Paris 1893. S. 309.

Hemiplegie und bedeutender Bradycardie. Die Pulsfrequenz betrug gleich nach dem Anfall 28 pro Minute. Später erschienen noch ein paar derartige Anfälle, aber ohne Lähmung. Als ich den Patienten untersuchte, betrug die Pulsfrequenz 50 pro Minute, erhob sich während der zwei folgenden Jahre auf etwa 60. Später starb der Patient plötzlich an Herzparalyse.

Auch cerebrale Störungen kamen bei einigen unter den von Flint mitgetheilten Fällen mit verlangsamtem Puls vor. So erschienen bei 2 Fällen epileptische Anfälle, bei 2 anderen Fällen Delirium und bei einem fünften Fall physische und psychische Depression mit gastrischer Irritation, unzweifelhaft cerebralen Ursprunges. Nur in einem Falle wurden derartige Störungen vermisst.

Im grossen und ganzen kann man nicht sagen, dass die Bradycardie ein bei der Arteriosklerose besonders oft vorkommendes Symptom darstellt, kommt es aber in einem bedeutenden Grade vor, so ist es natürlich sehr beachtenswerth.

Ausser den in der Casuistik mitgetheilten Fällen habe ich eine 70jährige Frau beobachtet, die während einer langen Zeit eine Pulsfrequenz von etwa 40 pro Minute hatte. Die Herzthätigkeit war völlig regelmässig, die Töne distinkt und klar. Die Verlangsamung schien zum allergrössten Theil darauf zu beruhen, dass die Herzpause, d. h. die Zeit zwischen dem zweiten und dem nachfolgenden ersten Herzton, abnorm verlängert war. Bedeutende arteriosklerotische Veränderungen fanden sich in den meisten peripheren Gefässen vor, irgend welche hervortretenden Symptome von Seiten anderer Organe wurden aber vermisst. Die Patientin starb einige Wochen darauf, nachdem ich sie zu beobachten Gelegenheit gehabt hatte. Ihr Hausarzt hatte den langsamen Puls lange bemerkt.

c. Aenderungen im Herzrhythmus.

α. Galopprhythmus.

Dieses Symptom wird bei der Arteriosklerose ab und zu beobachtet, indess meiner Erfahrung nach öfter bei der chronischen Nephritis und insbesondere bei der genuinen Schrumpfniere.

Diese Erscheinung besteht darin, dass man während einer Herzrevolution 3 Herztöne hört, von welchen 2 dicht nacheinander kommen und dem Zeitabschnitt kurz vor der Systole und dem Anfang derselben angehören, der dritte Ton ist der gewöhnliche zweite Ton. Der Galopprhythmus muss daher von dem oft verdoppelten zweiten Herzton unterschieden werden, bei welchem ja auch 3 Herztöne während einer

Herzrevolution gehört werden. Im allgemeinen bietet es keine grössere Schwierigkeit, bei der Auscultation diese beiden Erscheinungen auseinander zu halten.

Schon im Jahre 1876 gab Potain[1] eine gute Darstellung des Galopprhythmus. Er bezeichnet diese acustische Erscheinung als einen Anapest. Der erste und der zweite Ton sind fast immer in normaler Weise vorhanden. Dazu kommt ein abnormer dritter Ton — „un bruit surajouté“ — der in der Regel dem systolischen Ton dicht vorangeht, unter Umständen aber von demselben durch ein längeres Intervall getrennt ist.

Der Galopprhythmus würde am leichtesten mit einem verdoppelten ersten Ton verwechselt werden können. Vor diesem Fehler wird man nach Potain durch folgende Eigenthümlichkeiten geschützt:

1. Der präsystolische Vorschlag ist dumpfer als der darauffolgende erste Ton; oft wird er mehr als eine diffuse, dem Spitzenstoss vorangehende Erschütterung gefühlt, als wie ein Ton gehört, während der verdoppelte erste Ton aus zwei gleichen Schalleindrücken besteht.

2. Das Intervall zwischen dem präsystolischen Vorschlag und dem ersten Ton ist immer grösser als dasjenige zwischen den beiden Schalleindrücken bei dem gespaltenen ersten Ton.

3. Der präsystolische Vorschlag erscheint vor der Systole und dem Spitzenstoss, während die beiden Schalleindrücke bei dem gespaltenen ersten Ton mit dem Spitzenstoss zeitlich genau zusammenfallen. Daraus folgt, dass die beiden einander nahe liegenden Schalleindrücke beim „Bruit de Galop“ nicht durch den ungleichzeitig erfolgten Schluss der Mitralis- und Tricuspidalisklappen entsteht, worin, der allgemeinen Annahme nach, der gespaltene erste Herzton seinen Grund hat.

Der präsystolische Vorschlag verdankt sein Entstehen einer abnorm starken Contraction des linken Vorhofes, und diese Ansicht sucht Potain durch die von ihm mitgetheilten Cardiogramme zu stützen.

Die Darstellung des französischen Autors wird von Kriege und Schmall bestätigt, welche über zwei Fälle von chronischer, diffuser Nephritis mit Hypertrophie der linken Kammer und typischem Galopprhythmus berichten.[2] Von beiden Fällen werden Cardiogramme mitgetheilt, an welchen mittels Auscultation die Lage des ersten Herztones angegeben ist. Unmittelbar vor diesem Punkt bemerkt man auf der Herzstosscurve eine bedeutende Erhebung, welche von der

---

[1] Potain, *L'union médicale.* 1875. 11. und 18. November; 1876. 6. und 27. Januar, 29. Februar und 11. März.

[2] Kriege u. Schmall, *Zeitschr. f. klin. Med.* 1891. Bd. XVIII, S. 261.

Contraction des Vorhofes herrührt und also die Vorhofshypertrophie ausdrückt. Da nun der dumpfe, abnorme Schall — „le bruit surajouté" — während dieses Zeitabschnittes erscheint, finden sie die Schlussfolgerung berechtigt, dass dies von der verstärkten Vorhofscontraction hervorgerufen wird.

Schon 1888 habe ich einige Cardiogramme von einem Fall von chronischer Nephritis mit Galopprhythmus veröffentlicht. Bei diesem kommt die vor der Systole erscheinende Erhebung, welche der Vorhofscontraction angehört, sehr stark ausgeprägt zum Vorschein.[1]

Von verschiedenen Autoren ist es also übereinstimmend nachgewiesen, dass die Vorhofscontraction bei Fällen mit Galopprhythmus stark ausgeprägt ist. Zeitlich fällt der präsystolische Vorschlag mit der Vorhofscontraction zusammen, und in Folge dessen scheint mir die Schlussfolgerung richtig zu sein, dass die Zusammenziehung des hypertrophischen Vorhofes sowohl die tactile als auch die acustische Empfindung der präsystolischen Contraction hervorruft.

β. Arhythmie, Allorhythmie.

Eine unregelmässige Herzthätigkeit kommt bei der Arteriosklerose sehr häufig vor. Nach Sommerbrodt muss man zwischen Arhythmie und Allorhythmie einen bestimmten Unterschied machen.[2] Erstere umfasst die gewöhnliche Unregelmässigkeit, bei welcher die Herzschläge mit verschieden langen Zwischenzeiten ohne bestimmte Ordnung nacheinander folgen; ihren höchsten Grad stellt das Delirium cordis dar und die Herzintermittenz, bei der ab und zu ein Herzschlag ausbleibt. In Bezug auf die Intermittenz hat Lasègne wirkliche und falsche unterschieden.[3] Bei jenen bleibt ein Herzschlag vollständig aus, bei diesen ist er so schwach, dass der entsprechende Puls nicht gefühlt werden kann. Ferner hat man nach Huchard bewusste und unbewusste Intermittenz zu unterscheiden.[4] Jene werden von den Patienten selber sehr gut beobachtet und stellen eine Quelle der Unruhe und Angst dar, so dass sie sogar mit anginösen Sensationen verwechselt werden können. Die letzteren werden aber vom Patienten nicht gefühlt, wenn er nicht sein Herz oder seinen Puls palpirt. Die senilen Intermittenzen, welche sehr gewöhnlich sind, werden in der Regel nicht vom Patienten bemerkt.

---

[1] Edgren, *Nord. med. Arkiv.* 1888. Nr. 7.
[2] Sommerbrodt, *Deutsch. Arch. f. klin. Med.* Bd. XIX, S. 392.
[3] Citat nach Huchard, a. a. O., S. 252.
[4] Huchard, a. a. O., S. 252.

Als Allorhythmie bezeichnet man die Herzthätigkeit, wenn der Rhythmus ein anderer als der normale ist. Die Herzschläge folgen in bestimmter, gesetzmässiger Weise nacheinander. Man spricht von einem Rhythmus bigeminus, trigeminus u. s w. Beim Rhythmus bigeminus folgen zwei Herzcontractionen schnell nacheinander, wonach eine längere Pause eintritt u. s. w.; beim Rhythmus trigeminus folgen drei Herzcontractionen schnell nacheinander, dann eine längere Pause u. s. w. Bei den Allorhythmien ist im allgemeinen die Stärke der Herzschläge verschieden, so dass der erste Herzschlag von gewöhnlicher Stärke ist, der gleich darnach folgende (Bigeminus) oder die zwei darnach folgenden (Trigeminus) aber schwächer sind.

Huchard giebt indess an, dass er bei den arteriellen Cardiopathien einen Rhythmus bigeminus beobachtet, bei welchem der zweite Herzschlag gleich kräftig oder fast gleich kräftig als der erste war.[1]

Im allgemeinen variirt die Intensität der Herzschläge zur gleichen Zeit als die Intervalle. Riegel beschreibt aber eine Pulsform, bei welcher hohe und niedrige Pulsschläge untereinander regelmässig abwechseln, und bezeichnet diese Form als Pulsus alternans.[2] Traube, der schon früher denselben Ausdruck benutzte, beschreibt den Pulsus alternans auf folgende Weise: regelmässig folgen hohe und niedrige Pulsschläge nach einander in der Weise, dass auf einen hohen Puls ein niedriger folgt, dieser ist durch eine kürzere Pause von dem folgenden als von dem vorhergehenden hohen Puls getrennt.[3] Der Pulsus alternans wäre also nach Traube's Definition ein Pulsus bigeminus, mit dem schwächeren Pulsschlag vor dem stärkeren, also umgekehrt gegen das gewöhnliche Verhalten.

Wenn wir den Ausdruck Pulsus alternans oder lieber Rhythmus cordis alternans benutzen wollen, so ist es meiner Meinung nach am besten, demselben die von Riegel gegebene Bedeutung beizulegen. Der Traube'sche Rhythmus alternans wäre lieber als Rhythmus bigeminus inversus zu bezeichnen. Alle diese Pulsformen sind bei arteriosklerotischen Patienten nachgewiesen worden. Auch der von Traube beschriebene Pulsus alternans wurde von ihm bei einem Patienten mit Arteriosklerose beobachtet.

Man darf sich aber keineswegs vorstellen, dass diese Arhythmien und Allorhythmien in dem Sinne constant sind, dass eine gewisse Form bei einem und demselben Patienten immer vorkommt. Der

[1] Huchard, a. a. O., S. 255.
[2] Riegel, *Deutsch. Arch. f. klin. Med.* Bd. XX, S. 465.
[3] Traube, *Berlin. klin. Wochenschr.* 1872. S. 185, 221.

Herzrhythmus wechselt vielfach von dem einen Tage zum anderen, bei demselben Patienten beobachtet man bald eine gewöhnliche unregelmässige Herzthätigkeit, bald einen Rhythmus bigeminus oder trigeminus. In einer früheren Abhandlung habe ich über 2 Fälle von Rhythmus bigeminus berichtet; in beiden Fällen kam Ascites vor, und als dieser in dem einen Falle durch Punction, im anderen durch Diurese entfernt oder vermindert worden war, verschwand der eigenthümliche Herzrhythmus bei dem einen bleibend, bei dem anderen periodenweise.[1]

Irgend welche diagnostische oder prognostische Bedeutung, die für jede besondere Form der unregelmässigen Herzthätigkeit charakteristisch wäre, lässt sich nicht nachweisen. Die verschiedenen Formen scheinen einander vertreten zu können und haben etwa dieselbe Bedeutung.

d. Die Bedeutung der unregelmässigen Herzthätigkeit.

Welche Bedeutung hat der praktische Arzt einer unregelmässigen Herzthätigkeit beizumessen? Diese Frage ist keineswegs leicht zu beantworten. Unzweifelhaft beobachtet man zuweilen eine unregelmässige Herzthätigkeit bei einem Individuum, das vollkommen gesund erscheint, sicher ist aber, dass die meisten Fälle von unregelmässiger Herzthätigkeit derartig sind, dass sich bei ihnen ein Herzleiden der einen oder anderen Art vorfindet. Bei Individuen mit Arteriosklerose und vor allem mit Cardiosklerose ist diese Erscheinung sehr gewöhnlich. In meiner Casuistik wird unregelmässiger Puls in zahlreichen Fällen und Rhythmus bigeminus in 3 Fällen erwähnt. Unzweifelhaft kommt die unregelmässige Herzthätigkeit in den späteren Stadien der arteriellen Cardiopathien öfter vor, und zwar insbesondere wenn die Herzinsufficienz eintritt; der Grad der Unregelmässigkeit scheint zuzunehmen, je grösser die Herzschwäche wird. Einen Beweiss dafür finden wir in der kräftigen Wirkung, welche Digitalis manchmal ausübt, indem die Thätigkeit des Herzens gleichzeitig mit der Zunahme seiner Energie regulirt wird. Indessen ist unregelmässige Herzthätigkeit keineswegs ein nothwendiges Symptom bei der Cardiosklerose und kann während des ganzen Verlaufes der Krankheit vermisst werden. Als Beispiel weise ich auf den Fall 75 hin; hier war die Herzthätigkeit während der ganzen Beobachtungsdauer, sogar während der Tage vor dem Tode, vollkommen regelmässig. Bei der Section war die Herzmusculatur in ungewöhnlich hohem Grade von grösseren und kleineren sklerotischen Herden durchsetzt.

[1] Edgren, *Hygiea, Festband.* 1889. Nr. 4.

Ohne Zweifel ist es nicht die Intensität, sondern vielmehr die Localisation der Veränderung, welche die An- oder Abwesenheit einer Unregelmässigkeit der Herzschläge bestimmt. Wir kennen aber zur Zeit nur sehr wenig die verschiedene functionelle Bedeutung der verschiedenen Herzregionen. Vielleicht wird die Zukunft eine Localisationslehre für das Herz schaffen, derjenigen analog, die wir für das Gehirn schon besitzen.

e. Pulsus differens.

Als Pulsus differens bezeichnen wir eine Verschiedenheit des Pulses in zwei homologen Arterien. In der Regel kommt diese Erscheinung den beiden Radialisarterien zu. Nach v. Ziemssen ist die Pulscurve monochrot und hat einen langsamen Anstieg sowie einen niedrigen und postponirten Scheitelpunkt. Nur die Spitze der Curve ist relativ zu der der anderen Arterie verspätet.[1]

Die Ursache dieser Pulsform kann allerdings in einer Verengerung der Arterienlichtung an einem beliebigen Orte liegen; gewöhnlich findet sie sich aber an demjenigen Ort vor, wo das Gefäss von der Aorta ausgeht. Gerade in diesem Umstand liegt die grosse klinische Bedeutung der betreffenden Erscheinung. Es sind sklerotische Processe auf der Innenseite der Aorta, welche die Mündungen der von der Aorta abgehenden Arterien verengen, und als Symptom einer Aortitis stellt der Pulsus differens ein sehr werthvolles Zeichen dar. Er ist oft mit Aneurysmen in Zusammenhang gebracht worden. Dies ist insofern richtig, als sich die Aneurysmen im Zusammenhang mit sklerotischen Processen in der Aorta entwickeln, wobei Verengerungen und Deformationen der Mündungen der abgehenden Gefässstämme oft vorkommen, ein directes Symptom von Aorten-Aneurysmen ist er aber nicht.

Curschmann, welcher diese Pulsform unter die wichtigsten Zeichen einer Sklerose der Brustaorta zählt, fand dieselbe unter 19 Fällen dieser Krankheit 8 mal.[2]

In meiner Casuistik kommen 2 Fälle, Fall 47 und Fall 60, mit einem deutlichen Pulsus differens vor. Im Fall 60 zeigte die rechte A. subclavia eine stärkere Pulsation als das entsprechende Gefäss auf der anderen Seite; die zugehörigen Pulscurven sind da insofern verschieden, als die Curve der rechten A. radialis höher ist und ihr Scheitelpunkt am Anfang des Plateaus liegt, während die der linken

[1] v. Ziemssen, *Deutsch. Arch. f. klin. Med.* 1890. Bd. XLVI, S. 285.
[2] Curschmann, *Arbeiten aus der med. Klinik zu Leipzig.* 1893. S. 248.

A. radialis niedriger ist und ihr Scheitelpunkt sich am Ende des Plateaus befindet. Der Patient bot auch andere Symptome einer chronischen Aortitis mit Dilatation der Aorta dar, nämlich einen klingenden zweiten Aortenton, Pulsationen im Jugulum und ersten Interstitium rechts vom Sternum und Dämpfung über dem Manubrium sterni. Ausserdem fand sich ein gewisser Grad von Bradycardie vor.

Es ist unzweifelhaft, dass der Pulsus differens ein wichtiges diagnostisches Zeichen darstellt, wenn er sicher nachgewiesen werden kann. Dies ist indess nicht immer so leicht. Die Palpation ist eine sehr gute Untersuchungsmethode. Palpiren wir gleichzeitig die beiden Aa. radiales, in welchem Gefäss, wie bemerkt, die Erscheinung am öftesten sich zeigt, so wird eine verschiedene Stärke der Pulswellen in den beiden Gefässen beobachtet, und diese Verschiedenheit kann auch in den Aa. brachiales und subclaviae nachgewiesen werden. Natürlich ist aber eine gewisse Stärke der Erscheinung nothwendig, damit der palpirende Finger dieselbe wahrnehmen kann. In zweifelhaften Fällen dürfte die Registrirung des Pulses mittelst des Sphygmographen ein sichereres Resultat ergeben. Hierbei dürfen wir aber nicht vergessen, dass die Höhe der Pulswelle, vielleicht in einem noch höheren Grade als ihre Form, von dem auf das Gefäss ausgeübten Druck abhängig ist, und dass dieser Druck bei den beiden Gefässen sehr leicht verschieden sein kann. Eine grosse Erfahrung in der Behandlung des Sphygmographen ist nothwendig, wenn man von einer etwas verschiedenen Höhe und Form der beiden Pulsnerven etwas Sicheres in Betreff eines etwa vorhandenen Pulsus differens schliessen will. Sind die Verschiedenheiten sehr gross, so wird natürlich die Entscheidung sehr leicht.

9. Angina pectoris, Stenocardie, Brustkrampf.

a. Vorkommen und Erscheinungsweise.

Dieses Symptom kann während aller Stadien der Krankheit vorkommen und ist eins der allerwichtigsten. Das Charakteristische ist der mit Angstgefühl, zuweilen auch mit Athemnoth verbundene Schmerz; oder der Patient hat auch nur ein Gefühl von Druck oder Beklemmung, eine unbestimmte Empfindung von Schwere über der Brust. Alle diese Sensationen treten anfallsweise ein, wenigstens ist dies im Anfang der Fall; später kann sich ein mehr permanenter Zustand von Schmerz und Angst entwickeln, welchen Zustand Huchard bezeichnend Status anginosus genannt hat. In typischen Fällen fängt der Anfall mit einem drückenden, bohrenden oder stechenden Schmerz in der Gegend von Sternum oder etwas nach links an; oft geben die Patienten bestimmt an, dass der Schmerz hinter dem Brustbein localisirt ist. Bei den meisten Fällen ist der Schmerz aber nicht auf dieses Gebiet begrenzt, sondern verbreitet sich längs der ganzen oberen linken Extremität bis in die Fingerspitzen, besonders die des 4. und 5. Fingers, ferner nach dem Rücken, zwischen den Schulterblättern, und längs dem Halse bis nach dem Kopf. Ab und zu irradiirt der Schmerz nach der rechten Schulter und dem rechten Arm oder nach den beiden Armen. Zuweilen wird er am stärksten im Epigastrium und in der Lebergegend empfunden. Manchmal geben die Patienten an, dass der eigentliche Anfall von eigenthümlichen Sensationen eingeleitet und begleitet wird, wie Kälte, Einschlafen der Glieder, Stechen, Kriechen, zusammenschnürendes Gefühl im Halse und schneidende Schmerzen in den oben erwähnten Verbreitungsgebieten, insbesondere in dem linken Arm und der linken Hand, vor allem deren ulnaren Theil. Nicht selten werden ausser den genannten Symptomen eine bemerkenswerthe Blässe, d. h. ein vasomotorischer Krampf in der Haut beobachtet. Derartige Fälle sind von Nothnagel[1] als vasomotorische Angina bezeichnet worden.

Wie Nothnagel bemerkt, hatte man sich schon früher vorgestellt, dass die Gefässnerven bei gewissen Formen der Angina pectoris eine Rolle spielen, auch der Name ist nicht ganz neu. Landois versteht darunter „gesteigerte Formen des nervösen Herzklopfens, die bei psychischen Affecten durch Reizung oder Lähmung des Gefässnervencentrums hervorgerufen werden können“.[2]

Während des Anfalles leidet der Kranke an einer nicht zu beschreibenden Angst, und dem Gefühl eines unmittelbar stattfindenden Todes und dieses, für die echte Angina so äusserst charakteristische Angstgefühl drückt sich auch in der Haltung des Patienten aus. Er bleibt plötzlich stehen, wenn er sich, wie es oft eintrifft, beim Eintritt des Anfalles in Bewegung befindet, die Augen sind unbeweglich, die Athmung hört auf, das Gesicht wird blass und von Schweiss bedeckt. Nach einer oder einigen Minuten nehmen die Symptome schnell ab, und der ganze Anfall ist vorüber. Die stenocardischen Anfälle treten zuweilen ohne jede bemerkbare Veranlassung ein, wie z. B. wenn der Patient im Bette liegt, ja sogar wenn er schläft; in der Regel werden sie von einer bestimmten Ursache, wie einer mehr oder minder heftigen Anstrengung, hervorgerufen.

---

[1] Nothnagel, *Deutsch. Arch. f. klin. Med.* 1867. Bd. III, S. 309.

[2] Landois, *Correspondenzblatt f. Psychiatrie.* 1866. Citat nach Nothnagel. — Eulenburg und Landois, *Wiener med. Wochenschr.* 1867.

Eine 57jährige Frau mit typischen Anfällen gab an, dass diese während der Nacht erscheinen, wenn sie sich im Bette schnell umdreht, oder am Morgen, wenn sie aus dem Bette aufsteht. Es ist nicht selten, dass bei diesen Patienten das Treppensteigen oder Bergangehen, Gehen gegen den Wind, Aus- und Anziehen, Coitus u. s. w. Anfälle auslösen und zwar sogar so schwere, dass der Tod folgt. Auch Gemüthsbewegungen sollen typische Anfälle auslösen können.

Die objectiv nachweisbaren Veränderungen am Herzen, in der Herzthätigkeit und im Pulse sind in der Regel nicht sehr bedeutend, die meisten Anfälle sind indess nicht Gegenstand einer directen ärztlichen Beobachtung gewesen, denn gewöhnlich ist der Anfall vorüber, wenn der Arzt ankommt. Erscheinen die Anfälle oft, oder dauern sie lange, so kann man wohl Gelegenheit haben, sie direct zu beobachten. Schott,[1] der selbst bei ziemlich vielen Fällen die Attacken beobachtet hat, fand regelmässig bei allen Kranken, die er während des Anfalles direct observirte, dass der linke Vorhof und die linke Kammer mässig dilatirt waren. Vor dem Anfall hatte er die Grösse des Herzens genau bestimmt. Hörte der Anfall plötzlich auf, so konnte er wahrnehmen, wie der stark erweiterte linke Vorhof und die mässig erweiterte linke Kammer auf ihre frühere Grösse zurückgingen. Die rechte Grenze des Herzens hatte die ganze Zeit hindurch fast ihre normale Lage. Dauerte der Anfall längere Zeit an, oder kam er nach einer kürzeren oder längeren Pause mit vermehrter Intensität wieder zurück, so erweiterte sich die linke Kammer beträchtlich, und auch die rechte Herzhälfte bot eine mässige Dilatation dar. Dauerte der Anfall noch länger, und war seine Intensität gross, so trat eine Erweiterung des Herzens sowohl nach rechts als nach links ein. Durch Auscultation konnte bei vielen Patienten nichts Besonderes nachgewiesen werden, bei anderen wurden die Herztöne schwächer und unrein; auch Galopprhythmus wurde beobachtet.

Leyden[2] hebt ausdrücklich hervor, dass man während der Anfälle von Angina pectoris objectiv nur sehr wenig beobachten kann. Zwischen den Anfällen sieht der Patient ganz wie eine gesunde Person aus. Während des Anfalles selbst giebt der ängstliche Gesichtsausdruck, das Pressen und Stöhnen, die Stärke des Angstgefühls Anhaltspunkte für die Beurtheilung der Intensität der Gefahr. Das Gesicht ist in der Regel blass, kalt, von Schweiss bedeckt; auch die Extremitäten werden kühl und feucht; die Diurese ist im Anfalle oft vermehrt.

[1] Schott, *Deutsche Medicinal-Zeitung.* 1888. Nr. 35—38.
[2] Leyden, *Zeitschr. f. klin. Med.* 1884. Bd. VII, S. 459, 539.

Sehr oft, wenn auch nicht regelmässig, beobachtet man eine Veränderung der Herzthätigkeit, der Puls ist kleiner, zuweilen aber im Gegentheil höher und stärker als gewöhnlich, die Pulsfrequenz oft erhöht, seltener verlangsamt, der Puls intermittent oder unregelmässig.

Betreffend die Herzthätigkeit und den Puls sagt A. Fraenkel, dass Veränderungen lange nicht immer nachgewiesen werden können.[1] Obgleich Abweichungen vom Normalen in der Regel vorkommen, so finden sich indess Fälle vor, bei welchen weder die Beschaffenheit der Pulswelle, noch die Pulsfrequenz in einem bedeutenderen Grade verändert sind. Gewöhnlich ist die Zahl der Herzschläge auf der Höhe des Anfalles vermehrt, gleichzeitig aber der Umfang und die Spannung der A. radialis vermindert. Selten trifft das Gegentheil ein, nämlich verminderte Pulsfrequenz mit normaler Füllung der peripheren Arterien.

Nach Huchard[2] sind die Störungen von Seiten des Herzens wechselnd. Zuweilen scheint dieses Organ von dem heftigen Schmerz unberührt, seine Bewegungen sind normal, der Puls ruhig und regelmässig. Bei anderen Gelegenheiten wird die Frequenz der Herzschläge verlangsamt oder erheblich beschleunigt; sie sind schwach oder tumultuarisch, unregelmässig, intermittent. Beim Status anginosus treten nach demselben Autor[3] alle Zeichen einer acuten Herzdilatation mit Schwäche der Herzmusculatur und Oedem in den unteren Extremitäten ein. Man kann auch den fötalen Herzrhythmus oder Embryocardie beobachten. Mit diesem Namen bezeichnet Huchard folgende Veränderungen des Herzrhythmus: die Frequenz der Herzschläge ist grösser (Tachycardie), die Klangfarbe und Intensität des ersten und des zweiten Herztones sind gleich, das Intervall zwischen dem ersten und zweiten Herzton einerseits, zwischen dem zweiten und ersten Herzton andererseits ist gleich, d. h. die zeitliche Entfernung der Herztöne ist gleich. Dieser Erscheinung schreibt Huchard im allgemeinen und besonders beim Status anginosus eine schlechte prognostische Bedeutung zu.

Bei den Anfällen von Angina pectoris, welche ich direct beobachtet habe, konnten keine bemerkenswerthen Veränderungen der Herzthätigkeit oder des Pulses nachgewiesen werden. Speciell erinnere ich mich eines Patienten, welcher während eines solchen Anfalles starb. Während

[1] A. Fraenkel, *Eulenburg's Realencyklopädie.* Dritte Auflage. Wien und Leipzig 1894. Bd. I, S. 597. — *Verh. d. Congr. f. inn. Med.* 1891. Bd. X, S. 228.

[2] Huchard, *Revue de méd.* 1883. S. 285.

[3] Huchard, *Les maladies du coeur.* Paris 1893. S. 529.

früherer Anfälle hatte ich ihn mehrere Male untersucht und dabei immer die Herzthätigkeit vollkommen ruhig gefunden und keine anderen Symptome als diejenigen beobachtet, welche sich auch während der Zwischenzeiten vorfanden, nämlich eine mässige Vergrösserung des Herzens nach links und eine deutliche Accentuirung des zweiten Aortentones. Auch habe ich zwei Patienten mit Status anginosus beobachtet. Bei dem einen trat ohne vorausgehende kurzdauernde stenocardische Anfälle permanenter, intensiver Schmerz mit den charakteristischen Ausstrahlungen nach dem linken Arm und dem Angstgefühl ganz plötzlich ein. Der Zustand dauerte mehr als eine Woche lang, bis der Tod eintrat. Ich untersuchte den Patienten täglich; erst gegen das Ende des Lebens wurde die Herzthätigkeit etwas unregelmässig; Stauungssymptome erschienen nie. Der zweite Patient hatte während einer langen Zeit die gewöhnlichen, kurzdauernden Anfälle gehabt, endlich trat Status anginosus ein, welcher innerhalb 3 Tage zum Tode führte. Auch hier war die Herzthätigkeit die ganze Zeit hindurch fast unverändert, geringfügige Stauungssymptome waren hier lange vorher erschienen und nahmen während der letzten Tage kaum zu.

b. Pathogenese.

Betreffend die Pathogenese der Stenocardie sind viele Ansichten ausgesprochen worden. Es ist indess hier nicht der Ort, die hierhergehörigen, bisher aufgestellten Hypothesen näher zu erörtern; ich kann dies um so mehr unterlassen, als die Ansichten, wie es scheint, immer mehr in der Richtung gehen, dass die echte, organische Angina von einer verminderten Blutzufuhr nach der Herzmusculatur bedingt ist. Diese Abnahme der Speisung der Herzwand ist ihrerseits von einer Verengerung oder einem Verschluss der Coronararterien entweder bei ihrem Abgang von der Aorta oder während ihres Verlaufes verursacht. Das anatomische Substrat finden wir entweder in atheromatösen oder sklerotischen Veränderungen in der Aorta an den Mündungen der Coronararterien oder in Veränderungen in den Coronararterien selbst während ihres weiteren Verlaufes. Hierdurch wird die Lichtung der betreffenden Gefässe verkleinert und die Blutzufuhr herabgesetzt. Allerdings genügt diese noch, um eine ruhige Herzthätigkeit zu unterhalten, sobald aber grössere Anforderungen an die Leistungsfähigkeit des Herzens gestellt werden, wird die Blutzufuhr ungenügend, und der plötzliche Blutmangel im Herzen giebt sich nun durch die bekannten anginösen Symptome zu erkennen. Nach dieser Auffassung ist die Stenocardie ein exquisit meiopragisches Symptom.

Vor allem französische Autoren, wie Potain[1], G. Sée[2] und Huchard[3] haben die Lehre von der Ischämie als nächste Ursache des stenocardischen Anfalles entwickelt; auch deutsche Autoren, wie A. Fraenkel[4] hegen eine ähnliche Anschauung. Leyden[5] stellt die Angina pectoris mit der Sklerose der Coronararterien in Zusammenhang. Den eigentlichen Herzschmerz leitet er aus entzündlichen Processen im Myocardium und nekrotisirenden Processen in der Herzmusculatur und den Nerven her — welche Processe die Folgen der Verengerung der Coronararterien darstellen.

A. Weber[6] schreibt zwar auch den sklerotischen Veränderungen in den Coronargefässen die wesentliche Rolle beim Entstehen der Angina pectoris zu, bemerkt aber, dass man den Arterienspasmus nicht gehörig berücksichtigt hat. Immer wenn in einer Muskelarterie ein Spasmus eintritt, wird eine Schmerzempfindung hervorgerufen. Angina pectoris, die vor allem einen schmerzhaften Symptomencomplex darstellt, ist die Folge einer, wenn auch geringen Reizung der Coronararterie. Jeder neuer Fortschritt des sklerotischen Processes ruft einen Spasmus hervor. Ist dieser genügend stark, so wird er von einem anginösen Anfall begleitet, und der Schmerz ist die unmittelbare Folge einer temporären genügend starken Abnahme der Blutzufuhr zu dem Herzmuskel oder irgend einem Theile desselben. Bei der Angina pectoris tritt eine wirkliche spastische Contraction der Coronararterien mit schmerzhafter Ischämie des Herzmuskels ein.

Die sklerotischen Veränderungen der Coronararterien, die Verengerung derselben und die dadurch verminderte Blutzufuhr zum Herzmuskel genügen nicht, um den anginösen Anfall zu erklären. Die genannten Erscheinungen sind permanent oder langsam fortschreitend, während der anginöse Anfall intermittent ist, plötzlich eintritt und schnell vorübergeht. Ein anderes Causalmoment, welches schnell auftritt und schnell verschwindet, muss also noch angenommen werden. Ein derartiges Moment finden wir in dem von Potain und Huchard bemerkten Bedürfniss einer grösseren Blutzufuhr bei Körperbewegungen. Diese Anschauung stimmt auch mit den factischen Verhältnissen gut

---

[1] Potain, *Dictionnaire encyclopédique. Art. „Anémie“.* Paris 1866. Bd. IV, S. 347.

[2] G. Sée, *Traité des maladies du coeur.* Paris 1889. S. 327 u. folg.

[3] Huchard, *Revue de méd.* S. 279, 469, 662, 745.

[4] A. Fraenkel, *Eulenburg's Realencyclopädie.* 1894. Bd. I, S. 609. *Art. „Angina pectoris“.*

[5] Leyden, *Zeitschr. f. klin. Med.* 1884. Bd. VII, S. 560.

[6] A. Weber, *De l'angine de poitrine.* Paris 1893.

überein. Sehr oft kann man nachweisen, dass körperliche Bewegungen, manchmal nur ganz geringe, die determinirende Ursache der anginösen Anfälle darstellen. Auch Weber's Hypothese von einem zufälligen Spasmus in den Coronorarterien lässt sich vielleicht zur Erklärung solcher Anfälle verwenden, welche auf Grund nervöser Einflüsse entstehen. Auch diese Hypothese fasst den Blutmangel in der Herzmusculatur als das Wesentliche bei dem stenocardischen Anfall auf. Beim Status anginosus ist der Anfall permanent geworden, die Gefässverengerung hat einen solchen Grad erreicht, dass sich eine permanente Ischämie vorfindet. Eine direkt hervorrufende Ursache ist hier nicht mehr von Nöthen.

c. Abweichungen von der gewöhnlichen Form.

Der oben geschilderte Symptomencomplex stellt den typischen Angina-pectoris-Anfall dar, dessen Charaktere so ausgeprägt sind, dass es keinerlei Schwierigkeit macht, denselben zu erkennen. Allerdings müssen wir als das Wesentliche beim stenocardischen Anfall theils den Schmerz theils das Angstgefühl festhalten, diese können aber in wechselnder Stärke vorkommen. Der Schmerz variirt sehr beträchtlich von einer leicht peinlichen Empfindung bis zu einem bohrenden, schneidenden zusammenschnürenden Gefühl, welches den Patienten zu lautem Wehklagen bringt. Das Angstgefühl kann bis zu der Empfindung eines bald eintretenden plötzlichen Todes gesteigert werden. Die Irradiationen des Schmerzes variiren in hohem Grade; sie können vollständig vermisst werden, indem der Schmerz auf die Herzgegend beschränkt bleibt, oder sich über grosse Gebiete verbreiten. Ein drittes Moment, welches streng genommen nicht zu der Angina pectoris gehört, kann noch eintreten, nämlich eine mehr oder minder ausgeprägte Athemnoth. Wenn solche Umstände eintreten, dass man von einer schmerzhaften Athemnoth sprechen kann, so hat sich ein Asthma cardiale der Stenocardie zugesellt. Dies ist keineswegs selten, und wenn wir uns an die Pathogenese des cardialen Asthma erinnern, auch ziemlich leicht erklärlich. Beide Symptome können bei einem und demselben Patienten abwechselnd vorkommen, und der scharfe Unterschied, welcher von mehreren Autoren zwischen diesen beiden Symptomen gemacht wird, scheint nicht immer am Krankenbett festgehalten werden zu können.

d. Pseudoangina.

Ausser dieser organischen oder echten Angina pectoris werden Anfälle beschrieben, welche in symptomatischer Hinsicht dieser ganz ähnlich sind, aber anatomische Veränderungen in den Coronararterien nicht voraussetzen und also für den Patienten lange nicht dieselbe ernste Bedeutung als die wirkliche Angina haben. Diese sogen. Pseudoanginen, von welchen Huchard eine ganze Anzahl erwähnt, werden im allgemeinen aus spastischen Zuständen der Coronararterien hergeleitet. Hierdurch wird ihre Pathogenese derjenigen der organischen Angina gleichartig, nämlich Herzanämie; der Unterschied ist aber beträchtlich. Wenn der Spasmus aufhört, ist die Gefässlichtung normal, und die Ernährung des Muskels kann in völlig normaler Weise stattfinden. Die am besten bekannte dieser Pseudoanginen dürfte die Tabaksangina sein. Ich habe Gelegenheit gehabt, in ein paar Fällen einen Symptomencomplex zu beobachten, welcher möglicherweise als Tabaksangina bezeichnet werden kann. Beide Patienten waren starke Raucher und klagten über Schmerzen und Drücken in der Herzgegend, das charakteristische Angstgefühl kam aber nicht vor. Nachdem die Patienten mit dem Rauchen aufgehört oder wenigstens das Rauchen in einem beträchtlichen Grade beschränkt hatten, verschwanden diese Symptome. In beiden Fällen schienen mir die anginösen Anfälle von denjenigen bei der echten Angina pectoris sehr verschieden.

Ferner wird angegeben, dass anginöse Anfälle bei nervösen Patienten, insbesondere bei hysterischen und epileptischen Individuen vorkommen. Die von Nothnagel[1] beschriebene sog. vasomotorische Angina dürfte in gewissen Fällen wenigstens als eine Pseudoangina bezeichnet werden müssen.

Auch eine sog. dyspeptische Angina ist von mehreren Autoren, unter welchen Barié[2] besonders zu erwähnen ist, beschrieben worden. Nach der Mahlzeit, auch wenn diese sehr einfach gewesen ist, leiden die Patienten an Athembeschwerden; es ist also eher Athemnoth als wirklicher Druck. Gleichzeitig fühlen sie im Epigastrium eine gewisse Vollheit, etwa wie wenn ein Gewicht die Brust zusammendrückte; dieses Gefühl wird von schmerzhaften Empfindungen begleitet, welche nach der linken Seite in die ganze obere Extremität bis zum Handgelenk ausstrahlen können; letzteres ist oft Sitz einer eigenthümlichen Empfindung von Zusammenschnürung. Oft nimmt der Druck zu, die Pulsfrequenz wird verlangsamt, das Gesicht und die Extremitäten werden kalt oder von einem klebrigen Schweisse bedeckt, der Rückenschmerz wird stechender, und Bewusstlosigkeit kann eintreten. Gleichzeitig wird Dilatation der rechten Herzhälfte beobachtet. Der Unter-

---

[1] Nothnagel, *Deutsch. Arch. f. klin. Med.* Bd. III, S. 309.
[2] Barié, *Revue de méd.* 1883. S. 24.

schied zwischen der dyspeptischen und der echten Angina liegt darin, dass der Anfall bei jener weniger heftig ist und länger dauert, dass der Schmerz vor dem Herzen und nicht hinter dem Sternum localisirt ist, dass die Sensation mehr den Charakter von Vollheit als von Constriction, Zusammenpressung oder dergleichen hat, u. s. w.

Doch will ich die Aufmerksamkeit darauf lenken, dass der Schmerz auch bei der echten Angina vom Patienten in das Epigastrium verlegt wird, von woher er dann in vielerlei Weise ausstrahlen kann. Man muss daher die sog. Cardialgien bei arteriosklerotischen Patienten genau analysiren: vielleicht wird man dann ab und zu finden, dass ein dyspeptisches Symptom in der That ein anginöses ist.

In der letzten Zeit habe ich einen sehr interessanten Fall beobachtet. Der Patient war ein 65jähriger Seeofficier, der seit langer Zeit über Schmerzen in der Lendengegend klagte; diese Schmerzen traten besonders bei Bewegungen auf. Später wurden sie sehr stark und kamen auch in der Herzgegend vor. Schliesslich wurde fast jede Bewegung unmöglich, Herzinsufficienz mit Oedem und Ascites trat ein, und der Patient starb. Bei der Section konnten hochgradige arteriosklerotische Veränderungen in den Coronararterien, Verengung ihrer Lichtung und sklerotische Herde im Herzfleisch nachgewiesen werden. In diesem Falle waren die Rückenschmerzen anginöser Natur.

10. Herzvergrösserung.

Herzhypertrophie und Herzdilatation sind bei fast allen Stadien der Arteriosklerose sehr gewöhnliche Erscheinungen. Ich habe schon den gesteigerten arteriellen Druck als ein wesentliches und sehr frühzeitiges Symptom hervorgehoben. Der vermehrte Druck erfordert aber eine vermehrte Arbeit vom Herzen. Anfangs genügt wohl die Reservekraft des Herzens, die erhöhten Ansprüche zu erfüllen, wird aber die Drucksteigerung permanent, so treten allmählich Herzhypertrophie und Herzdilatation ein — zwei Symptome, welche miteinander nahe zusammenhängen. Wenn sich beide in bedeutendem Grade entwickeln, so findet man eine enorme Herzvergrösserung, was bei der Arteriosklerose gar nicht selten eintrifft, vor allem, wenn sich die sklerotischen Processe in den Aortenklappen und der Aortenmündung localisirt haben. Eine der erhöhten Arbeit entsprechende Herzhypertrophie stellt ein für den Körper günstiges Accommodationsphänomen dar, denjenigen gleichartig, welche wir auch in anderen Organen und Organsystemen finden. Die Dilatation ist ihrerseits ein Zeichen von Ueberanstrengung, von Schwäche im Verhältniss zu der zu leistenden Arbeit. Wenn diese

Schwäche nicht entweder durch eine genügend starke Herzhypertrophie oder durch Verminderung der Arbeit beseitigt wird, so tritt Herzinsufficienz mit allen ihren schweren Folgen sehr bald ein.

Bei dieser Ueberlegung bin ich von der Voraussetzung ausgegangen, dass die Ursache der Herzveränderungen ausserhalb des Herzens gelegen, dass das Herz selbst gesund gewesen ist, also nur in natürlicher Weise auf die gesteigerten Ansprüche reagirt hat. Dies ist indessen nicht immer der Fall. Schon in den frühen Stadien der Arteriosklerose leidet die Ernährung des Herzens durch sklerotische Processe und dadurch bedingte Verengungen der Coronargefässe Schaden. Gewisse Gefässgebiete werden schlecht ernährt, die Musculatur atrophirt, statt dessen wuchert das Bindegewebe, und sklerotische Heerde entstehen. Damit die Leistungen des Herzens den Anforderungen entsprechen sollen, hypertrophiren andere Theile der Musculatur. Sowohl Bindegewebewucherung als Muskelhypertrophie kommen also gleichzeitig vor; hierdurch ensteht allerdings eine Volumenzunahme, die Leistungsfähigkeit nimmt aber nicht parallel der Herzvergrösserung zu. Ein solches Herz ist verhältnissmässig schwach und wird bei gelegentlich eintretenden Ansprüchen auf grössere Arbeitsleistungen leicht erweitert; es ist stets von der Gefahr der Ueberanstrengung bedroht, und Herzinsufficienz kann zu jeder Zeit eintreten. Für Patienten mit derartigen Veränderungen in ihrer Herzmusculatur ist jede körperliche und vielleicht sogar jede geistige Ueberanstrengung eine Gefahr. Ohne Zweifel entsteht oft in dieser Weise eine Herzinsufficienz, die sich jedoch bei Bettruhe nach einigen Tagen ohne jede medicamentöse Behandlung vollkommen zurückbilden kann. Ist die Arteriosklerose über einen grossen Theil des Gefässsystems ausgebreitet, finden sich sowohl allgemeine Arteriosklerose als auch Cardiosklerose vor, so können, wie leicht ersichtlich, die Herzhypertrophie und die Herzdilatation excessive Grade erreichen.

Die klinische Diagnose einer Herzvergrösserung kan bei geringem Grade ziemlich schwierig sein; wenn aber die Vergrösserung etwas beträchtlicher ist, so ist ihr Erkennen sehr leicht. Bei den frühen Stadien der Krankheit wird vorzugsweise die linke Kammer vergrössert, später nimmt das ganze Herz an der Volumenzunahme theil. Der Ort des Spitzenstosses, wenn er durch Inspection und Palpation festgestellt werden kann, gewährt einen guten Anhaltspunkt. Ist der Spitzenstoss kräftig in der Mammillarlinie und im 5. Interstitium, und finden sich dabei Symptome eines erhöhten arteriellen Druckes, so ist es sehr wahrscheinlich, dass eine leichte Herzhypertrophie schon eingetreten ist; hat der Spitzenstoss die Mammillarlinie schon überschritten und noch mehr, wenn er im 6. Interstitium palpirt wird, und hat man keine Veranlassung zur Annahme einer Dislocation des ganzen Herzens, so ist das Vorhandensein einer Vergrösserung um so sicherer. Unter solchen Umständen vermisst man selten eine mehr oder minder deutliche Vorwölbung der Herzgegend.

Oft kann man aber weder mittelst Palpation noch mittelst Inspection den Ort des Spitzenstosses bestimmen. Die Percussion giebt uns indessen die Mittel in die Hand, um bei den allermeisten Fällen die linke Herzgegend mit nöthiger Genauigkeit zu bestimmen. Ein geringer Grad von Herzvergrösserung nach links dürfte indess bei einem stärkeren Emphysem nur schwierig mittelst Percussion nachgewiesen werden können.

Die Auscultation giebt uns manchmal einen guten Anhaltspunkt. Ausser der Accentuirung des zweiten Herztones über der Aorta, wodurch der erhöhte arterielle Druck nachgewiesen wird, wird an der Spitze zuweilen eine Spaltung des ersten Herztones beobachtet. Bei näherer Analyse findet man dann, dass diese Erscheinung einen Galopprhythmus darstellt, welcher bei der Herzhypertrophie oft vorkommt. Palpation mit der Vola manus über der Herzgegend macht es manchmal möglich, einen geringeren Grad von Herzhypertrophie zu erkennen. Man fühlt dann, auch wenn sich Lungenemphysem vorfindet, während der Herzsystole einen eigenthümlichen, kräftigen Stoss, welcher die Brustwand in grösserer oder kleinerer Ausdehnung zum Vibriren bringt. Wenn die Herzvergrösserung bedeutender ist, sieht man öfters den Kopf, ja den ganzen Oberkörper Bewegungen machen, die mit denjenigen des Herzens synchronisch sind.

Die Vergrösserung der rechten Kammer kann nur schwierig dargethan werden, so lange sie noch eine geringe ist. Bei einer bedeutenderen Vergrösserung wird die Dämpfung über dem unteren Theil des Sternums stärker, auch geben Pulsationen im Epigastrium ein werthvolles Zeichen ab. Auch die Dämpfung ausserhalb des rechten Sternalrandes wird intensiver und erstreckt sich weiter nach aussen. Die Accentuirung des zweiten Pulmonalistones, welche einen erhöhten Druck in der A. pulmonalis bekundet, ist ein Symptom, welches das Vorhandensein einer mehr oder weniger ausgeprägten Hypertrophie der rechten Kammer sehr wahrscheinlich macht. Gleichzeitig pflegt Accentuirung des zweiten Aortentones stattzufinden; hierdurch wird das Erkennen der Accentuirung erschwert, denn die Intensitätsdifferenz zwischen dem zweiten Aorten- und dem zweiten Pulmonaliston wird jetzt verwischt; nichtsdestoweniger ist es im allgemeinen nicht schwierig zu entscheiden, ob eine Accentuirung vorkommt oder nicht.

11. Fehler der Klappen und Mündungen des Herzens.

Im Verlaufe der Arteriosklerose treten sehr oft Symptome ein, welche auf Veränderungen in den Klappen und Mündungen des Herzens hindeuten. Durch die Localisation der sklerotischen Processe in die Herzmusculatur, den Klappenapparat und den Anfangstheil der Aorta entstehen Insufficienzen der Klappen und Stenosen der Mündungen, welche dieselben functionellen Störungen als die endocarditischen Insufficienzen und Stenosen veranlassen.

Die Insufficienzen und Stenosen können theils organisch, theils relativ sein.

Endlich können auch accidentelle Blasengeräusche vorkommen.

a. Organische Insufficienzen und Stenosen.

Mit grosser Vorliebe localisirt sich der sklerotische Process nach den Aortenklappen und der Aortenmündung hin. Hieraus resultiren Insufficienz oder Stenose oder eine Combination von beiden. In der mitgetheilten Casuistik sind diese Veränderungen in 17 Fällen diagnosticirt worden. Eine durch sklerotische Veränderungen in den Klappensegeln verursachte. Insufficienz der Mitralisklappe kommt seltener vor. In meiner Casuistik werden 7 derartige Fälle erwähnt.

Eine von Sklerose bedingte Stenose der Mitralisöffnung scheint noch seltener zu sein; in meiner Casuistik ist jedoch diese Veränderung 3 mal erwähnt.

b. Relative Insufficienzen und Stenosen.

Eine relative Insufficienz entsteht dadurch, dass die betreffende Oeffnung so stark erweitert wird, dass die Klappen nicht mehr vermögen, dieselbe zu schliessen, oder, in Bezug auf die Artrio-ventricularöffnungen, dadurch, dass die betreffende Kammer so stark erweitert wird, dass die Papillarmuskeln zu kurz werden und den Schluss der Klappe verhindern. Oft treffen beide Veränderungen zusammen, und dann erscheint die Insufficienz um so leichter. Eine relative Stenose entsteht in der Aortenmündung durch eine starke Dilatation der Aorta ascendens, in der Mitralisöffnung durch eine bedeutende Dilatation der linken Kammer. In beiden Fällen können die normalen Oeffnungen als stenosirt angesehen werden, nämlich im Verhältniss zu den vor denselben liegenden erweiterten Abschnitten des Circulationsapparates. Bei den relativen Insufficienzen und Stenosen ist es keineswegs nothwendig, dass sich anatomische Veränderungen an den Klappen oder in den Mündungen vorfinden. Bei der Section können sie vollkommen normal sein.

Es ist eine allgemeine Erfahrung, dass sklerotische Veränderungen im Herzen und in der Aorta für eine Dilatation disponiren. Daher sind auch die relativen Insufficienzen und Stenosen bei Cardiosklerose und chronischer Aortitis sehr gewöhnlich. In meiner Casuistik habe ich

relative Mitralisinsufficienz in 10 Fällen,
relative Tricuspidalisinsufficienz in 2 Fällen

diagnosticirt.

Auch kann eine relative Insufficienz in den Aortenklappen vorkommen. Ich habe an einem anderen Orte einen solchen Fall mitgetheilt.[1]

Relative Insufficienz der Pulmonalisklappen kam wahrscheinlich in einem von Josefson beschriebenen Fall mit ausgeprägter Arteriosklerose in der A. pulmonalis vor.[2] Pawinski[3] und Gouget[4] haben Fälle von relativer Pulmonalisinsufficienz beobachtet. Relative Stenose der Aortenmündung kommt ohne Zweifel nicht selten vor. Davon ist wohl manchmal das systolische Geräusch über der Aortenmündung bei Dilatation der Aorta verursacht.

Ich habe in keinem Fall Veranlassung gehabt, eine relative Stenose der Mitralisöffnung zu diagnosticiren, bin aber von deren Vorhandensein vollkommen überzeugt.

c. Bemerkungen, betreffend die Diagnose von Klappen- und Mündungsfehlern.

Für die Diagnose der verschiedenen Klappen- und Mündungsfehler gelten natürlich die gewöhnlichen Regeln, und ich will nicht die hierher gehörige, umfangreiche Symptomatologie im Detail hier behandeln. Nur einige Bemerkungen seien mir gestattet. Die einfache Aorteninsufficienz dürfte bei arteriosklerotischen Patienten den gewöhnlichsten Klappenfehler darstellen; sein reicher Symptomencomplex macht die Diagnose im allgemeinen leicht. Viel unsicherer ist die Diagnose der einfachen Stenose der Aortenmündung. Die Schwierigkeit liegt in der Regel in der Entscheidung, ob eine wirkliche Verengung vorliegt oder ob man es nur mit einer relativen Stenose zu thun hat. Im letzteren Falle muss eine Erweiterung der Aorta nachgewiesen werden können.

---

[1] Edgren, *Nord. med. Arkiv.* Bd. XXX. Festband. 1897. Nr. 3.
[2] Josefson, a. a. O. 1897. Bd. XXIX, Nr. 10.
[3] Pawinski, *Deutsch. Arch. f. klin. Med.* 1894. Bd. LII, S. 519.
[4] Gouget, *Revue de méd.* 1895. S. 768.

Die Vergrösserung der linken Herzkammer spricht für eine organische Verengerung der Mündung, kann aber auch von anderen Umständen hervorgerufen sein.

Die Mitralisinsufficienz und die Stenose der Mitralismündung bieten im allgemeinen sehr charakteristische Symptome dar. Die Schwierigkeit liegt auch hier darin, die durch Klappenveränderung entstandene Mitralisinsufficienz von der relativen zu unterscheiden. Im allgemeinen deutet ein ausgezogenes, systolisches Geräusch an der Herzspitze in mehr vorgeschrittenen Stadien der Krankheit auf eine relative Insufficienz, vor allem, wenn eine Dilatation nachgewiesen werden kann. Verschwindet das Geräusch später, nachdem das Herz durch Stillliegen und Digitalisbehandlung leistungsfähiger geworden ist, so ist es sehr wahrscheinlich, dass eine relative Insufficienz vorliegt.

Eine Tricuspidalisinsufficienz bietet im positiven Venenpuls am Halse, im Pulse der Lebervene und im systolischen Blasengeräusch über dem unteren Theil des Sternums so charakteristische Symptome dar, dass ein Zweifel kaum möglich sein kann. Diese Insufficienz ist fast immer relativ.

Die klinische Diagnose von combinirten Klappen- und Mündungsfehlern ist immer unsicher, und zwar gilt dies natürlich auch von den durch sklerotische Processe entstandenen Fehlern.

d. Accidentelle Geräusche.

Auch bei der Arteriosklerose können accidentelle Geräusche vorkommen. Sie dürften indess ziemlich selten sein, und wenn es einen Patienten mit Arteriosklerose betrifft, so muss man sich genau überlegen, ob ein eventuell vorkommendes Geräusch mit organischen Veränderungen im Herzen zusammenhängt oder nicht. Ich habe an einem anderen Orte das Vorkommen und die Diagnose dieser Geräusche ausführlich erörtert und weise daher auf diese Mittheilung hin.[1]

12. Chronische Aortitis, Dilatation der Aorta.

Die atheromatösen Processe greifen ziemlich oft die Aorta, besonders die Aorta ascendens und den Arcus aortae an. Manchmal ist die Krankheit während einer langen Zeit hauptsächlich auf diese Stellen beschränkt, und es scheint, als ob in vielen Fällen die allerersten anatomischen Veränderungen gerade hier auftreten sollten. Der chronischen Aortitis kann daher sowohl in anatomischer als in

[1] Edgren, *Nord. med. Arkiv.* Bd. XXX. Festband. 1897. Nr. 3.

klinischer Hinsicht eine gewisse Selbstständigkeit zuerkannt werden. Ihre Symptome sind von Huchard[1] ausführlich beschrieben worden, und Curschmann[2] hat einen werthvollen Beitrag zur Kenntniss der Krankheit mitgetheilt. In den meisten Fällen ist die Aortitis indess nur eine Theilerscheinung der allgemeinen Arteriosklerose. Sehr oft breiten sich die Veränderungen auf die Aortenklappen und die Aortenmündung aus, wodurch Insufficienz oder Stenose oder alle beide entstehen. Sehr verhängnissvoll ist es für den Patienten, wenn sich atheromatöse Veränderungen auf die Innenseite der Aorta um die Mündungen der Coronararterien herum localisiren. Solche Fälle sind nicht ganz selten: sowohl Huchard als Curschmann theilen mehrere derartige Fälle mit. Mein Fall 27 stellt ein schönes Beispiel davon dar. In der ganzen Aorta fanden sich keine Veränderungen mit Ausnahme von zwei atheromatösen Stellen, je eine an jeder Coronararterienmündung. Hierdurch war die Oeffnung der rechten Coronararterie in hohem Grade, die der linken Arterie weniger verengt worden; gerade in Folge ihrer Localisation verursachten diese Veränderungen den Tod des Patienten. Auch im Fall 36 waren die Oeffnungen der Coronararterien, besonders die der linken, verengt.

Die arteriosklerotischen Processe setzen die Widerstandsfähigkeit der Arterienwand herab, und hierdurch bildet sich eine mehr oder weniger bedeutende Dilatation, d. h. eine diffuse Erweiterung der Aorta ascendens und des Arcus aortae aus. Auch die circumscripten Erweiterungen, die Aneurysmen, haben öfters dieselbe Pathogenese. Ziemlich häufig kommt auch eine Verlängerung des Gefässes vor.

Die klinische Diagnose der chronischen Aortitis dürfte sehr unsicher sein, so lange nicht Dilatation, Verlängerung der Aorta oder Deformation der grossen Arterienmündungen eingetreten sind. So lange sind die Symptome unsicher und können höchstens eine Wahrscheinlichkeitsdiagnose gestatten.

Die wichtigsten Symptome der chronischen Aortitis und der Aortendilatation sind folgende:

a. Klingender zweiter Aortenton.

Schon Bamberger kannte diese Erscheinung und erklärte sie aus einer vorhandenen Dilatation der Aorta mit gleichzeitiger Verkalkung (atheromatöser Veränderung) der Wand.[3] Gueneau de

[1] Huchard, *Progrès médical.* 1892. S. 183, 217, 260, 283, 301, 317, 441.
[2] Curschmann, *Arbeiten a. d. med. Klinik zu Leipzig.* 1893. S. 248.
[3] Bamberger, *Lehrbuch der Krankheiten des Herzens.* Wien 1857. S. 71.

Mussy bezog sie ebenfalls auf die Aortendilatation,[1] ebenso Huchard.[2] Rosenbach will die Erscheinung aus einer verbesserten Resonanz, besonders bei Starrheit der Aortenwand, erklären.[3] Nach Curschmann wird aber das Symptom durch die Annahme einer Aortendilatation allein nicht genügend erklärt.[4] Er findet die Ursache in anatomischen Veränderungen. Bei den allermeisten Fällen, wo sich der sklerotische Process über die ganze aufsteigende Aorta und noch weiter diffus ausgebreitet hat, entwickelt sich bald, oft schon nach den ersten Wochen, eine gleichförmige, deutliche Erweiterung, welche auch den Klappenring umfasst. Die nächste Folge ist eine entsprechende Dehnung der Klappen, wodurch diese trotz der Dilatation es noch vermögen, die Oeffnung zuzuschliessen. Bei ihrem Schluss verhalten sich die Klappen, die in dieser Weise gedehnt und vergrössert sind, in acustischer Hinsicht anders als die unveränderten Aortenklappen.

Ohne dass eine Drucksteigerung vorliegt, wird ein Eindruck von Accentuirung des zweiten Herztones erhalten; die Starre der Aortenwand und die Dilatation geben dem Tone den eigenthümlichen Klang.

b. Aufwärtsschieben der Aa. subclaviae.

Dieses Symptom ist von Faure[5] und Huchard[6] hervorgehoben worden. Wegen der Aortendilatation und vor allem, wenn der Aortenbogen dilatirt ist, gelangen die Mündungen der grossen Gefässe, des Truncus anonymus, der Aa. carotis sin. und subclavia sin., höher nach oben, und speciell wird die rechte A. subclavia der Palpation und Inspection oberhalb der Clavicula leichter zugänglich. Aber auch eine Verlängerung der Aorta, welche bei der chronischen Aortitis sehr häufig vorkommt, kann dasselbe Resultat erzeugen.

c. Pulsation im Jugulum.

Dieses Symptom hat im grossen und ganzen denselben Werth als das soeben erwähnte. Durch Dilatation des Aortenbogens wird seine obere Wand höher nach oben geschoben und also im Jugulum palpabel. Eine Verlängerung der Aorta ascendens muss natürlich dasselbe Resultat

[1] Gueneau de Mussy, *Arch. gén. de méd.* 1872. Bd. II, S. 189.
[2] Huchard, *Revue de médecine.* 1892. S. 433.
[3] Rosenbach, *Die Krankheiten des Herzens.* Wien und Leipzig 1893. S. 347.
[4] Curschmann, a. a. O., S. 254.
[5] Faure, *Arch. gén. de méd.* 1874. Bd. I, S. 22.
[6] Huchard, *Les maladies du coeur.* Paris 1893. S. 467.

haben. Es muss jedoch bemerkt werden, dass auch unter normalen Verhältnissen der Aortenbogen zuweilen palpirt werden kann, insbesondere bei Individuen, deren Jugulum das Hinabführen des Fingers hinter dem Manubrium sterni in einem erheblicheren Grade zulässt. Ist der Aortenbogen bis zum Rande der Incisura jugularis hinaufgerückt, so ist das Aufwärtsschieben der Aortenwand sicher. Dann erscheinen starke, von der Aorta herrührende Pulsationen. Venenpulsationen sind hier sehr häufig und können unschwer von den Aortenpulsationen unterschieden werden.

d. Dämpfung über dem Manubrium sterni.

Wenn die Dilatation erheblicher ist, so beobachtet man über dem Manubrium sterni eine mehr oder weniger intensive Dämpfung, welche sich oft nach rechts ausserhalb des Sternalrandes ins 2. und 3. Rippeninterstitium erstreckt; seltener überragt die Dämpfung den linken Sternalrand. Gleichzeitig kann man ab und zu eine leichte Pulsation im 2. oder 3. Interstitium nahe dem rechten Sternalrand beobachten.

e. Bedeutende Ortsveränderung der Herzspitze, wenn der Patient eine linksseitige Lage einnimmt.

Traube[1] hat dieses Symptom bemerkt. Wenn der Ort des Spitzenstosses bei aufrechter Stellung in die Mammillarlinie fällt, so kann er sich beim Liegen auf der linken Seite bis zu der Axillarlinie verlagern. Curschmann hat eine Verlagerung von einem Punkte gleich innerhalb der Mammillarlinie im 5. Interstitium bis zu der Axillarlinie beobachtet, wenn sich der Patient von sitzender oder stehender Stellung auf die linke Seite lagerte.[2] Das Symptom wird mit einer Verlängerung der Aorta in Zusammenhang gebracht. Ich habe dasselbe mehrere Male beobachtet. Indess muss die Verlagerung ziemlich bedeutend sein, denn eine geringere Verlagerung ist vollkommen normal.

f. Pulsus differens.

Ich habe dieses Symptom bereits erwähnt; es hat für die Diagnose der atheromatösen Processe in der Aorta einen ausserordentlich grossen Werth, wenn in den peripheren Gefässen solche Veränderungen ausgeschlossen werden können, durch welche eine Verschiedenheit des

---

[1] Traube, *Ges. Beiträge.* Berlin 1878. Bd. III, S. 179, 180.

[2] Curschmann, a. a. O., S. 252.

Pulses auf beiden Seiten hervorgerufen werden kann. Ausserdem muss die Differenz vollkommen deutlich sein, so dass über ihre Existenz kein Zweifel existirt.

g. Systolisches Geräusch über der Auscultationsstelle für die Aortenmündung.

Ein systolisches Geräusch mit Punctum maximum an diesem Orte kann von einer absoluten oder relativen Stenose der Aortenmündung herrühren. Beide Zustände werden oft durch atheromatöse Processe in der Aorta hervorgerufen, jene durch den Uebergang des Processes auf die Aortenmündung, diese durch Erweiterung der Aorta, in welchem Falle die normale Oeffnung relativ zu eng wird. Das Geräusch ist gewöhnlich rauh und ausgezogen, es wird längs den Halsgefässen fortgepflanzt, im Jugulum über der Spitze des Aortenbogens und nicht selten auf der Rückenseite im Interscapularraum gehört. Man hat auch angenommen, dass ein ähnliches Geräusch in der Aorta selbst, unabhängig von einer absoluten oder relativen Stenose der Mündung, nur auf Grund der atheromatösen Processe auf der Innenseite des Gefässes entstehen könnte. Curschmann glaubt, dass dieses Geräusch durch Wirbel im erweiterten Gefäss sowie auf Grund der rauhen Beschaffenheit der Aortenwand entsteht, und hat es oft in hohem Grade scharf und rauh, zuweilen aber weich und ausgezogen gefunden.[1]

Nach meiner Erfahrung ist das Geräusch stark und rauh, sowie auf weiten Strecken hörbar.

h. Diastolisches Geräusch über der Auscultationsstelle für die Aortenmündung.

Der atheromatöse Process in der Aorta kann durch Veränderungen in den Aortenklappen selbst oder durch Dilatation ihres Anheftungsringes eine Insufficienz der Aortenklappen hervorrufen. Im ersten Falle ist die Insufficienz absolut, im zweiten relativ, und bietet das für die Aorteninsufficienz charakteristische diastolische Geräusch und übrige diesem Klappenfehler eigene Symptome von Seiten des ganzen Gefässsystems dar.

i. Die auscultatorischen Erscheinungen sind an Orten hörbar, welche von den gewöhnlichen Orten der Auscultation weit entfernt sind.

Dies gilt für die Auscultationserscheinungen bei Klappen- und Mündungsfehlern im allgemeinen, in einem höherem Grade aber viel-

[1] Curschmann, a. a. O., S. 256.

leicht bei solchen Fehlern, welche durch atheromatöse Processe entstehen. Sowohl Töne als Geräusche können zuweilen über dem ganzen Brustkasten, sowohl an der vorderen als auch an der hinteren Seite, wahrgenommen werden. Vor allem das rauhe, systolische Geräusch über dem Auscultationsort für die Aortenmündung wird manchmal auf der hinteren Seite, insbesondere im Interscapularraum links von der Wirbelsäule, sehr stark gehört.

k. Angina pectoris.

Da sich der atheromatöse Process in der Aorta nicht selten um die Mündungen der Coronararterien herum localisirt und dieselben verengert, so ist es leicht zu verstehen, dass die Angina pectoris als Symptom bei der chronischen Aortitis figuriren kann. In meinem Fall 27 kam indess kein solcher Anfall vor; im Fall 36 dagegen erschienen wie bei mehreren der anderen Fälle von Aortendilation anginöse Anfälle. In vielen Fällen finden wir gleichzeitig Cardiosklerose und chronische Aortitis. Anginöse Symptome können also auf Grund von sklerotischen Veränderungen in den Coronararterien auftreten, ohne dass deren Mündungen verengert sind. Ein nothwendiger Zusammenhang findet sich also zwischen der chronischen Aortitis und der Angina pectoris nicht vor.

l. Symptome von Seiten übriger Organe.

In den meisten Fällen dürfte die chronische Aortitis nur die Theilerscheinung einer allgemeinen Arteriosklerose darstellen. Alsdann beobachtet man partiell oder vollständig den vielfach veränderlichen Symptomencomplex, welcher dieser Krankheit eigenthümlich ist. Besonders will ich als ein frühzeitiges Symptom eine beträchtliche Athemnoth sowie in verschiedenen Theilen des Körpers localisirte „rheumatische“ Schmerzen erwähnen.

13. Aneurysmen.

Circumscripte Erweiterungen oder Aneurysmen entstehen, wenn die chronische Aortitis ausschliesslich oder vorzugsweise auf einer circumscripten Stelle der Aorta localisirt ist. Die Symptome, welche diese Veränderungen charakterisiren und welche hauptsächlich vom Druck auf angrenzende Organe herrühren, werden in den gewöhnlichen Handbüchern in der Regel sehr ausführlich beschrieben, weswegen ich auf diese hinweise.

14. Symptome von Seiten des Respiratiosapparates.

a. Chronische Bronchitis.

Patienten mit Arteriosklerose klagen oft über andauernden Husten, die Expectoration ist im allgemeinen spärlich und besteht aus einem zähen Schleim. Bei der Untersuchung der Lungen findet man in den unteren und lateralen Theilen mehr oder weniger zahlreiche Rasselgeräusche. In vielen sind diese Erscheinungen von einer schon eingetretenen Stauung bedingt.

In anderen Fällen kann eine gewöhnliche Bronchitis vorhanden sein, der Husten und die Athemnoth werden dann sehr lästig, und es ist keineswegs selten, dass eine derartige Complication äusserst bedenkliche Symptome veranlasst. Das Herz besitzt bei diesen Patienten eine geringe Reservekraft, wird sehr leicht insufficient, und in Folge davon entstehen allgemeine Stauungssymptome.

b. Lungeninfarct.

Schon in den frühen Stadien der Arteriosklerose kommt blutiges auf Lungeninfarct deutendes Expectorat vor. Gewisse Patienten expectoriren längere Zeit hindurch spärlich blutgemischte Sputa; bei der Untersuchung der Lungen findet man nur Rasselgeräusche. Bei fortgeschrittenen Stadien der Krankheit kommt ein stärkerer Bluthusten vor, und es gelingt, in der einen oder anderen Lunge eine grössere oder kleinere Verdichtung nachzuweisen. Gewöhnlich hören die Symptome ziemlich bald auf, die Zeichen der Verdichtung verschwinden, und der Patient fühlt sich ebenso gesund als vor dem Anfall. Nach einer längeren oder kürzeren Zeit wiederholt sich dieselbe Erscheinung vielleicht einmal oder mehreremal. Bei der Section solcher Patienten findet man zahlreiche Spuren von den erlittenen Attacken.

c. Lungenödem.

Nach französischen Autoren sind Lungencongestionen mit acutem Oedem bei arteriosklerotischen Patienten häufig. Huchard macht einen scharfen Unterschied zwischen dem acuten, activen Oedem und dem chronischen, passiven. Jenes kommt bei allen Krankheiten mit hohem Druck vor, es tritt plötzlich auf und verursacht eine äusserst intensive Athemnoth; trotz reichlicher Rasselgeräusche ist die Sonorität über den Lungen bei der Percussion vermehrt, die Expectoration ist anfangs reichlich, nimmt aber später ab und hört in demselben

Maasse auf, als der im Anfang hohe Druck schnell in einem bedeutenderen Grade sinkt. Die Patienten sterben oft unter Symptomen von Asphyxie und Herzinsufficienz. Huchard bringt diesen Symptomencomplex mit der Aortitis in Zusammenhang.[1]

Aus eigner Erfahrung kann ich über diese activen Congestionen nichts äussern. Diejenigen Anfälle, welche ich beobachtet habe, erinnern mehr an die von deutschen Autoren beschriebene cardiale Dyspnoe, bei welcher passive Processe die Hauptrolle zu spielen scheinen.

Die zweite Form von Lungenödem, die chronische, passive ist eine alltägliche Erscheinung und kommt bei den allerletzten Stadien der Cardiosklerose fast immer vor: sie stellt ein exquisites Stauungssymptom dar.

d. Exsudat in den Pleurahöhlen.

Im Verlauf der Arteriosklerose oder Cardiosklerose tritt ab und zu eine grössere oder kleinere Ansammlung von Flüssigkeit, die zuweilen ziemlich bedeutend sein kann, in der einen Pleurahöhle auf. Dieses Symptom ist von dem terminalen Hydrothorax zu trennen, welcher bei der Herzinsufficienz im allgemeinen sehr gewöhnlich und zwar doppelseitig ist, obgleich die Flüssigkeitsmenge auf der einen Seite grösser als auf der anderen Seite sein kann, was oft davon abhängt, wie der Patient liegt. Ab und zu verschwindet dieses Exsudat, wenn es gelingt, eine reichliche Diurese zu Stande zu bringen.

Das zuerst genannte Exsudat wird vorzugsweise auf der rechten Seite beobachtet, es kann in ziemlich frühen Stadien der Krankheit erscheinen, bevor sich Stauungssymptome entwickelt haben, ist es aber einmal eingetreten, so bleibt es in den meisten Fällen bis zum Tode des Patienten ziemlich unverändert bestehen. Wird es durch Punction entfernt, was ich mehrere Male gemacht habe, so zeigt es die Eigenschaften des gewöhnlichen serösen, pleuritischen Exsudates und kommt bald nach der Punction in etwa derselben Menge als vor der Punction wieder zurück. Bei der Section findet man pleuritische Verdickungen und Fibringerinnsel im Exsudat.

e. Cheyne-Stokes'sche Respiration.

Während der späteren Stadien der Arteriosklerose trifft man fast constant die eigenthümlichen Veränderungen des Respirationstypus, welche als Cheyne-Stokes'sche Respiration bekannt sind. Dieses Symptom kann allerdings nach einer längeren oder kürzeren Zeit ver-

[1] Huchard, *Bull. de la Société med. des hôpitaux de Paris.* 18. Aug. 1890.

schwinden, oft bleibt es aber bis zum Tode bestehen. Im allgemeinen hat es also bei arteriosklerotischen Personen eine schlechte prognostische Bedeutung, obgleich man nicht sagen darf, dass es immer einen bald eintretenden Tod verkündigt.

Wie bekannt werden diese Veränderungen der Respiration von einer ganzen Reihe anderer periodisch auftretender Functionsstörungen begleitet, welche jedoch nicht alle gleichzeitig anwesend sein müssen. Leube hat bemerkt,[1] dass die Pupillen im Anfang der Athmungspause klein werden und ihre Grösse bei Variationen der Beleuchtung nicht verändern; die Verengerung dauert während der ganzen Athmungspause gleichmässig fort; wenn aber dann der erste Athemzug erscheint, erweitern sie sich aufs neue, ab und zu kommt indessen die Pupillenerweiterung etwas vor dem ersten Athemzug. Gleichzeitig mit der Pupillenveränderung beobachtete Leube eine eigenthümliche Bewegung der Augen selbst; sie bewegten sich gleichzeitig nach einer Seite und dann wieder nach ihrer ursprünglichen Lage zurück oder sogar etwas weiter nach der entgegengesetzten Seite. Diese Bewegung wird während der Athmungspause einige Male wiederholt. Wenn die Athmung wieder begann, standen die Augen still oder bewegten sich während der energischen Athmung wie gewöhnlich in verschiedenen Richtungen. Endlich fand er, dass die Patienten während der Athmungspause das Bewusstsein vollständig verloren, dass der Puls dabei klein und unregelmässig, die Frequenz der Herzschläge dagegen unverändert war.

Gegen das Ende der Pause erscheinen nicht selten schwächere oder stärkere Zuckungen in einzelnen Muskelgruppen. Erlahmte Gliedmaassen werden zuweilen steif, um beim Eintritt der Athmung wieder schlaff zu werden, wie dies Körber bei einem 9jährigen, an einer tuberculösen Meningitis leidenden Kinde beobachtete.[2]

Die geistigen Functionen variiren mit der Athmung, der Patient schläft, wie Rosenbach[3] hervorhebt und ich in mehreren Fällen constatirt habe, im Anfang jeder Pause ein, und erwacht, wenn die Athmung wieder beginnt. Es ist zuweilen möglich, durch eine stärkere Reizung den Kranken aus seinem Schlummer zu erwecken und zum Sprechen und zum Essen zu bewegen; oft gelingt dies aber nicht, und während der ganzen Pause ist das Sensorium umnebelt. Man hat bemerkt, dass eine, während der Respirationsphase begonnene Bewegung, während der Pause unterbrochen und bei wieder begonnener Athmung fortgesetzt worden ist. Mit dem Eintritt der Pause wird der Puls manchmal

---

[1] Leube, *Berlin. klin. Wochenschr.* 1870. S. 177.
[2] Körber, *Deutsch. Arch. f. klin. Med.* 1872. Bd. X, S. 600.
[3] Rosenbach, *Zeitschr. f. klin. Med.* 1880. Bd. I, S. 583.

frequenter, und die Spannung nimmt ab; während der Athmung nimmt die Spannung zu, die Frequenz nimmt ab, so dass der Puls während der maximalen Inspirationen langsamer schlägt und der Druck sein Maximum erreicht; im Beginn der Pause ist das Verhalten entgegengesetzt.

Rosenbach fasst die wichtigsten klinischen Symptome, welche die Cheyne-Stokes'sche Respiration constituiren, unter folgenden Gruppen zusammen:

1. Erscheinungen von Seiten des Respirationsapparates,
2. Erscheinungen von Seiten des Circulationsapparates,
3. Erscheinungen von Seiten des Grosshirns,
4. Erscheinungen von Seiten der Centren der Pupillen- und Augenbewegungen,
5. Erscheinungen von Seiten der Centren der Muskelbewegungen.

Ausser der Respiration finden sich also noch vielerlei andere Functionen, welche periodisch variiren; ob die Variationen coordinirt oder subordinirt sind, lässt sich nur schwierig entscheiden. Die Respirationsstörung ist jedenfalls die am leichtesten zu beobachtende Erscheinung. Man hat angenommen, dass die bulbären Functionsstörungen die bedeutungsvollsten sind. Die Veränderungen im Respirationscentrum des verlängerten Markes würden den ganzen Symptomencomplex bedingen; neuere Untersuchungen von Stern[1] scheinen indessen dafür zu sprechen, dass bei gewissen Fällen wenigstens die Störungen corticalen Ursprungs sind. Indessen gilt noch die Aeusserung Stadelmann's,[2] dass die verschiedenen Fälle eine sehr bedeutende Verschiedenheit darstellen, und unter solchen Umständen ist es viel besser, weitere Beobachtungen über diese eigenthümliche Erscheinung zu sammeln, wodurch unzweifelhaft viel Neues entdeckt werden kann, als theoretische Speculationen über ihre Pathogenese anzustellen.

f. Lungenemphysem.

Ich will hier nur bemerken, dass man bei arteriosklerotischen Patienten fast regelmässig Zeichen von Lungenemphysem beobachtet. Mehrere, insbesondere französische Autoren wollen die emphysematösen Veränderungen in den Lungen mit sklerotischen Veränderungen in den Lungengefässen in Zusammenhang bringen. Sei es hiermit, wie es will, ganz sicher ist, dass man bei Emphysematikern, welche ihr 40. Lebensjahr überschritten haben, oft Symptome von Arteriosklerose findet.

[1] Stern, *Verhandl. d. Congr. f. inn. Med.* 1896. S. 431.
[2] Stadelmann, *Zeitschr. f. klin. Med.* Bd. XXVI, S. 267.

15. Herzinsufficienz, Asystolie.

Früher oder später tritt bei den meisten Herzkrankheiten ein Zustand ein, in dem die Kraft des Herzens nicht mehr genügt, um die Circulation zu unterhalten. Hierbei spielt die Beschaffenheit der Gefässe in den verschiedenen Organen eine wesentliche Rolle, weswegen die Folgen der Herzschwäche an verschiedenen Orten verschieden sein können. Bei arteriosklerotischen Patienten sind die Arterien starr geworden, wodurch das für die Blutströmung so bedeutungsvolle Moment, welches in der Elasticität der Arterienwand liegt, an vielen Orten verloren gegangen ist; bei diesen Patienten muss sich also die Herzschwäche leichter als sonst geltend machen. Statt Herzinsufficienz, Asystolie, wären daher die Ausdrücke cardiovasculäre Insufficienz, cardiovasculäre Asystolie vielleicht richtiger.

Man muss die Herzinsufficienz von anderen Störungen des Herzens genau unterscheiden, weil sich die Behandlung hier verschieden gestaltet. Die äusserst unregelmässige, tumultuarische Herzthätigkeit, welche bei Individuen mit Mitralisstenose oft beobachtet wird, kann jahrelang dauern, ohne dass das geringste Symptom von Herzinsufficienz erscheint.

Beim Morbus Basedowii und bei der paroxysmalen Tachycardie ist die Herzthätigkeit lange Zeit hindurch in hohem Grade verändert, erst aber wenn Stauungssymptome auftreten — was keineswegs mit Nothwendigkeit stattzufinden braucht — kann man von Herzinsufficienz sprechen.

Ferner werden bei mehreren nervösen Zuständen, wie Neurasthenie, Hysterie u. s. w., bedeutende Functionsstörungen am Herzen beobachtet, ohne dass eine Herzinsufficienz auftritt.

Bei allen diesen Zuständen erzielt man im allgemeinen von Digitalis keine Wirkung, während dieses Arzneimittel bei Herzinsufficienz das Heilmittel par préférence darstellt.

Die für die Herzinsufficienz charakteristischen Symptome sind:

Abnahme des arteriellen Druckes, Zunahme des venösen; dabei wird eine Accentuirung des zweiten Pulmonalistones beobachtet;

Abnahme der Harnmenge und Zunahme des spec. Gew. des Harns;

Stauung in den verschiedenen Organen: subcutanes Oedem, Exsudat in den Körperhöhlen, Lebervergrösserung, Albuminurie, Lungenödem u. s. w.;

Ausdehnung der Venen, Venenpulsation am Halse;

Athemnoth, welche schon bei geringen Anstrengungen erscheint und in späteren Stadien permanent und hochgradig wird; Cheyne-Stokes'sche Athmung u. s. w.

Oft wird auch Erweiterung des Herzens, unregelmässige Herzthätigkeit, gesteigerte Athemnoth, schwacher und unregelmässiger Puls, relative Insufficienz der Herzklappen, Cyanose im Gesicht, an den Lippen, in den Händen und Füssen beobachtet.

Es ist wichtig, die allerersten Symptome einer anfangenden Herzinsufficienz zu beachten. Dieselben zeigen sich bei verschiedenen Individuen an verschiedenen Orten. Im allgemeinen bieten die unteren Extremitäten die ersten Spuren von Oedem dar. Des Abends findet man um die Fussknöchel herum, am Fussrücken und auf der Innenseite der Tibia eine leichte Anschwellung, die am folgenden Morgen vollständig verschwunden ist. Nicht selten stellt auch eine Leberanschwellung das erste Symptom einer anfangenden Stauung dar. Bei anderen Patienten erweckt eine stärkere Athemnoth schon bei sehr geringfügigen Bewegungen die Aufmerksamkeit des Arztes; werden die Lungen jetzt untersucht, so findet man Rasselgeräusche in ihren untersten Theilen. Bei anderen erregen Veränderungen im Harn die Aufmerksamkeit des Patienten und des Arztes. Der Harn ist spärlich, bekommt eine dunklere Farbe, und am Boden des Nachtgeschirrs setzen sich Salze reichlich ab. Bei der Untersuchung beobachtet man ein hohes specifisches Gewicht, Vorhandensein von Eiweiss — wenn der Harn nicht früher eiweisshaltig war — und erhöhte Eiweissmenge, wenn schon vorher Albuminurie vorkam.

Schon diese Symptome genügen, um das Vorhandensein einer leichten Insufficienz zu constatiren: die Untersuchung des Herzens selber bestätigt in der Regel die Diagnose.

16. Herzaneurysmen, Herzruptur.

Vom klinischen Standpunkte aus besitzen diese Veränderungen nur geringes Interesse, eine Diagnose in klinischem Sinne, d. h. mit dem Gedanken an eine rationelle Therapie, dürfte wohl kaum in Frage kommen.

Stark sklerotische Partien der Herzwand zeigen bei der Section eine mehr oder weniger deutliche Vorwölbung. Eine solche wurde bei Fall 37 beobachtet. Wenn der sklerotische Process mehr begrenzt, aber intensiv ist, so kann eine sackförmige Erweiterung entstehen.

In einer solchen Vorwölbung oder circumscripten Erweiterung kann natürlich Ruptur der Herzwand zu Stande kommen, aber auch die in ihrem normalen Niveau liegende Herzwand kann bersten. Ich habe 2 Fälle von Herzruptur beobachtet. Der eine betrifft eine 60jährige Frau mit Symptomen von Arteriosklerose, welche ausserdem an einem beträchtlichen rechtsseitigen pleuritischen Exsudat litt. Dieses wurde punctirt, aber allmählich wieder zurückgebildet. Einige Zeit nachher starb die Patientin plötzlich. Die Section ergab, dass die hintere Wand der linken Herzkammer perforirt war, und dass sich sklerotische Herde im Herzfleische vorfanden.

Der zweite Fall war ein nahe 70jähriger Mann, den ich viele Jahre beobachtet hatte; er litt an leichten Symptomen von Cardiosklerose, mit leicht eintretender Athemnoth und schmerzhaften Empfindungen in der Herzgegend. Er besorgte indessen täglich seine Angelegenheiten in der Stadt und begab sich täglich nach seinem in der Nähe von Stockholm liegenden Landgut. Eines Nachmittags hatte er über schwerere Schmerzen im Herzen geklagt, er hielt sich in seiner Wohnung still und starb ganz plötzlich, während er auf einem Stuhle sass. Bei der Section zeigte sich eine Herzruptur, auch in diesem Falle in der hinteren Wand der linken Herzkammer; das Herzfleisch war von grösseren und kleineren sklerotischen Herden durchzogen, und die Coronararterien ebenso wie die Aorta hochgradig atheromatös verändert.

17. Blutungen.

a. Nasenblutungen

sind während der Krankheit keineswegs selten. Schon während der ersten Stadien der Arteriosklerose, ja bereits während der präsklerotischen Periode, zu einer Zeit wo nur ein erhöhter arterieller Druck nachgewiesen werden kann, kommen ab und zu wiederholte Nasenblutungen vor; auch später, wenn sich die Sklerose deutlich entwickelt hat, erscheinen sie, obgleich vielleicht seltener. Wenn sich durch das Uebergreifen der atheromatösen Processe auf die Aortenklappen eine Aorteninsufficienz entwickelt hat, werden Nasenblutungen ziemlich häufig beobachtet. Im allgemeinen sind diese Blutungen leicht und üben manchmal sogar einen günstigen Einfluss aus, indem durch dieselben ein excessiv gesteigerter Druck, besonders in den Arterien des Kopfes für eine kurze Zeit wenigstens, herabgesetzt wird. Während der späteren Stadien der Krankheit scheinen die Nasenblutungen seltener zu sein, was mit einem niedrigeren Druck und schwächerer Herzthätigkeit vielleicht in Zusammenhang gebracht werden kann.

Wiederholte Nasenblutungen, welche ohne nachweisbare Ursache oder nach einer heftigen Gemüthserregung, einer leichten Anstrengung u. dergl. bei einer älteren Person eintreten, sind im allgemeinen nicht wegen der Blutung selbst, die in der Regel gering ist und leicht gestillt werden kann, bemerkenswerth, sondern vielmehr als Symptom einer anfangenden oder schon ausgebildeten Arteriosklerose.

Indessen können diese Blutungen manchmal ziemlich bedeutend werden. Bei einer von meinen Patientinnen, einer fast 70 jährigen Frau mit deutlichen Symptomen von Arteriosklerose, waren seit mehreren Jahren geringere Nasenblutungen ziemlich oft erschienen. Sie hatte denselben aber keine weitere Aufmerksamkeit geschenkt, weil sie bald spontan aufhörten; erst während des letzten Jahres bin ich ein paar Mal gerufen worden, weil die Blutungen intensiver waren, und das letzte Mal war es in der That ziemlich schwierig, die Blutung zu stillen.

Bei Fall 10 in meiner Casuistik kamen reichliche Nasenblutungen vor. Der Patient war ein 74 jähriger Mann, welcher ausser deutlichen Symptomen von Arteriosklerose auch an Eiterfluss aus den beiden Ohren litt. Ohne Zweifel riefen die starken Nasenblutungen hier eine bedeutende Abnahme der Körperkräfte hervor und beschleunigten den letalen Ausgang.

b. Lungenblutungen.

Ich habe schon bemerkt, dass blutgefärbtes Exspectorat während des ganzen Verlaufes der Arteriosklerose oft vorkommt, natürlich seltener während der ersten Stadien derselben. Die Blutmenge variirt sehr beträchtlich: von einigen kleinen Streifen bis zu grösseren Mengen reinen Blutes. Fast niemals beobachtet man aber so grossse Blutmengen, wie bei den bekannten Lungenblutungen auf tuberculöser Basis.

Die Lungenblutungen sind bei der Arteriosklerose fast immer von Lungeninfarcten bedingt; indessen dürften ab und zu bei den von den französischen Autoren beschriebenen activen Congestionen blutige Sputa vorkommen, welche nicht durch Lungenembolien verursacht sind.

In gewissen Fällen hat man zwischen Arteriosklerose und Lungentuberculose einen Zusammenhang gesucht. Kortz[1] hebt hervor, dass die Lungentuberculose, welche Aortenaneurysmen begleitet, durch Compression der Arteria pulmonalis und ihrer Aeste in ihrer Entwickelung begünstigt wird, sowie dass die Entwickelung der Tuberculose bei Diabetikern, besonders bei solchen der schweren Form, in gewissen Fällen durch die Arteriosklerose beschleunigt wird.

Nicht ganz selten findet man bei Individuen, welche das 50. Lebensjahr überschritten haben, deutliche Symptome von Tuberculose in der

[1] Kortz, *Les maladies de l'aorte et du système artériel dans leurs rapports avec la tuberculose pulmonaire.* Paris 1893.

einen oder in beiden Lungen nebst ausgeprägten arteriosklerotischen Symptomen. In welcher Beziehung die Lungentuberculose hier zu der Arteriosklerose steht, ist nicht leicht zu entscheiden. Der tuberculöse Process scheint in derartigen Fällen ziemlich stationär zu sein.

c. Nierenblutungen.

Auch betreffs der Nierenblutungen bei der Arteriosklerose spielen die Infarcte die wichtigste Rolle. Aber auch Blutungen aus anderer Ursache können vorkommen. In dieser Hinsicht weise ich auf Fall 115 hin; ich hatte den Patienten mehrere Jahre lang beobachtet, bevor er in das Seraphimerlazareth aufgenommen wurde. Einige Zeit vor seinem ersten Aufenthalt im Lazareth bekam er blutigen Harn. Der Harn war vollkommen blutgefärbt und blieb es während ein paar Wochen, wonach das Blut allmählich verschwand. Die Nierenblutung war so bedeutend, dass eine maligne Neubildung vermuthet werden konnte. Bei der Section wurden hochgradige arteriosklerotische Veränderungen und Zeichen von chronischer Nephritis mit Amyloiddegeneration und secundärer Induration, aber keine Spur von Infarct nachgewiesen.

Die Gegenwart von geringen Blutmengen, welche nur mit dem Mikroskop oder der Guajakreaction entdeckt werden können, dürfte sehr gewöhnlich sein.

d. Hautblutungen.

Bei älteren arteriosklerotischen Patienten habe ich zuweilen grössere und kleinere subcutane Blutungen an den Extremitäten, insbesondere dem Handrücken beobachtet. Der Durchmesser derselben hat von 1 ^{mm} bis auf 30 ^{mm} und mehr variirt. Sie traten als Flecken auf, die alle diejenigen Eigenschaften darboten, welche gewöhnliche Ecchymosen charakterisiren. Auf die Frage, wie diese Flecken entstanden waren, antworteten einige Patienten, dass sie durch ein sehr leichtes Trauma, einen geringen Stoss oder eine Reibung entstanden waren, während andere keine Aufschlüsse geben konnten. Bei diesen Patienten zeigte die Haut und zwar insbesondere an den Stellen, wo die Blutung erschien, ausgeprägte Zeichen einer senilen Atrophie: ihre Elasticität war vermindert und sie selbst war auffallend dünn, blass, runzlig u. s. w. Es scheint mir daher sehr wahrscheinlich, dass die Hautgefässe arteriosklerotisch verändert und in Folge dessen spröde waren; unter solchen Umständen genügt sogar ein sehr geringes äusseres Trauma, um eine Berstung hervorzurufen.

Die Erscheinung ist ziemlich selten. Sie hat natürlich an und für sich nur geringe Bedeutung; als Symptom aber von der sklerotischen Veränderung in den Hautgefässen und der davon bedingten Sprödigkeit derselben, habe ich sie jedoch erwähnen wollen.

e. Retinalblutungen.

Dieses Symptom, welches ziemlich häufig vorkommt und eine nicht zu unterschätzende Bedeutung hat, wird im Zusammenhang mit den übrigen Veränderungen in den Augen bei arteriosklerotischen Patienten besprochen werden.

18. Urämie, renale Insufficienz.

Während des Verlaufes der Arteriosklerose werden nicht selten Symptome beobachtet, welche unzweifelhaft von einer herabgesetzten Leistungsfähigkeit der Nieren bedingt sind.

a. Athemnoth, Dyspnoe.

Ich habe dieses Symptom schon erwähnt. Französische Autoren, Huchard,[1] Tournier,[2] Picard[3] u. a., stellen sich vor, dass dasselbe von einer Intoxication verursacht ist. Diese Intoxication wird theils durch die Aufnahme von toxischen Substanzen in zu grosser Menge in den Körper hervorgerufen, wie dies bei auschliesslicher Fleischdiät oder beim Genuss von faulem Fleisch der Fall ist, theils durch eine herabgesetzte Leistungsfähigkeit der Nieren erzeugt, welche nicht im Stande sind, die in den Körper eingeführten oder in ihm gebildeten toxischen Substanzen genügend schnell zu eliminiren. Diese toxische Dyspnoe kann bei sehr frühen Stadien der Krankheit erscheinen, auch wenn die Veränderungen der Nieren noch sehr unbedeutend sind, ja sogar wenn die Albuminurie noch nicht erschienen ist.

Natürlich tritt dieses Symptom um so leichter ein, wenn sich bedeutendere Nierenveränderungen entwickelt haben, und manchmal giebt eine acute Fieberkrankheit, bei welcher die secretorische Leistung der Nieren mehr in Anspruch genommen wird, die nächste Veranlassung zum Auftreten der Dyspnoe.

Die beste Behandlung dieser Dyspnoe ist die absolute Milchdiät. Picard theilt einen Fall mit (Observation 1), den ich im Juni 1896 in Huchard's Klinik (Hôpital Necker) zu beobachten Gelegenheit hatte. Hier kam die Dyspnoe jedesmal wieder, sobald der Patient Fleisch genoss und verschwand ebenso regelmässig, sobald wieder mit der Milchdiät begonnen wurde.

---

[1] Huchard, *Société de thérapeutique.* 27. März 1895.
[2] Tournier, *La dyspnée cardiaque.* Paris 1892.
[3] Picard, *Dyspnée toxique d'origine alimentaire.* Paris 1897.

b. Gastrische Symptome.

Herabgesetzter Appetit, Uebelkeit und Erbrechen sind ziemlich gewöhnliche Symptome während der späteren Stadien der Arteriosklerose, besonders in solchen Fällen, wo die Nierenveränderungen ausgeprägter sind, und vor allem während Perioden, wo die Harnabsonderung vermindert ist. Gelingt es in irgend einer Weise, eine reichlichere Diurese hervorzubringen, so werden die erwähnten gastrischen Symptome schwächer oder verschwinden, für einige Zeit wenigstens, vollständig. Hierbei können Oedeme und andere Stauungssymptome gänzlich vermisst werden.

c. Kopfschmerzen

können natürlich von vielerlei Ursachen hervorgerufen werden; findet man aber bei arteriosklerotischen Patienten dieses Symptom nebst den erwähnten gastrischen Symptomen, Diarrhöe, Anfälle von Dyspnoe und stark contrahirten Pupillen, so ist der urämische Ursprung derselben sehr wahrscheinlich.

d. Schwäche der geistigen Leistungsfähigkeit, somnolenter Zustand

werden in den letzten Stadien der Krankheit, wenn die Herzinsufficienz nicht mehr beseitigt werden kann, beobachtet; gleichzeitig pflegt auch die Cheyne-Stokes'sche Athmung aufzutreten. Unter solchen Umständen lässt in der Regel der tödliche Ausgang nicht lange auf sich warten.

e. Zuckungen in den Muskeln

sind ein Symptom, welches ich nebst anderen, für die Urämie charakteristischen Zeichen oft beobachtet habe. Die Erscheinung besteht aus kleinen, schnellen Zuckungen in einzelnen Muskeln oder Abschnitten von Muskeln, ohne dass dadurch Bewegungen in den entsprechenden Gelenken hervorgerufen werden. Die Zuckungen erscheinen gleichzeitig nur an wenigen Orten, am meisten habe ich dieselben in den Armen und den unteren Extremitäten beobachtet. Sie sind etwa den fibrillären Muskelzuckungen ähnlich, welche bei gewissen Nervenkrankheiten vorkommen, die Contractionen scheinen aber schneller zu sein.

Das Symptom zeigt sich während der letzten Stadien der Krankheit, vor allem in solchen Fällen, wo die Nierensymptome frühzeitig erschienen und stark hervortraten; es kann unabhängig von allen Stauungssymptomen erscheinen.

f. Verengerung der Pupillen.

Es ist sehr gewöhnlich, dass bei Patienten, welche andere Symptome von chronischer Urämie darbieten, die Pupillen mehr oder weniger verengt sind. Sie erweitern sich gar nicht oder sehr wenig, wenn das Licht entfernt wird. Die Erscheinung ist nicht constant, jedenfalls aber für die Diagnose der chronischen Urämie werthvoll.

Wie aus dieser Zusammenstellung hervorgeht, sind es eigentlich die Symptome der chronischen Urämie, welche bei den arteriosklerotischen Patienten beobachtet werden. Die gewaltsamen Erscheinungen der acuten Urämie, wie eklamptische Anfälle, plötzlich auftretendes Coma, Delirien, maniakalische Anfälle u. s. w., werden hier im allgemeinen vermisst.

Dies hängt natürlich mit dem exquisit chronischen Verlauf der Krankheit und mit der langsamen Entwickelung der Nierenveränderungen zusammen. Diese Veränderungen können sehr ausgeprägt sein, eine renale Insufficienz kann eine längere Zeit hindurch bestehen, ohne dass urämische Symptome erscheinen; viele, möglicherweise die meisten sklerotischen Patienten mit Nierenveränderungen sterben sogar, ohne dass ein einziges Mal deutliche, urämische Symptome eingetreten sind. Ohne Zweifel accommodirt sich der Körper in bedeutendem Grade für die langsam verlaufende Intoxication; die Reactionen sind sehr schwach oder bleiben ganz aus, während eine schnell eintretende Intoxication von derselben Stärke gewaltige Reactionen hervorbringen würde.

19. Veränderungen in den Augen.

In meiner Casuistik kommen folgende Augenveränderungen vor: Retinalblutungen (7 Fälle), Retinitis albuminurica (6 Fälle), Chorioretinitis (4 Fälle).

Es ist nicht selten, dass arteriosklerotische Patienten unter Klagen über vermindertes Sehvermögen in erster Linie den Augenarzt consultiren.

a. Veränderungen in den Wänden der Retinalgefässe.

Raehlmann hebt hervor,[1] dass unter normalen Umständen die Wände der Retinalgefässe unsichtbar sind: man sieht nur die Blutsäule, die in den Gefässen strömt; auf Grund des nahen Zusammenhanges dieser Gefässe mit den Hirngefässen ist das Studium derselben für die Pathologie der Gehirncirculation bedeutungsvoll. Raehlmann

[1] Raehlmann, *Zeitschr. f. klin. Med.* 1889. Bd. XVI, S. 606.

untersuchte über 90 Fälle von Arteriosklerose und fand bei 44 Fällen pathologische Veränderungen in den Retinalgefässen. Die Arterien waren gewunden und dünn, ihre Ränder getrübt, die Wände zuweilen verdickt, grauweiss.

Ferner fand er circumskripte Verengerungen, seltener Aneurysmen. In den Venen fanden sich gleichzeitig Veränderungen vor; sowohl in den Arterien als in den Venen wurden ausserdem Pulsationen beobachtet.

Es ist also einleuchtend, dass eine genaue ophthalmoskopische Untersuchung wichtige Aufschlüsse über den Zustand des Gefässsystems in der Netzhaut liefern kann, und die Annahme, das sich auch in den Hirngefässen analoge Veränderungen vorfinden, kann sehr berechtigt sein.

Indessen erfordert es eine grosse Geschicklichkeit und Erfahrung, um diese Gefässveränderungen sicher festzustellen, und in Folge dessen ist die Hilfe des Augenarztes hier nothwendig.

b. Retinalblutungen.

Dieses Symptom ist keineswegs selten und erscheint ziemlich frühzeitig. Oft haben die Patienten keine Ahnung von den Veränderungen in den Augen, in Folge dessen das betreffende Symptom vom Arzte aufgesucht werden muss, und eigentlich sollten alle Fälle von Arteriosklerose ophthalmoskopisch genau untersucht werden. In diesem Falle würden unzweifelhaft sowohl Retinalblutungen als auch anderere Veränderungen im Augengrunde viel öfter entdeckt, als dies jetzt der Fall ist.

c. Retinitis albuminurica.

Patienten, welche an Arteriosklerose und ausgeprägteren Symptomen von Seiten der Nieren leiden, besuchen oft in erster Linie den Augenarzt, weil sie ein herabgesetztes Sehvermögen bemerkt haben. Bei der Untersuchung werden ab und zu retinitische Herde mit oder ohne Retinalblutungen nachgewiesen. Aber auch bei solchen Patienten, welche selber keine Sehstörungen bemerkt haben, können manchmal ziemlich bedeutende retinitische Veränderungen beobachtet werden.

d. Chorioretinitis.

Zeigt die ophthalmoskopische Untersuchung chorioretinitische Veränderungen, so ist es sehr wahrscheinlich, dass der Patient syphilitisch inficirt gewesen ist.

Diese Veränderungen werden bei arteriosklerotischen Patienten von Zeit zu Zeit beobachtet.

H. Die klinischen Formen der Arteriosklerose.

Die vorangehende Darstellung hat ergeben, dass die klinischen Manifestationen der Arteriosklerose zahlreich und wechselnd sein können. Bei den einzelnen Fällen variirt das Krankheitsbild hinsichtlich seiner Symptome und seines Verlaufs höchst beträchtlich. Hierbei ist natürlich die Localisation der sklerotischen Processe massgebend. Bei den meisten Fällen ist die Krankheit auf grosse Gefäss- und Organgebiete verbreitet, fast immer sind aber vorzugsweise gewisse Organe angegriffen, in Folge dessen gewisse Symptomencomplexe dem speciellen Falle während eines grossen Theils seines Verlaufes wenigstens ein charakteristisches Gepräge geben. Bei den späteren Stadien der Krankheit sind die klinischen Ungleichheiten weniger hervortretend, denn jetzt dominiren in den meisten Fällen die cardialen Symptome, und die meisten unserer arteriosklerotischen Patienten sterben an Herzinsufficienz oder Herzparalysie. Weniger zahlreich sind diejenigen Patienten, welche in einem verhältnissmässig frühen Stadium der Krankheit cerebralen Affectionen erliegen; noch andere sterben an renaler Insufficienz. Für alle sind intercurrente Krankheiten bedeutungsvoll, und viele Patienten sterben an acuten Affectionen, lange bevor die arteriosklerotischen Veränderungen so weit fortgeschritten sind, dass sie allein den letalen Ausgang hervorrufen könnten.

Ueberblicken wir das casuistische Material, welches die Basis der vorliegenden Arbeit darstellt, so scheinen mir die in Bezug auf Aetiologie, Symptome und Verlauf sehr ungleichen einzelnen Fälle sich ganz natürlich in 4 Hauptgruppen zu theilen, wodurch wir 4 ziemlich gut abgegrenzte klinische Formen der Arteriosklerose erhalten.

1. Die senile oder physiologische Form.

In ätiologischer Hinsicht sind die zu dieser Form gehörigen Fälle dadurch charakterisirt, dass alle intensiver wirkenden Causalmomente hier vermisst werden. Die Patienten haben im allgemeinen ein ziemlich hohes Alter erreicht, in ihren anamnestischen Angaben findet man nichts Bemerkenswerthes; oft werden acute Infectionskrankheiten erwähnt, welche zu verschiedenen Zeiten während des langen Lebens der Patienten vorgekommen sind, ab und zu kommt auch anstrengende Arbeit vor, sehr selten wird syphilitische Infection oder ein ausgeprägter Alkoholmissbrauch beobachtet.

Der wichtigste ätiologische Factor ist hohes Alter, wenn dieses an und für sich als Ursache der Arteriosklerose angesehen werden kann.

In symptomatischer Hinsicht werden diese Fälle durch den bemerkenswerthen Gegensatz zwischen den stark ausgeprägten sklerotischen Veränderungen in den der Inspection und Palpation zugänglichen Arterien einerseits und den unbedeutenden Functionsstörungen von Seiten innerer Organe andererseits charakterisirt.

Die Aa. temporales sind oft stark gewunden, zuweilen hart, fest, strangförmig, soliden Fäden ähnlich, und in denselben kann kaum eine Pulsation wahrgenommen werden. Die Aa. radiales sind in der Regel uneben, höckerig, perlenbandähnlich, verkalkt, hart, so dass eine Pulsation nur schwer beobachtet wird; zuweilen kann man bei den im allgemeinen mageren Patienten den Arterienstamm ohne Schwierigkeit bis nach der Axille verfolgen, und sich sowohl durch Sehen als durch Tasten von den bedeutenden Veränderungen überzeugen, welche die Arterienwand erlitten hat. Auch die Aa. femorales und andere Arterien der unteren Extremitäten zeigen ab und zu, obgleich seltener, ausgeprägte Veränderungen.

Die Patienten fühlen sich oft vollkommen gesund; einige meiner Patienten im Seraphimerlazareth wurden wegen anderer Krankheiten aufgenommen; oft klagen sie über Müdigkeit und allgemeine Schwäche, welche ihrer eigenen Auffassung nach von ihrem hohen Alter bedingt sei; nicht selten sind sie bei anstrengenderen Bewegungen von leichter Athemnoth beschwert; Husten mit spärlichem Expectorat kommt von Zeit zu Zeit vor; Gedächtnissschwäche, Schwindel und Ohrensausen werden angegeben.

Die objective Untersuchung ergiebt bei den inneren Organen nur unbedeutende Veränderungen.

Das Herz ist zuweilen schwach vergrössert, manchmal kann aber keine Herzvergrösserung nachgewiesen werden; der zweite Aortenton ist gewöhnlich accentuirt, ab und zu klingend; die Herzthätigkeit ist ziemlich oft intermittent, ein Herzschlag bleibt ganz aus, oder ist schwächer als die übrigen, oder tritt früher oder später als normal ein; zwischen diesen abnormen Herzschlägen können lange Reihen derselben vollkommen normal sein.

Bei der Aufnahme in das Krankenhaus bieten diese Patienten nicht selten leichte Stauungssymptome dar; oft genügt aber Bettruhe während einiger Tage, um das Oedem und den Ascites aufzuheben.

Lungenemphysem kommt fast constant vor, Rhonchi und Rasselgeräusche in den Lungen sind häufig. Der Harn ist seiner Zusammensetzung nach oft vollkommen normal, in der Regel ist die Menge vermindert, zuweilen wird eine Spur von Albumin bemerkt; diese wird grösser, wenn Stauungssymptome erscheinen.

Der Tod tritt bei diesen Patienten oft nach oder in Folge von einem oder mehreren apoplektischen Anfällen ein. Zuweilen wird der letale Ausgang durch Herzinsufficienz oder Herzparalysie hervorgerufen. Intercurrente Krankheiten sind gefährlich.

In der symptomatischen Gruppe II meiner Casuistik finden sich mehrere Fälle, welche charakteristische Beispiele dieser Form der Arteriosklerose darstellen.

2. Die cardiale Form.

Diese Form der Arteriosklerose erscheint oft bei verhältnissmässig jungen Patienten, zwischen dem 40. und 60. Lebensjahre. Die wichtigsten Causalmomente sind hier Syphilis, Alkoholmissbrauch und Heredität. Vor allem scheint die Syphilis hier eine höchst bedeutende Rolle zu spielen.

Klinisch wird diese Form durch stark ausgeprägte Symptome von Seiten des Herzens und der Aorta charakterisirt. Schon in den frühesten Stadien der Krankheit begegnen wir nicht selten beachtungswerthen Herzsymptomen, wie Andeutungen von Angina pectoris und Asthma cardiale nebst Zeichen eines erhöhten arteriellen Druckes. Später wird Herzvergrösserung beobachtet, welche bei dieser Form excessiv hohe Grade erreichen kann. Fehler der Klappen und Mündungen des Herzens kommen oft vor, insbesondere werden die Aortenklappen und die Aortenmündung, seltener die Mitralisklappe und die Mitralismündung von sklerotischen Veränderungen betroffen; in den späteren Stadien der Krankheit sind relative Insufficienzen und Stenosen gewöhnlich. Wenn also die Krankheit ihre volle Entwickelung erreicht hat, erscheinen typische Anfälle von Angina pectoris und Asthma cardiale. Die Herzthätigkeit ist ab und zu unregelmässig, Rhythmus bigeminus, trigeminus u. s. w. werden beobachtet. Symptome, welche auf eine chronische Aortitis und Aortendilatation hindeuten, können schon in frühen Stadien der Krankheit auftreten und das Krankheitsbild lange beherrschen.

In den späteren Stadien der Krankheit spielt in der Regel die Herzinsufficienz die wichtigste Rolle. Stauungssymptome vielfacher Art wie Oedem, Ascites, Hydrothorax, ferner Leberanschwellung, Icterus, dyspeptische Symptome, Veränderungen im Harn, Lungenoedem erscheinen. Anfangs können diese Symptome durch Bettruhe, geeignete Diät und Herztonica beseitigt werden; zuerst kommen sie in ziemlich langen Zwischenzeiten, später immer öfter wieder zurück und werden endlich permanent.

Der Harn pflegt schon früh eine Spur von Albumin zu enthalten; später ist die Albuminurie fast constant, die Eiweissmenge aber in der Regel gering. Wenn Stauungssymptome erscheinen, wird der Eiweissgehalt in der Regel beträchtlich grösser. Geformte Bestandtheile im Harn sind im allgemeinen spärlich. Augensymptome wie Retinalblutungen, Retinitis und Chorioretinitis kommen wahrscheinlich viel öfter vor, als sie bisher factisch nachgewiesen worden sind.

Die Cheyne-Stokes'sche Athmung, welche bei dieser Form der Arteriosklerose sehr oft erscheint, gehört im allgemeinen dem letzten Stadium an; auch Infarcte und Embolien in den Lungen, Nieren, dem Gehirn u. s. w. sind in den letzten Stadien der Krankheit am häufigsten; indess kommen ab und zu Lungeninfarcte schon ziemlich frühzeitig vor.

Der Krankheitsverlauf ist bei dieser Form in der Regel ziemlich schnell; wenn die Herzsymptome vollkommen entwickelt sind, dauert es im allgemeinen nur 2—3 Jahre, bis der Tod eintritt. Die Ausnahmen in der einen oder anderen Richtung sind ziemlich zahlreich. Die oft vorkommenden plötzlichen Todesfälle bei Männern im mittleren Lebensalter, welche kurz vorher keine oder nur unwesentliche Symptome dargeboten haben, sind zum grossen Theil von Veränderungen im Herzen und in dessen Arterien bedingt. Auf der anderen Seite finden wir, dass nicht wenige Individuen mit stark hervortretenden Herzsymptomen Jahre lang ein leidliches Dasein geniessen. Auch nachdem ausgeprägtere Stauungssymptome erschienen sind, kann das Leben noch während einiger Jahre gefristet werden.

Der letale Ausgang tritt nicht selten während eines Anfalles von Angina pectoris oder im Status anginosus, seltener in Anfällen von Asthma cardiale ein. Als Todesursache kommt auch, aber nur selten, die Herzruptur vor.

Herzparalyse oder plötzlicher Stillstand des Herzens ohne vorhergehende Anfälle von Angina pectoris oder Asthma cardiale dürften bei diesen Patienten nicht selten den Tod verursachen. Ich habe zwei Patienten beobachtet, welche in dieser Weise starben. Der eine war ein 45 jähriger Kaufmann, der viele Jahre früher syphilitisch inficirt worden war. Während der letzten Monate hatte er deutliche Symptome von Seiten des Herzens sowie Albuminurie dargeboten; während der letzten Tage vor dem Tode stiess ein leichtes Oedem in den Unterschenkeln hinzu; anginöse Anfälle waren nie erschienen. Als ich einmal seinen Puls untersuchte, schlug derselbe kräftig, obgleich etwas unregelmässig; plötzlich verschwand aber der Puls vollständig, der Patient wurde blass wie eine Leiche und verlor das Bewusstsein. Nach energischem Reiben kam die Herzthätigkeit wieder in Gang, der Puls wurde bald wahrnehmbar, das Gesicht bekam seine natürliche Farbe, und das Bewusstsein kam wieder zurück. Derartige Anfälle erschienen während der nächsten Stunden ein paar Mal wieder, und während eines solchen Anfalls starb der Patient am folgenden Tage.

Der andere Fall betraf eine 80jährige Frau, welche Zeichen von allgemeiner Sklerose und leichte Herzsymptome darbot. Keine Stauungssymptome oder anginöse Symptome waren vorgekommen. Als ich den Puls der Patientin untersuchte, verschwand er plötzlich und die Patientin starb.

Am häufigsten tritt der Tod nach einer länger dauernden Herzinsufficienz mit ausgeprägten und permanenten Stauungssymptomen ein. Unter solchen Umständen sind die letzten Wochen des Lebens in der Regel sehr qualvoll.

Viele Patienten sterben an einer gewaltsamen Hirnapoplexie. Der Tod kann allerdings schon beim ersten Anfall eintreten, in der Regel gehen aber leichtere Anfälle voraus.

Die symptomatischen Gruppen III und IV in meiner Casuistik umfassen Fälle, welche zu dieser Form der Arteriosklerose gehören.

3. Die renale Form.

Auch diese Form der Arteriosklerose kommt zwischen dem 41. und 60. Lebensjahre am häufigsten vor. Die intensiver wirkenden ätiologischen Momente scheinen hier eine geringere Rolle zu spielen: anstrengende Arbeit, schlechte hygienische Verhältnisse und vorhergegangene Infectionskrankheiten werden in der Anamnese am häufigsten erwähnt. Im grossen und ganzen ist die Aetiologie ziemlich unbekannt. Symptomatisch werden die zu dieser Form gehörigen Krankheitsfälle durch bedeutende und früh erscheinende Veränderungen im Harn charakterisirt. Nicht selten haben die Patienten selber bemerkt, dass ihre Harnmenge vermehrt gewesen ist. Zuweilen consultiren sie in erster Linie einen Augenarzt, weil sie eine Abnahme des Sehvermögens beobachtet haben.

In den frühesten Stadien der Krankheit ist die Harnmenge nicht unbeträchtlich vermehrt, das specifische Gewicht des Harns niedrig; der geringe Bodensatz enthält spärliche geformte Bestandtheile. Bei der Untersuchung der Augen trifft man schon jetzt nicht selten Retinalblutungen und Retinitis albuminurica. Auch Symptome von

Seiten des Herzens erscheinen früh; die Patienten klagen über Herzklopfen und Athemnoth; die objective Untersuchung giebt eine mehr oder weniger ausgeprägte Herzvergrösserung sowie eine starke Accentuirung des zweiten Aortentones an die Hand. Der Puls ist stark gespannt. Zeichen von chronischer Aortitis kommen bei gewissen Fällen vor. Leichte urämische Symptome wie Kopfschmerzen, Uebelkeit und Erbrechen sowie Athemnoth in der Form von Asthma uraemicum werden manchmal in frühen Stadien der Krankheit beobachtet.

Diese Patienten haben nicht selten ein sehr charakteristisches Aussehen. Sie sind im allgemeinen ziemlich mager; waren sie früher fettleibig, so hat eine ziemlich bedeutende Abmagerung stattgefunden. Die Hautfarbe ist blass, die Augen zeigen einen leichten Grad von Exophthalmus; eine subicterische Färbung, besonders der Sclerae, ist nicht selten. Die Temporalarterien sind stark gewunden und erweitert, die Radialarterien ebenfalls gewunden und mehr oder weniger rigid, in der Regel aber nicht verkalkt. Oft werden stark pulsirende Arterien an der ganzen oberen Extremität bis zu der Axille beobachtet. Die Carotiden pulsiren stark, und wenn der Patient sitzt, bewegt sich der Kopf synchronisch mit den Herzschlägen. Auf der vorderen Seite des Brustkastens erscheinen die Herzbewegungen deutlich, der Spitzenstoss ist ausgebreiter und wird weit ausserhalb der Mammillarlinie gesehen und gefühlt.

Oedem und Transsudate in den serösen Höhlen des Körpers werden noch vermisst; zuweilen kann indess ein leichtes prätibiales oder malleoläres Oedem des Abends nachgewiesen werden.

Die Patienten klagen über eine leicht auftretende Athemnoth; sie erwähnen, ohne dass sie darüber befragt werden, dass sie gezwungen sind, mehrmals in der Nacht die Blase zu entleeren, und dass die dabei gelassene Harnmenge jedesmal ziemlich beträchtlich ist.

Später treten in der Regel die Herzsymptome in den Vordergrund: Asthma cardiale, Herzdilatation mit relativer Mitralisinsufficienz, Herzinsufficienz und die lange Reihe von Stauungssymptomen beherrschen das Krankheitsbild.

Die Cheyne-Stokes'sche Respiration erscheint, die urämischen Symptome werden permanent und intensiver.

Der Verlauf der Krankheit ist oft ein ziemlich langsamer. So lange die Nierensymptome überwiegen, können sich die Patienten verhältnissmässig gesund fühlen und Jahre lang ihrem Beruf nachgehen.

Sobald aber die Herzsymptome in den Vordergrund getreten sind, wird der Zustand viel schlechter. Nun schreitet die Krankheit rasch vorwärts, und die Symptome der Herzinsufficienz, die Cheyne-Stokes'sche Athmung sowie ernsthaftere urämische Anfälle mit epileptiformen Symptomen oder die chronische Urämie mit schwachen Zuckungen in einzelnen Muskelgruppen deuten darauf hin, dass der Tod bald eintreten wird. In den meisten Fällen tritt der Tod auf Grund der Herzinsufficienz und Stauung ein; in einigen Fällen scheint die renale Insufficienz mit urämischer Intoxication den letalen Ausgang zu verursachen; nicht wenige dieser Patienten sterben an Hirnapoplexien.

Die symptomatische Gruppe V in meiner Casuistik umfasst solche Fälle, welche dieser Form der Arteriosklerose angehören.

Die Abgrenzung dieser Form gegen die cardiale ist keineswegs immer vollkommen scharf. Einige Fälle, welche in etwa gleich ausgeprägtem Grade Symptome von Seiten des Herzens und der Nieren darbieten, können ebensowohl zu der cardialen als der renalen Form hingeführt werden. Wird der Patient in einem nicht zu späten Stadium der Krankheit beobachtet, so pflegen indess die Differenzen ziemlich bedeutend zu sein; insbesondere wird die renale Form durch eine lange Periode charakterisirt, während welcher die Nierensymptome das wesentlichste, dagegen die Symptome von Seiten des Herzens nur unbedeutend sind.

4. Die cerebrale Form.

Diejenigen Patienten, welche diese Form der Arteriosklerose darbieten, sind im allgemeinen etwas älter: die meisten scheinen sich im Alter von 61—70 Jahren zu befinden. Liegt Syphilis als ätiologisches Moment vor, so erscheinen die cerebralen Symptome in der Regel in sehr jungen Jahren. Ein Patient in meiner Casuistik, bei welchem sich dieses ätiologische Moment wahrscheinlich vorfand, war nur 44 Jahre alt, als er von einer Hirnapoplexie getroffen wurde.

In ätiologischer Hinsicht scheint Alkohol eine nicht unwesentliche Rolle zu spielen; viele Patienten bieten nichts Bemerkenswerthes in ihrer Anamnese; sie sind in der Regel ziemlich alt.

Symptomatisch wird diese Form der Arteriosklerose durch das frühzeitige Auftreten der cerebralen Symptome charakterisirt. Die ersten Zeichen der Krankheit sind oft Schwindelanfälle, Ohrensausen, leichte Grade von Aphasie und Einschlafen des einen Armes oder Beines. Nach diesen Vorboten, nicht selten aber auch ohne dieselben, erscheint eine Hemiparese oder Hemiplegie. Ab und zu finden wir eine langsam verlaufende Abnahme aller geistigen Fähigkeiten, insbesondere des Gedächtnisses, so dass ein Zustand von mehr oder weniger ausgeprägter Demenz eintritt.

Die cerebralen Symptome sind indessen nicht immer die allerersten. Nicht selten sind cardiale oder renale Symptome eine kürzere oder längere Zeit beobachtet worden, bevor sich die cerebralen einstellten, die Patienten selber datiren aber ihre eigentliche Krankheit von dem Erscheinen der ernsthafteren Hirnsymptome.

Objectiv finden wir rechtsseitige, linksseitige oder bilaterale Hemiplegie, Hemianopsie, Aphasie u. s. w.; Netzhautblutungen, Retinitis, Chorioretinitis, Atrophie der Sehnerven, Beschränkung der Gesichtsfelder u. s. w.

Auch bei dieser Form spielen die cardialen Symptome eine wesentliche Rolle. Athemnoth, Herzvergrösserung, Klappenfehler, unregelmässige Herzthätigkeit, Asthma cardiale und Zeichen von chronischer Aortitis mit Dilatation der Aorta kommen ziemlich oft vor.

Veränderungen im Harn sind sehr gewöhnlich und erscheinen früh. Bei vielen Fällen sind die Symptome der Art, dass man eine chronische Nephritis diagnosticirt.

Der Verlauf dürfte ziemlich variirend sein: vor dem Erscheinen der cerebralen Symptome sind die Patienten, ihrem eigenen Dafürhalten nach, gesund gewesen; forscht man aber genauer nach, so wird das eine oder andere Symptom erwähnt, welches auf sklerotische Veränderungen hindeutet, die viel früher in dem einen oder anderen Organ erschienen. Die Krankenhauspatienten, welche wegen eines apoplektischen Anfalles aufgenommen werden, haben nicht selten schon früher solche Anfälle, den ersten vielleicht vor Jahren, gehabt.

Syphilitische Patienten mit cerebralen Symptomen, welche eine gründliche antisyphilitische Behandlung durchmachen, werden oft in bedeutendem Grade gebessert, die cerebralen Symptome können vollständig zurückgehen, um erst viele Jahre später wieder zu erscheinen. Auch entwickeln sich während dieser Zeit sklerotische Veränderungen in anderen Organen, wie z. B. im Herzen und in den Nieren; diese Veränderungen beherrschen nunmehr das Krankheitsbild.

Ziemlich oft erliegen die Patienten schon dem ersten apoplektischen Anfall oder dem bald darauf folgenden zweiten. In diesen Fällen dauert also die Krankheit nicht lange.

Der letale Ausgang kommt bei den meisten Fällen durch wiederholte apoplektische Insulte zu Stande, zuweilen ist der Tod von einer Herzinsufficienz oder einer renalen Insufficienz verursacht.

Die meisten unter meinen Fällen in der symptomatischen Gruppe VI gehören dieser Form der Arteriosklerose an.

5. Die präsklerotische Form, Arteriosklerose und Krebs.

Ausser diesen Formen der Arteriosklerose möchte ich noch eine fünfte aufstellen und würde sie als die präsklerotische Form bezeichnen, wenn es nicht unlogisch wäre, von einer Form der Arteriosklerose zu sprechen, bei welcher arteriosklerotische Veränderungen nicht nachgewiesen werden können und vielleicht gar nicht existiren. Nichtsdestoweniger bieten Fälle, welche man zu einer solchen Form hinführen könnte, ein sehr grosses klinisches Interesse dar. Die symptomatische Gruppe I meiner Casuistik enthält einige hierhergehörige Beispiele.

Diese Fälle sind durch den erhöhten arteriellen Druck charakterisirt. Die Bedeutung dieser Erscheinung kann entweder so aufgefasst werden, dass sich auf Grund des andauernd erhöhten Druckes arteriosklerotische Veränderungen entwickeln, oder auch in der Weise, dass derartige Veränderungen schon angefangen haben, sich innerhalb eines gewissen Gefässgebietes zu entwickeln, und im Begriff sind, sich zu verbreiten. In beiden Fällen stellt also das erwähnte Symptom ein sehr frühzeitig auftretendes Zeichen der Krankheit dar. Das Vorhandensein desselben lässt uns eine beginnende Arteriosklerose vermuthen und berechtigt uns, solche therapeutische Anordnungen zu treffen, welche hierbei der Erfahrung nach nützlich sind. Vielleicht kann hierdurch das Auftreten oder die Entwickelung der gefahrdrohenden Krankheit vermieden und also dem Patienten ein nicht unwesentlicher Dienst geleistet werden. Wissenschaftlich lässt sich dies allerdings nicht beweisen; indessen darf sich der praktische Arzt nicht dadurch abschrecken lassen, dem Patienten solche Veränderungen in der Lebensweise zu verordnen, oder ihm eine solche Behandlung vorzuschreiben, durch welche erfahrungsgemäss ernstere Symptome beseitigt oder hinausgeschoben werden können.

Bei den hierhergehörigen Fällen entwickeln sich unzweifelhaft früher oder später andere Symptome, welche es ermöglichen, dieselben in die eine oder andere der hier erwähnten klinischen Formen der Arteriosklerose einzureihen. Die präsklerotische Form stellt also nur eine Uebergangsform dar, welche indessen vielleicht die allermeisten arteriosklerotischen Patienten durchzumachen haben.

In meiner Casuistik kommt noch eine siebente Gruppe vor, welche Fälle von Arteriosklerose mit Krebs umfasst. Es ist schwer zu sagen, ob sich irgend welcher Zusammenhang zwischen diesen Krankheiten vorfindet. Unwahrscheinlich ist es indessen nicht, da ja Krebspatienten, insbesondere solche mit Symptomen von Cancer ventriculi, sehr oft ausgeprägte arteriosklerotische Veränderungen darbieten. Bei den meisten Fällen handelt es sich um ziemlich alte Individuen, bei welchen die Arterien stark sklerotisch verändert sind; dagegen findet man keine oder nur unbedeutende Symptome, welche auf viscerale Sklerosen hindeuten. Solche Fälle gehören daher im allgemeinen der senilen oder physiologischen Form der Arteriosklerose an.

Wenn sich ein Zusammenhang zwischen Arteriosklerose und Krebs vorfindet, so ist dieser wahrscheinlich ein ätiologischer. Beide entwickeln sich auf hereditärer Basis, sie kommen bei denselben Familien vor, deren einzelne Mitglieder entweder ausgeprägte viscerale Sklerose oder Krebs mit Sklerose in den oberflächlichen Arterien darbieten.

Mit dieser Gruppirung habe ich die Aufmerksamkeit auf ein durchaus nicht ungewöhnliches Zusammentreffen von pathologischen Processen lenken wollen, ohne jedoch über die nähere Ursache desselben etwas Bestimmtes aussagen zu wollen.

I. Die Prognose der Arteriosklerose.

Schon in der Einleitung habe ich bemerkt, dass die Arteriosklerose eine generelle und progressive Krankheit darstellt. Die sklerotischen Processe greifen allmählich das eine Gefässgebiet nach dem anderen an, die visceralen Sklerosen localisiren sich in immer zahlreicheren Organen. Die hervorgerufenen Veränderungen sind für die am höchsten organisirten Elemente der Organe destructiv. Parallel dem intensiven und extensiven Zuwachs der sklerotischen Veränderungen werden die klinischen Manifestationen derselben intensiver, und neue Symptome treten in dem Krankheitsbilde auf.

Sind viscerale Sklerosen mit Zerstörung der specifischen Elemente der Organe schon erschienen, so ist keine Wiederherstellung mehr möglich. Der eingetretene Defect bleibt definitiv bestehen, und der vom Körper erlittene Schaden ist von der physiologischen Bedeutung der zerstörten Elemente abhängig. Der progressive Charakter der Krankheit schliesst die Gefahr neuer Zerstörungen mit Verbreitung des Processes auf lebenswichtige Organe oder Organcomplexe ein, wenn nämlich diese nicht schon von Anfang an angegriffen waren. Im besten Fall kann die Entwickelung des Processes möglicher Weise gehemmt oder verzögert werden.

Die Krankheit ist also ihrer Natur nach unheilbar, und unsere therapeutischen Massnahmen können nicht die volle Integrität der zerstörten Elemente wieder herstellen. Höchstens können wir die Entwickelung der Krankheit einigermassen hemmen, entweder und vielleicht am sichersten durch Fernhalten schädlicher Einflüsse oder auch durch gewisse auf das Gefässsystem direct wirkende Arzneimittel.

Die Prognose ist also, insofern sie die Restitutio ad integrum betrifft, entschieden schlecht. Quoad Vitam ist sie aber bei verschiedenen Individuen von der verschiedenen Localisation der Erkrankung und von den verschiedenen ätiologischen Momenten abhängig und daher in hohem Grade verschieden.

Die von mir erwähnten 4 Formen der Arteriosklerose verhalten sich in prognostischer Hinsicht sehr verschieden.

Die günstigste Prognose giebt unzweifelhaft die senile oder physiologische Form.

Die dieser Form angehörigen Patienten sind im allgemeinen alt, zuweilen sehr alt; sie haben keine oder unbedeutende Beschwerden von ihrer Arteriosklerose. Dies ist davon bedingt, dass die Organe selber von dem pathologischen Process nur wenig angegriffen sind, indem dieser sich hauptsächlich in den grösseren und mittelgrossen Arterien localisirt hat.

In vielen Fällen erreicht der Patient die gewöhnliche Grenze des Lebens, zuweilen wird indess die Lebensdauer durch eine Hirnapoplexie etwas verkürzt.

Bedenklich sind alle intercurrenten Krankheiten, vor allem Bronchitiden und Pneumonien. Diese Krankheiten stellen an die Leistungsfähigkeit mehrerer Organe, insbesondere des Herzens und der Nieren, vermehrte Anforderungen. Da nun bei diesen alten arteriosklerotischen Patienten die Reservekraft der verschiedenen Organe nur gering ist, entsteht leicht eine functionelle Insufficienz. Cardiale oder renale Insufficienz stellt unter solchen Umständen eine gewöhnliche Todesursache dar.

Eine einigermassen günstige Prognose giebt insofern die renale Form, als die Patienten nach dem Auftreten der ersten Symptome noch mehrere Jahre lang am Leben bleiben können. Indess ist es bei den meisten Fällen schwierig, den wirklichen Anfang der Krankheit zu bestimmen. Die Veränderungen im Harn entwickeln sich langsam und schleichend. Anfangs geben sie sich nicht durch irgend welche hervortretenden Beschwerden zu erkennen, und in Folge dessen haben die Patienten lange gar keine Kenntniss vom Vorhandensein derselben. Oft wird die Albuminurie ganz zufällig entdeckt. — Ganz anders verhält es sich, wenn die cardialen Symptome erschienen sind. Nun bemerken die Patienten, dass sie krank sind, sie consultiren den Arzt, und bedeutende Veränderungen im Harn und im Herzen werden nachgewiesen. Von diesem Zeitpunkte an entwickelt sich die Krankheit schnell; die cardialen Symptome treten in den Vordergrund, und die Prognose wird entschieden ungünstig.

Die cerebrale Form der Arteriosklerose hat im allgemeinen schon von Anfang an eine ziemlich schlechte Prognose. Indess gilt dies nicht ganz unbedingt. Syphilitische Patienten, welche in relativ jungen Jahren von einer Hirnapoplexie getroffen werden, können durch zweckmässige Behandlung wiederhergestellt werden, und viele Jahre können verfliessen, bis neue Symptome von Seiten des Gefässsystemes erscheinen.

Viele Patienten mit Sklerose in den Hirngefässen erreichen ein ziemlich hohes Alter, bevor ernste Symptome, wie Hemiplegie, Gedächtnissschwäche, Aphasie u. s. w. auftreten. Die Folgen des ersten Anfalles gehen nicht selten mehr oder weniger vollständig zurück, und es dauert mehrere Jahre, bis sich neue Anfälle einstellen. In solcher Weise kann der Patient ein ziemlich hohes Alter erreichen; und man kann in solchen Fällen nicht sagen, dass die Lebensdauer durch die Krankheit in einem bedeutenderen Grade verkürzt worden ist.

Die schlechteste Prognose scheint mir die cardiale Form zu geben. Insbesondere ist die gleichzeitig stattfindende Localisation der sklerotischen Processe im Herzen und in dessen Gefässen einerseits, sowie in der Aorta ascendens und dem Arcus aortae andererseits bedenklich. Schon von Anfang an sind die Symptome ernst, sie stehen oft auf syphilitischem Grunde, und meiner Erfahrung nach zeichnen sich die Fälle, bei welchen dieses ätiologische Moment vorliegt, durch einen mehr als gewöhnlich schnellen Verlauf aus.

Dagegen scheinen die zu dieser Gruppe gehörigen Fälle, bei welchen Alkoholmissbrauch oder Heredität die ätiologischen Factoren darstellen, einen weniger schnellen Verlauf zu haben. Können die Alkoholiker dazu bewogen werden, den Alkoholconsum wesentlich zu beschränken oder vollkommen zu vermeiden, sowie sonst ihre diätetischen Verhältnisse in einer verständigen Weise zu ordnen, tritt nicht selten eine merkbare Besserung ein, und mehrere, ja vielleicht viele Jahre können verfliessen, bis der letale Ausgang eintrifft.

K. Die Behandlung der Arteriosklerose.

1. Prophylaktische Behandlung.

Um eine erfolgreiche prophylaktische Behandlung durchführen zu können, muss man die Ursachen der Krankheit genau kennen. In Betreff der Arteriosklerose kann man nicht behaupten, dass diese Voraussetzung vollständig zutrifft; es giebt indess vielerlei schädliche Einflüsse, welche die Entwickelung der sklerotischen Processe unzweifelhaft begünstigen, und der kundige und gewissenhafte Arzt kann ohne Zweifel oft werthvolle Rathschläge geben, welche, wenn sie befolgt werden, die Entwickelung der immer ernsthaften Krankheit aufheben oder verzögern können.

a. Geordnete diätetische und hygienische Verhältnisse

spielen bei der prophylaktischen Behandlung unzweifelhaft eine sehr wichtige Rolle. Schädlich sind alle Uebertreibungen sowohl in qualitativer, als auch in quantitativer Hinsicht betreffend die Diät. Hervorragende Autoren warnen entschieden vor einer zu grossen Menge von stickstoffhaltigen Nahrungsmitteln in der Kost: eine zu intensive Fleischdiät wirkt auf die Dauer auf das Gefässsystem erregend ein und begünstigt die Entwickelung der Arteriosklerose. Dieselbe Gefahr bringt vielleicht auch die entgegengesetzte Uebertreibung, d. h. die vegetarianische Diät. Die gewöhnliche Kost mit eiweiss-, fett- und kohlehydrathaltigen Nahrungsmitteln in geeigneter Mischung ist für den Menschen ohne Zweifel am vortheilhaftesten. Auch eine zu grosse Quantität der Kost wirkt schädlich ein, die Menge muss also so abgepasst sein, dass sich der normale Ernährungszustand des erwachsenen Körpers lange Zeit hindurch unverändert hält.

Alkoholhaltige Getränke dürfen nur in äusserst mässiger Menge genossen werden. Dass der Alkoholmissbrauch die Arteriosklerose hervorruft, ist über allen Zweifel erhaben. Hierbei dürfte der reine Alkoholismus kaum die wichtigste Rolle spielen: der wirkliche Säufer, welcher sich mit Branntwein, Cognac, Whisky oder anderen stark alkoholhaltigen Getränken berauscht, bekommt in der Regel sehr verschiedene Manifestationen des Alkoholismus wie chronische Gastritis, Lebercirrhose, Alkoholtremor, Nevriten, Delirium tremens und Psychosen.

Der tägliche, innerhalb mässiger Grenzen beschränkte Alkoholmissbrauch in Form von Schnaps zu den Mahlzeiten, mehrerer Seidel Bier, Wein in grösserer Menge zu jeder Mahlzeit und zwischen denselben auch im Laufe des Tages hat für die Entwickelung der Arteriosklerose eine viel grössere Bedeutung. Ist dieser Genuss von Alkohol mit üppigen Mahlzeiten verbunden, so wird die Einwirkung auf das Gefässsystem um so verderblicher. In dieser Weise missbrauchen die reichen und wohlhabenden Classen der Gesellschaft Alkohol, ohne eine Ahnung davon zu haben — „ils font l'alcoolisme sans le savoir" (Huchard).

Wenn man einem Patienten mit solchen Gewohnheiten die Ansicht ausspricht, dass er seinen Alkoholconsum in einem hohen Grade beschränken muss, wenn nicht innerhalb einer kürzeren oder längeren Zeit seine Gesundheit in bedeutende Gefahr kommen soll, so wird er in der Regel sehr erstaunt sein, da er seinem eigenen Dafürhalten nach immer ein sehr solides Leben geführt hat. Gelingt es aber, ihn von der drohenden Gefahr zu überzeugen und zur Enthaltsamkeit zu bewegen, hat man meiner Ansicht und, wie ich zu behaupten wage, meiner Erfahrung nach, ihm einen bedeutenden Dienst geleistet.

Inwiefern man von rein wissenschaftlichem Gesichtspunkte aus dazu berechtigt ist, wegen der Gefahr einer später erscheinenden Arteriosklerose einem gesunden Individuum den täglichen Genuss von minimalen Alkoholmengen zu verbieten, will ich dahingestellt sein lassen; ein Glas Bier oder ein Glas leichten Bordeaux- oder Rheinweins mit oder ohne Wasser zum Mittagsessen dürfte indess bedeutungslos sein.

Im Zusammenhang mit der Diät will ich auch die Fettleibigkeit kurz besprechen. Es ist möglich, dass eine zu starke Fettleibigkeit die Entwickelung der Arteriosklerose begünstigt, am wahrscheinlichsten dürfte es aber sein, dass dieselben Ursachen, welche die Fettleibigkeit bedingen, wie Unmässigkeit im Essen und Trinken oder zu geringe körperliche Bewegung, auch die Arteriosklerose hervorrufen. Sei es hiermit wie es will, so wirft sich dem Arzte jedenfalls die Frage auf, soll man dem Patienten eine Abmagerungskur empfehlen, und wie ist eine solche Kur durchzuführen? Es ist ohne Zweifel für den Patienten vortheilhaft, wenn er sich von der überflüssigen Fettleibigkeit befreien kann, dies muss aber langsam stattfinden und zwar ohne dass die Körperkräfte dabei herabgesetzt werden. In den meisten Fällen dürfte es vollkommen genügen, die Diät des Patienten nach den soeben dargestellten Grundsätzen zu ordnen und ihm genügende Körperbewegungen vorzuschreiben, denn hierdurch werden die Ursachen der Fettleibigkeit beseitigt. In dieser einfachen Weise ist es mir mehrmals gelungen, eine Abnahme des Körpergewichtes um 6—8—10 kg in 2—3 Monaten zu erzielen, ohne dass der Patient dabei die geringsten Unannehmlichkeiten verspürte, sondern sich im Gegentheil in jeder Hinsicht gesund gefühlt hat. Ich kann es nicht unterlassen, hier eine Warnung vor den zu schnell wirkenden Abmagerungskuren auszusprechen, vor allem gegen solche, welche eine strenge Fleischdiät und eine bedeutende Beschränkung der Wasserzufuhr vorschreiben. Es scheint zur Zeit sehr modern zu sein, flüssige Nahrung, ja sogar Wasser bei den Mahlzeiten zu untersagen. Ohne Zweifel tritt unter solchen Verhältnissen eine bedeutende Abmagerung sehr bald ein, zu gleicher Zeit werden aber die Körperkräfte herabgesetzt, und zahlreiche neurasthenische Symptome pflegen zu erscheinen. Ganz besonders bei Individuen, bei welchen mehr oder weniger ausgeprägte arteriosklerotische Symptome haben nachgewiesen werden können, zeigt eine solche Hunger- und Durstkur, wie diese Behandlung mit Recht bezeichnet werden kann, ihre schädlichen Wirkungen. Ich habe oft die Gelegenheit gehabt, Patienten zu beobachten, welche sich vor einer solchen Kur ganz gut befanden, um nach derselben intensive neurasthenische Symptome, bedeutende Kraftlosigkeit, ja sogar beginnende Symptome von Herzinsufficienz darzubieten. Es ist mir auch so vorgekommen, als ob die Sklerose selbst unter solchen Umständen schnelle Fortschritte gemacht habe.

Für die normale Entwickelung und die Gesundheit des menschlichen Körpers sind geeignete Körperbewegungen absolut nothwendig. In jüngeren Jahren können auch ganz beträchtliche Anstrengungen ohne Schaden vertragen werden; Individuen, welche ihr 40. Lebensjahr überschritten haben, müssen aber in dieser Hinsicht sehr vorsichtig sein, vor allem wenn ihr Beruf nicht derartig gewesen ist, dass ihre Muskeln seit der Jugendzeit ununterbrochen geübt worden sind.

Mit Genugthuung begrüssen wir Aerzte das lebhafte Interesse, mit welchem sowohl die männliche als auch die weibliche Jugend in unserem Lande während der letzten Jahre alle Arten von Körperbewegungen ergriffen hat. Eine stärkere und mehr harmonische körperliche Entwickelung und eine grössere Widerstandskraft gegen zahlreiche schädliche Einflüsse wird hierdurch ohne jeden Zweifel gewonnen. Uebertreibungen können aber indessen hier und da beobachtet werden und vermindern unsere Befriedigung. Es stellen die Wettstreite mit der intensiven Anstrengung und der vorhergehenden Trainirung einen in sanitärer Hinsicht dunklen Punkt des modernen Sportwesens dar.

Die maximale Muskelanstrengung, welche bei Trainirung und Wettkampf stattfindet, ruft einen überaus gesteigerten Druck im arteriellen System hervor; kommt eine solche Drucksteigerung oft und während einer langen Zeit vor, so stellt sie ein für die Entwickelung der Arteriosklerose günstiges Moment dar. Die durch eine maximale Muskelanstrengung hervorgerufene Drucksteigerung kann aber eine so beträchtliche werden, dass das Herz in bedeutendem Grade dilatirt und die Herzthätigkeit insufficient wird und Albuminurie erscheint. Unter solchen Verhältnissen wird der Druck in den Körperarterien abnorm niedrig, der Puls äusserst frequent und weich, fast fadenförmig, oft unregelmässig; die Athmungsfrequenz kann bis auf 48 bis 60 pro Minute ansteigen, Lippen und Gesicht werden cyanotisch, und der Allgemeinzustand des Patienten nähert sich dem Collaps. In dieser Weise hat Albu[1] das Befinden der Radfahrer nach successiv forcirter Fahrt geschildert, und diese Darstellung gilt ohne Zweifel auch für andere Formen von Wettkampf.

Das entgegengesetzte Extrem, eine zu grosse Bequemlichkeit und eine stillsitzende Lebensweise, muss vom Arzt aufs entschiedenste bekämpft werden. Schon bei der Darstellung der Aetiologie habe ich bemerkt, dass hierdurch eine abdominale Plethora geschaffen wird. Frauen im klimakterischen Alter, welche den vermögenderen Classen der Gesellschaft angehören, sind oft in hohem Grade fast jeder körperlichen Bewegung abgeneigt: die Folge davon ist eine bedeutendere Fettleibigkeit; durch diese wird die Unbeweglichkeit der betreffenden Individuen noch mehr gesteigert, und es ist eine bedeutende Energie von Nöthen, um den so entstandenen Circulus vitiosus zu zerreissen. In der Regel dauert es nicht lange, bis Herzsymptome erscheinen, und Symptome werden nicht selten beobachtet, welche auf einen erhöhten arteriellen Druck und anfangende Arteriosklerose hindeuten. Hier kann der Arzt in vielen Fällen eine nicht gering zu schätzende prophylaktische Behandlung anordnen. Kann man die Patienten dazu bringen, zweckmässige Körperbewegungen auszuführen, entweder in Form von selbstständiger Bewegung im Freien oder als gymnastischer Uebungen, so entgehen diese ganz sicher zahlreichen Beschwerden und wirklichen Leiden.

Also muss jedes Uebermaass sowohl im Essen und Trinken als auch in Betreff der Körperbewegungen im alltäglichen Leben vermieden werden. Ein einmaliger Excess bedeutet ohne Zweifel viel weniger, als eine wenn auch nur sehr geringe Ueberschreitung der Grenze des Erlaubten, falls sie während einer längeren Zeit täglich wiederholt wird.

Wohnung und Klima spielen möglicher Weise beim Entstehen der Arteriosklerose eine gewisse Rolle. Es hat sich herausgestellt, dass

[1] Albu, *Berliner klin. Wochenschrift.* 1897. S. 208.

Symptome von chronischem Rheumatismus in der Anamnese arteriosklerotischer Patienten ziemlich oft vorkommen; feuchte Wohnungen sowie ein kaltes und feuchtes Klima sind aber von Alters her als ätiologische Momente für den chronischen Rheumatismus aufgefasst worden. Dass ein solcher Zusammenhang bei einigen Fällen wirklich existirt, dürfte unzweifelhaft sein; bei anderen Fällen sind aber die rheumatischen Symptome und die Arteriosklerose alle beide verschiedene und zeitlich nacheinander erscheinende Manifestationen einer gemeinsamen Ursache, welche, wie bekannt, von den französischen Autoren als arthritische Diathese bezeichnet wird. Wie dem auch sei, so sind natürlich trockene, gut ventilirte und warme Wohnungen immer zu empfehlen.

In Bezug auf das Klima ist nicht viel zu sagen. Kann eine Person, welche auf Grund von Heredität oder anderen Umständen für die Arteriosklerose deutlich prädisponirt ist, ein kaltes, windiges und feuchtes Klima gegen ein wärmeres und trockeneres vertauschen, so ist dies natürlich wünschenswerth. Selten dürfte aber ein Arzt sich dazu verpflichtet fühlen, einen solchen Rath zu geben, und noch seltener dürfte ein solcher Rath befolgt werden.

b. Syphilitische Infection.

Die Syphilis spielt meiner bestimmten Ueberzeugung nach beim Entstehen der Arteriosklerose eine überaus wichtige Rolle. Die Manifestationen von Seiten der Aorta, der Aortenklappen und der Aortenmündung, sowie des Herzens selbst, also die chronische Aortitis, die Aorteninsufficienz und -stenose, sowie die eigentliche Cardiosklerose entwickeln sich, wie es mir scheint, sehr oft auf syphilitischer Basis. Inwiefern eine gleich nach der Infection kunstgerecht durchgemachte antisyphilitische Behandlung es vermag, der in der Regel viele Jahre später eintretenden Gefahr der Arteriosklerose vollständig vorzubeugen oder dieselbe mehr oder weniger hinauszuschieben, dürfte noch nicht entschieden werden können. Meiner Erfahrung nach kommt die Arteriosklerose, wie aus der oben mitgetheilten Casuistik hervorgeht, sowohl bei solchen Patienten vor, welche Jahre lang vollständig behandelt wurden, als auch bei solchen, welche nur eine unvollständige oder gar keine Behandlung erlitten. Nach der bis jetzt gewonnenen Erfahrung zu urtheilen, dürfte die Arteriosklerose als eine entfernte Folge der syphilitischen Infection der Tabes gewissermaassen gleichzustellen sein, obgleich sich letztere Krankheit, wie es scheint, fast ausschliesslich bei vorher syphilitischen Patienten entwickelt, während die Arteriosklerose ganz gewiss auch andere Ursachen hat.

Der praktische Arzt ist vor die Frage gestellt, ob eine vorher syphilitisch inficirte Person wegen einer eventuell möglichen Arteriosklerose in prophylaktischer Hinsicht antisyphilitisch behandelt werden soll, oder ob bei schon vorhandenen arteriosklerotischen Symptomen eine derartige Behandlung in therapeutischer Hinsicht eingeschlagen werden soll. In beiden Fällen wird diese Frage, wie es scheint, bejahend zu beantworten sein; es ist indess schwierig, aus der bis jetzt gewonnenen Erfahrung bestimmte Beweise für die Berechtigung eines solchen Verfahrens zu bringen. Vom prophylaktischen Gesichtspunkte aus habe ich keine solche Behandlung vorgeschrieben, und in therapeutischer Hinsicht habe ich bis in die letzte Zeit hinein nur Jodkalium benutzt. Es scheint mir, dass dieses Mittel allerdings insofern einen bemerkenswerthen Nutzen gehabt hat, als einige Symptome dadurch leichter geworden sind; eine eigentliche Kur in dem Sinne, dass die sklerotischen Veränderungen rückgängig geworden wären, hat sich natürlich dadurch nicht erzielen lassen. Eine Quecksilberbehandlung habe ich gewöhnlich nicht vorgeschrieben, weil die Veränderungen in der Regel so weit fortgeschritten waren, dass es ganz aussichtslos erschien, sie zum Verschwinden bringen zu können. In der letzten Zeit jedoch habe ich einige Patienten, die nur leichte Herzsymptome, insbesondere Andeutungen von Angina pectoris darboten, mit Quecksilbereinreibungen behandelt. Die anginösen Schmerzen wurden dadurch wenigstens zeitweise beseitigt. Uebrigens ist es wohl bekannt, dass die Tabes durch eine antisyphilitische Behandlung nur sehr wenig beeinflusst wird, und dasselbe dürfte auch mit der vollständig ausgebildeten Arteriosklerose der Fall sein. In beiden Fällen stellt aber eine gründliche Behandlung der Infection gewissermaassen ein prophylaktisches Mittel und während der allerfrühesten Stadien der Folgekrankheiten vielleicht sogar ein therapeutisches Mittel dar.

2. Die Behandlung der früheren Stadien.

Die Massnahmen, welche in prophylaktischer Hinsicht anzuwenden sind und eben erörtert wurden, müssen natürlich auch bei schon eingetretener Krankheit berücksichtigt werden. Im grossen und ganzen kann man sagen, dass die diätetischen und hygienischen Verhältnisse des Patienten während seiner ganzen Lebensdauer in Uebereinstimmung mit den oben ausgesprochenen Grundsätzen geordnet werden müssen.

Während der früheren Stadien der Arteriosklerose sind folgende Indicationen die wichtigsten:

den erhöhten arteriellen Druck zu bekämpfen;

schon eingetretene Sklerosen zu behandeln.

Dass die Erfüllung der ersten Indication sehr bedeutungsvoll ist, geht daraus hervor, dass die Beseitigung der Drucksteigerung die Entwickelung der anatomischen Veränderungen im Herzen und im Gefässsystem wahrscheinlich verzögert; ausserdem sind unsere therapeutischen Ressourcen in dieser Hinsicht ziemlich kräftig.

Während des hier zu berücksichtigenden Stadiums der Krankheit finden sich die Circulationshindernisse nicht im Herzen selbst, sondern in der Peripherie vor. Durch die Verengerung der peripheren Gefässe wird der Druck in der Aorta und den grösseren Arterien gesteigert und zu gleicher Zeit die Circulation in den Capillaren verlangsamt. Durch Erweiterung der peripheren Arterien muss also der Abfluss durch die Capillaren gesteigert, sowie der Druck in der Aorta und den grösseren Arterien herabgesetzt werden; hierdurch wird die Arbeit des Herzens in beträchtlichem Grade erleichtert.

Um dies zu erzielen, stehen uns mehrere Mittel zu Gebote.

a. Gymnastik und Massage.

Die schwedische Heilgymnastik, sowohl die mechanische, als auch die manuelle, besitzt zahlreiche Hilfsmittel, um die periphere Circulation und das Herz günstig zu beeinflussen. Diese in der Therapie anwendbaren Einwirkungen sind von G. Zander,[1] Nebel,[2] Lagrange,[3] Heiligenthal,[4] Wide,[5] Hasebroek[6] und Anderen im Detail dargestellt worden. Es ist nicht hier der Ort, die Wirkungen der Gymnastik näher zu erörtern, und ich will nur einige Grundsätze hervorheben, welche für die Auffassung von der Art und Weise, wie die Gymnastik auf die Circulation einwirkt, bedeutungsvoll sind. Unter Mitwirkung der Sehnen, Fascien und Venenklappen bringen passive Bewegungen durch Ansaugung und Druck auf das venöse Blut eine stärkere Blutströmung von der Peripherie nach dem Herzen zu Stande. Active, fast widerstandslose Bewegungen wirken in derselben Weise ein; dazu kommt, dass bei diesen Bewegungen die Muskelvenen synchronisch mit der Contraction und Erschlaffung der Muskeln verengt bezw. er-

[1] G. Zander, *Nord. med. Arkiv.* 1872. Nr. 9.

[2] Nebel, *Bewegungskuren mittelst schwedischer Heilgymnastik und Massage.* Wiesbaden 1889.

[3] Lagrange, *La médication par l'exercice.* Paris 1894.

[4] Heiligenthal, *Ueber die Behandlung von Herzkrankheiten durch medico-mechanische Zander-Gymnastik.* Stockholm 1894.

[5] A. Wide, *Handbuch der medicinischen Gymnastik.* Wiesbaden 1897.

[6] Hasebroek, *Ueber Krankheiten des Herzens und deren Behandlung mittelst Heilgymnastik und Massage.* Leipzig 1896.

weitert werden, sowie dass die active Muskelcontraction mit einer activen Dilatation der Muskelarterien verbunden ist — also noch zwei für die periphere Circulation günstige Momente. Dass der arbeitende Muskel eine beträchtlich grössere Blutzufuhr bekommt als der ruhende, ist schon längst bekannt, ebenso, dass umwechselnde Contraction und Erschlaffung des Muskels unter Vermittelung der Venenklappen das Blut aus dem arteriellen in das venöse System hinaufpumpen. Die Circulation wird also sowohl durch passive als auch, und zwar in einem noch höheren Grade, durch schwache active Muskelbewegungen wesentlich begünstigt, ohne dass dabei grössere Ansprüche an das Herz gestellt zu werden brauchen. Man ist daher berechtigt, zu sagen, dass die Gymnastik, indem sie sich dieser Bewegungen bedient, wie ein peripheres Herz wirkt.

In analoger Weise wirkt auch die Massage passiv dadurch, dass sie das Blut aus dem arteriellen System in das venöse überführt, und reflectorisch dadurch, dass sie die feineren Arterien erweitert.

Die gewöhnlichen Körperbewegungen wie Spazierengehen, Reiten, Schlittschuhfahren und Radfahren haben ganz dieselbe Wirkung — vorausgesetzt, dass sie ohne nennenswerthe Anstrengung ausgeführt werden. Hierher gehört auch die Oertel'sche[1] Terrainkur, welche seiner Zeit ein so grosses Aufsehen erregte und vielfach angewandt wurde. Die Schwäche der Methode liegt darin, dass sich die Patienten leicht anstrengen, eine Gefahr, die Oertel selber, wie es scheint, nicht genügend beachtet hat. Der Vorzug der gymnastischen Bewegungen liegt in ihrer methodischen Anwendung und sorgfältigen Dosirung.

Ganz anders wirken die Muskelbewegungen ein, wenn sie mit Anstrengung verbunden sind: die Respiration wird verändert, Dyspnoe entsteht, die peripheren Gefässe ziehen sich zusammen, der arterielle Druck steigt in bemerkenswerthem Grade an, und das Herz, dem jetzt eine vermehrte Arbeit obliegt, muss eine stärkere Energie entwickeln. Wird die Anstrengung im Uebermass fortgesetzt, so entstehen Herzdilatation und Herzinsufficienz. Ein und derselbe Factor, die Muskelbewegung, kann also, je nach der Dosis, günstig oder ungünstig einwirken. Die Bedeutung einer richtigen Dosirung ist auffallend.

b. Balneotherapie.

Die Erfahrung hat ergeben, dass gewisse Bäder den Kreislauf günstig beeinflussen. Ein grosses und, wie ich glaube, in vielen

[1] Oertel, *Therapie der Kreislaufsstörungen.* Leipzig 1884.

Fällen berechtigtes Ansehen hat Nauheim durch die berühmten, in verschiedener Weise auch künstlich dargestellten, Kohlensäurebäder gewonnen. Eine befriedigende Erklärung in Betreff der Wirkungsweise dieser Badeform ist noch nicht erzielt worden. Die Hauptsache scheint indess in der reizenden Einwirkung der Kohlensäure auf die Haut und in der dadurch bewirkten Dilatation der Hautgefässe zu liegen. Wenn man in ein Kohlensäurebad hineinsteigt, wird die Haut augenblicklich von unzähligen kleinen Kohlensäurebläschen beschlagen, und man empfindet auf der ganzen Haut überall ein Stechen und Kribbeln. Hat man eine Zeit lang im Bad gelegen, so ist die Haut stark geröthet, und man fühlt keine nennenswerthe Kälte mehr, obgleich die Bäder bei einer ziemlich niedrigen Temperatur verabfolgt werden. Dass die starke Hyperämie im ausgebreiteten Gefässgebiet der Haut den arteriellen Druck in bemerkenswerthem Grade herabsetzen muss, scheint mir ganz unzweifelhaft, und gerade diese Wirkung wollen wir bei arteriosklerotischen Patienten mit erhöhtem arteriellen Druck ausnutzen.

Gewöhnliche warme Bäder sowie warme salzige Bäder rufen ebenfalls eine Gefässerweiterung in der Haut hervor, indess lange nicht in demselben Grade wie das Nauheimer Bad. Auch sie können als druckerniedrigend und circulationsbefördernd empfohlen werden, und zwar besonders, wenn sie mit Massage des ganzen Körpers verbunden sind.

Das kalte Bad dürfte arteriosklerotischen Patienten, in vorgeschritteneren Stadien wenigstens, kaum zu empfehlen sein. Die starke Contraction der Hautgefässe, welche im ersten Augenblick eintritt, kann eine schädliche Drucksteigerung erzeugen. Später erweitern sich allerdings dieselben Gefässe, und diese günstige Wirkung können Patienten in früheren Stadien der Krankheit möglicherweise ausnützen, ohne durch die vorausgehende Gefässcontraction irgend welchen nennenswerthen Schaden zu leiden.

Jedenfalls ist hierbei grosse Vorsicht zu beobachten; die Patienten müssen unter der Controlle eines erfahrenen Badearztes stehen. Deswegen darf eine Badekur nicht zu Hause durchgeführt werden, sondern am besten in einem Badeort, woselbst auch die hygienischen und diätetischen Verhältnisse günstig sind und der Patient von seiner täglichen Arbeit befreit ist.

Wenn die erwähnten drei Kurmittel: Gymnastik, Massage und Bäder in einer zweckentsprechenden Weise combinirt werden — wie dies ja in vielen der schwedischen Badeorte nunmehr geschieht — so scheint es mir, dass hierdurch eine erfolgreiche Behandlung der früheren Stadien der Arteriosklerose bewirkt werden kann.

c. Medicamentöse Behandlung.

α. Trinitrin oder Nitroglycerin

wird von Huchard als ein gefässerweiterndes Mittel empfohlen.[1] Er benutzt eine Alkohollösung, 1 Theil Trinitrin und 100 Theile Spiritus. Von diesen schreibt er 2—4 Tropfen Morgens und Abends an 10—15 Tagen innerhalb eines Monats vor. Nach dem Normaltropfenzähler enthalten 6 Tropfen dieser Lösung etwa 1 mg Nitroglycerin. Auch Th. Schott[2] schreibt dem Nitroglycerin gefässerweiternde Eigenschaften zu. Besonders bei angiospastischer Angina pectoris soll es eine sehr günstige Wirkung haben, und es wird daher vorzugsweise bei diesem Symptomencomplex von Schott empfohlen. Er verordnet es folgendermassen:

Rcp.	Nitroglycerini	0·20 g
	Tinct. Capsici	2·50 g
	Spirit. rectificatiss.	
	Aquae Menthae pip. ana	12·50 g

MDS. 2—5—10 Tropfen laut Vorschrift.

Etwa 5 Tropfen dieser Lösung enthalten 1 mg Nitroglycerin.

Schott bemerkt, dass die Wirkung nie mit Sicherheit vorhergesagt werden kann, denn sie ist immer individuell. Es zeigt sich indess bald, ob das Mittel indicirt ist oder nicht. Wenn schon eine geringe Dosis toxische Erscheinungen, wie Erbrechen, Schwindel, Ohnmacht u. s. w. hervorruft, soll man auf die Anwendung des Mittels verzichten. Wird das Mittel aber gut vertragen, so ist seine Wirkung sehr schnell und kräftig. Oft verfliesst kaum eine Minute, bis der Herzkrampf abnimmt, und binnen 2—3 Minuten entwickelt es seine volle Wirkung. Man muss mit sehr geringen Dosen anfangen; oft genügt schon ein einziger Tropfen der oben angegebenen Lösung; in der Regel ist indess eine stärkere Dosis erforderlich. Nach einiger Zeit müssen stärkere Dosen benutzt werden.

In vielen Fällen wirkt nur eine grössere Initialdosis. Schott hat Patienten beobachtet, welche auf einmal bis 30 Tropfen einer Lösung eingenommen, die 2 bis 3 mal soviel Nitroglycerin als die hier oben angeführte enthielt, und im Laufe des Tages diese Dosis mehrere Male wiederholt haben, ohne davon irgend welchen Schaden zu leiden.

---

[1] Huchard, *Bull. gén. de thérapeutique.* August und September 1892. — *Maladies du coeur.* Paris 1893. S. 379.

[2] Schott, *Therapeut. Monatshefte.* 1896. S. 139.

Auch Tabletten, welche je 0·5 oder 1·0^{mg} Nitroglycerin enthalten, werden benutzt.

Im Seraphimerlazareth habe ich bei einigen Fällen während einer längeren Zeit die Huchard'sche Spirituslösung benutzt, ohne jedoch irgend welche auffällige Wirkung davon zu beobachten.

β. Amylnitrit

hat ebenfalls eine gefässerweiternde Wirkung, und zwar werden durch dieses Mittel hauptsächlich die Arterien des Halses und des Kopfes erweitert. Die Wirkung geht schnell vorüber, und das Mittel wird fast ausschliesslich bei Anfällen von Angina pectoris benutzt. Die Dosis beträgt 2—3 Tropfen zur Einathmung.

γ. Jodkalium, Jodnatrium.

G. Sée veröffentlichte im Jahre 1889 im Verein mit Lapicque eine Versuchsreihe über die Einwirkung der Jodverbindungen auf den Kreislauf.[1] Sowohl Jodkalium als Jodnatrium senken den Blutdruck und beschleunigen die Herzthätigkeit. Das Jodkalium hat ausserdem eine entgegengesetzte Wirkung: es steigert zuerst den Blutdruck und verlangsamt die Herzthätigkeit; erst darnach sinkt der Blutdruck, und die Pulsfrequenz nimmt zu. Diese Erscheinung kann 1—2 Stunden fortdauern und verschwindet langsam. Schon vorher hatte Huchard im Verein mit Eloy gezeigt, dass man mit grossen Dosen, 0·5^{gm} pro Kilogramm Körpergewicht, beim Kaninchen den Druck um 10 bis 19 bis sogar 41^{mm} Hg erniedrigen konnte.[2]

Aus diesen Versuchen geht also hervor, dass Jodkalium und Jodnatrium bei Erkrankungen mit erhöhtem arteriellen Druck indicirt sein dürften. Die klinische Erfahrung geht, nach den Untersuchungen von Huchard und G. Sée, in derselben Richtung. Unter gewöhnlichen Umständen ist das Jodnatrium vorzuziehen, theils weil es nicht, wie das Jodkalium eine initiale Drucksteigerung bewirkt, theils weil es vom Magen besser vertragen wird. Findet sich Syphilis in der Anamnese vor, so muss man Jodkalium benutzen. Die Behandlung muss lange fortgesetzt werden. Huchard empfiehlt, bei den früheren Stadien der Arteriosklerose während 20 Tagen schwache Dosen von Jodnatrium, 10—30^{cg} täglich, zu geben; für die übrigen 10 Tage des Monats kann man nach den vorher gegebenen Regeln das Trinitrin verordnen. Das Jodnatrium wird am besten in einer Tasse Milch genossen, und man setzt damit wenigstens 1 Jahr lang fort.

[1] G. Sée, *Traité des maladies du coeur.* Paris 1893. Bd. II, S. 93.

[2] Huchard, *Bull. gén. de thérapeutique.* Août et septembre 1892.

Auch Jodstrontium und Jodcalcium haben ähnliche, obgleich schwächere Wirkungen. Jodcalcium wird Patienten mit Digestionsstörungen empfohlen.

Um die zweite Indication zu erfüllen und also schon eingetretene arteriosklerotische Veränderungen zu bekämpfen, werden ebenfalls die Jodverbindungen, insbesondere Jodkalium und Jodnatrium empfohlen. Die Dosen müssen dann etwas stärker sein — 2—3^g täglich —, aber im übrigen nach den soeben dargestellten Regeln administrirt werden.

Ist es möglich, mittelst der Jodbehandlung schon eingetretene anatomische Veränderungen rückgängig zu machen? Huchard beantwortet diese Frage unbedingt bejahend und theilt als Beweis für diese Ansicht 4 Fälle mit chronischer Aortitis und Aorteninsufficienz, Aortendilatation und anginösen Symptomen mit. Bei 3 Fällen verschwand das diastolische Geräusch über der Aortenmündung, bei dem vierten wurde es wesentlich schwächer; bei einem Falle ging die Aortendilatation zurück, und bei 2 Fällen hörten die Anfälle von Angina pectoris auf.[1]

G. Sée betrachtet die Jodverbindungen nicht als Heilmittel gegen die arteriosklerotischen und atheromatösen Veränderungen, sondern als die besten Regulatoren der peripheren Circulation. In der That sieht man, sagt er, die von der Arteriosklerose bewirkten Störungen in einer merkwürdigen Weise zurückgehen, ja sogar verschwinden; die sklerotischen Arterien bleiben aber rigid, indurirt und atheromatös. Bei der Section findet man die Veränderungen wieder, auch wenn die Patienten seit einer längeren oder kürzeren Zeit eine ungewöhnliche Erleichterung ihrer Beschwerden gehabt haben.[2]

Meine eigene Erfahrung, betreffend die Wirkung der Jodbehandlung bei der Arteriosklerose, stimmt im grossen und ganzen mit derjenigen von G. Sée überein. Ich habe bei ziemlich vielen Fällen Jodnatrium und Jodkalium consequent und während einer längeren Zeit angewendet, letzteres allein bei syphilitischen Patienten, und manchmal sind die schweren Symptome, wie Athemnoth und anginöse Schmerzen, in hohem Grade erleichtert worden. Als Beispiele aus meiner Carnistik erlaube ich mir auf die Fälle 48 und 74 hinzuweisen.

In Fall 48, welcher einen 47 jährigen Gastwirth betrifft, der Alkohol missbraucht hatte, verschwanden die stenocardischen Anfälle bei der Behandlung mit Jodnatrium für eine längere Zeit, sie erschienen aber später wieder. Die objectiven Symptome wurden nicht verändert.

[1] Huchard, a. a. O.

[2] G. Sée, a. a. O., S. 102.

Bei Fall 74, einer 65 jährigen Wittwe, stellte die Athemnoth das am meisten hervorragende Symptom dar; diese wurde höchst wesentlich erleichtert, und die Patientin konnte sich unschwer bewegen. Die Verbesserung bestand noch $3^1/_2$ Jahre nach dem Anfang der Behandlung.

3. Behandlung der Herzinsufficienz.

Als Herzinsufficienz bezeichnen wir den Zustand, wenn die Herzkraft nicht genügt, um die Circulation in normaler Weise zu unterhalten. Insufficienz kann in dreierlei Weise eintreten: theils dadurch, dass der periphere Widerstand in einem so hohen Grade gesteigert wird, dass er für die Leistungsfähigkeit des Herzens zu gross wird und eine Herzerweiterung hervorruft, theils dadurch, dass pathologische Veränderungen im Herzmuskel selbst dessen Leistungsfähigkeit wesentlich herabsetzen, theils endlich durch diese beiden Momente zusammen. Beispiele der ersten Form finden wir bei heftigen und anhaltenden körperlichen Anstrengungen, der anderen Form bei myocarditischen und degenerativen Veränderungen im Herzfleische, und der dritten Form bei der Arteriosklerose. Die arteriosklerotischen Veränderungen localisiren sich sowohl in den peripheren Gefässen, wodurch die Ansprüche auf das Herz gesteigert werden, als auch in der Herzmusculatur selbst, wodurch die Leistungsfähigkeit des Herzens herabgesetzt wird. Hieraus geht hervor, wie leicht arteriosklerotische Patienten Symptome von Herzinsufficienz darbieten müssen. In der That begegnen uns fast in jedem Stadium der Krankheit Symptome, welche auf eine absolute oder relative Herzschwäche hindeuten. Es ist aber natürlich, dass die Herzinsufficienz in den späteren Stadien der Krankheit am häufigsten vorkommen und dann in den meisten Fällen ihr Gepräge auf das Krankheitsbild drücken muss. Auch in früheren Stadien der Krankheit können indess Symptome von Herzinsufficienz erscheinen. Dies bedeutet, dass die Herzschwäche vorübergehend sein kann, dass wir also keineswegs immer diesen Symptomencomplex als das Endstadium der Krankheit auffassen dürfen. Die Herzinsufficienz ist nicht mit Nothwendigkeit der Ausgang, da viele Patienten sterben, ohne Zeichen davon dargeboten zu haben, da sie für eine lange Zeit oder definitiv verschwinden kann und die Patienten unter anderen Symptomen sterben.

Für den praktischen Arzt ist es von grosser Bedeutung, die Herzinsufficienz schon in ihrem Anfange zu erkennen und die richtige Behandlung einzuleiten. Dies ist wichtig, weil der Arzt von arteriosklerotischen

Patienten oft nicht früher consultirt wird, als das eine oder das andere Symptom von Herzinsufficienz schon erschienen ist. Unsere ganze Therapie bewegt sich dann auf diesem schwereren, aber zuweilen sehr dankbaren Gebiete.

Die wichtigsten Indicationen für die Behandlung der Herzinsufficienz sind: Aufheben von abnormen Widerständen und Stärken der Herzkraft. Gewisse praktische Massnahmen berücksichtigen alle beide Indicationen.

Der Widerstand in den peripheren Gefässen wird durch Ruhe, am besten Bettruhe, Gymnastik und Massage, Laxantia, absolute Milchdiät, Diuretica, Entleerung von Flüssigkeitsansammlungen in den serösen Höhlen des Körpers, Aderlass u. s. w. vermindert.

Das Herz wird gekräftigt durch Herztonica, deren erster Repräsentant die Digitalis ist.

Ich betone ausdrücklich die erste Indication als äusserst wichtig, und manchmal genügt deren Erfüllung, um eine leichte Herzinsufficienz aufzuheben. Dies wird leider im praktischen Leben nicht selten vergessen. Viele Aerzte, insbesondere die jüngeren und weniger erfahrenen, wollen gern bei dem ersten Zeichen einer Circulationsstörung zu Digitalis greifen. Ja sogar ein vollständig compensirter Klappenfehler wird ab und zu mit Digitalis behandelt. Daher ist es mir wichtig erschienen, hervorzuheben, dass der Arzt mit dem Gebrauch von Digitalis warten muss, bis dieses Mittel absolut nothwendig ist. Bei einer leichten Herzinsufficienz müssen wir versuchen uns auf andere Weise zu helfen, und in vielen Fällen gelingt dies auch sogar viel besser ohne eine Spur von Digitalis.

Ich habe wiederholt Gelegenheit gehabt, zu beobachten, wie arteriosklerotische Patienten, welche mit intensiven Symptomen von Herzinsufficienz, wie verbreitetes Oedem, Ascites, Hydrothorax, Venenpuls, Athemnoth, verminderte Harnmenge, Leberschwellung u. s. w. in das Seraphimerlazareth aufgenommen wurden, durch Bettlage, ein Laxans und absolute Milchdiät eine reichliche Diurese bekamen und ziemlich bald von ihren Stauungssymptomen befreit wurden.

a. Milchdiät.

In diesem Zusammenhang will ich die Milchdiät bei der Arteriosklerose kurz besprechen. Die Milchdiät kann entweder eine absolute oder modificirte sein. Die letztere sollte in allen Stadien der Arteriosklerose verwendet werden. Die Milch wird hierbei zur Bereitung vielerlei verschiedener Speisen benutzt, welche alle für diese Patienten in hohem Grade geeignet zu sein pflegen, ausserdem werden im Laufe des Tages auch ein paar Glas reine Milch getrunken. — Die absolute Milchdiät kommt nur unter gewissen Umständen zur Anwendung, insbesondere, wenn Zeichen von Herzinsufficienz erschienen sind. Der Patient wird zu Bette gelegt, darf nichts anderes als Milch geniessen und muss davon etwa 1·5—2 Liter und mehr pro Tag verzehren. Die absolute Milchdiät kann nicht gut eine längere Zeit hindurch fortgesetzt werden, und dies ist auch nicht nothwendig. In der Regel sind schon nach einer Woche die wesentlichsten Symptome gebessert oder verschwunden, und dann kann der tägliche Milchconsum vermindert und der Genuss anderer Nahrungsmittel gestattet werden.

Gegen die Milchdiät werden ziemlich oft Einwendungen, theils von den Patienten, theils auch von Aerzten, gemacht. Die Patienten sagen, dass sie die Milch nicht vertragen können, sie bekommen Digestionsstörungen: Dyspepsie, Diarrhöe, Verstopfung u. s. w. In vielen Fällen spielen Vorurtheile und Ungewohnheit eine wichtige Rolle; wenn man den Patienten vom Nutzen der Milchdiät überzeugen kann, pflegen die Schwierigkeiten leicht zu verschwinden, und der Patient merkt bald, dass die Milch ihm sehr wohl bekommt. In anderen Fällen sind gewisse Modificationen nöthig, um die Milch mehr geniessbar zu machen. So wird zuweilen gekochte Milch besser als ungekochte vertragen, zuweilen muss man ein paar Esslöffel eines Mineralwassers, wie Vichy, Emser oder Carlsbader, zuweilen auch etwas Thee oder Kaffee oder sogar einige Tropfen Cognac zu jedem Glase Milch zusetzen. Eine besondere Behandlung der Dyspepsie kann ab und zu nothwendig sein, indess dürfte oft die Milchdiät das beste Mittel gegen eine vorhandene Dyspepsie darstellen. Mit Geduld und Ausdauer von Seiten des Arztes gelingt es in der Regel die Milchbehandlung durchzuführen, und meiner Erfahrung nach werden viele Patienten eifrige Milchconsumenten.

Auch von Aerzten sind Einwendungen gegen die Milchkur gemacht worden. Die Milch kann Tuberculose herbeiführen, sie ist für Patienten mit Gichtsymptomen nicht geeignet, fettleibige Individuen sollen weder Milch noch Flüssigkeiten im allgemeinen in gewisser Menge geniessen u. s. w. Betreffend die Gefahr der tuberculösen Ansteckung glaube ich nicht, dass diese für ältere Individuen erheblich ist; in Stockholm wenigstens kann man controllirte Milch erhalten, welche ohne Furcht genossen werden darf. Wird die Milch gekocht, dürfte jede Gefahr ausgeschlossen sein. Nach der Ansicht einiger Autoren dürfen Gichtpatienten keine Milch geniessen. Ich kann indessen nicht zugeben, dass es wissenschaftlich bewiesen sei, dass solche Patienten irgend welchen Schaden von der Milch leiden. Im Gegentheil scheint mir die bei der Gicht so oft vorkommende chronische Nephritis eine Diät zu erfordern, welche möglichst geringe Ansprüche an die Leistungen der Nieren stellt, und dies ist bei einer Kost, welche Milch in nicht zu geringer Menge enthält, gerade der Fall. Die Milch dürfte hier sowohl wegen ihrer Alkalescenz als auch wegen ihrer Eigenschaft als Diureticum indicirt sein. Uebrigens kann eine absolute Milchdiät nur ausnahmsweise und während kürzerer Perioden in Frage kommen.

Betreffend die Beschränkung der Flüssigkeitszufuhr bei der Fettleibigkeit habe ich oben meine Ansicht ausgesprochen. Was zu ververmeiden ist, das ist der Genuss von alkoholhaltigen Getränken, und im allgemeinen ein Uebermaass im Essen und Trinken. Die Trockenkuren sind meiner Erfahrung nach für arteriosklerotische Patienten geradezu verderblich. Eine mässige Zugabe von Milch zu der Kost ist der langsam stattfindenden Abmagerung bei einem fettleibigen arteriosklerotischen Patienten nicht hinderlich, und was wir hier bezwecken, ist ja gerade eine langsame, nicht beschleunigte Abnahme des Körperfettes.

Im Verlauf der Arteriosklerose werden die Nieren leicht insufficient und urämische Symptome erscheinen. Die leichtesten unter diesen, wie Athemnoth, Kopfschmerzen, Schwindel und Zittern in einzelnen Muskeln, kommen ziemlich häufig vor; dagegen ist der ausgeprägte urämische Anfall ziemlich selten. Schon bei frühen Stadien der Krankheit können jene Symptome erscheinen, und deren richtige Deutung ist manchmal nicht ganz leicht. Hier ist die Milchkur indicirt, auch wenn die Herzthätigkeit, wie oft der Fall, keineswegs Symptome von Insufficienz darbietet. Die hierdurch hervorgerufene verstärkte Diurese befreit den Körper von schädlichen Stoffwechselproducten, und die genannten Symptome werden leichter und verschwinden.

Vor kurzem hat Rumpf gegen die Milch, wegen ihres hohen Kalkgehaltes, gewisse Bedenklichkeiten geäussert. Er glaubt gefunden zu haben, dass die Milchdiät bei Fällen von Herzinsufficienz, welche durch Verkalkung der Gefässe bedingt sind, nicht indicirt ist.[1]

Durch directe Versuche hat er nachgewiesen, dass bei der Milchdiät Kalk im Körper zurückgehalten wird. Ein Patient, der während 6 Tage 19·6644 g Kalk mit der Milch bekam, sonderte während derselben Zeit in dem Harn und in den Fäces nur 8·4714 g Kalk ab; also blieben 11 g Kalk im Körper zurück. Von dieser Erfahrung ausgehend, schien es ihm berechtigt, eine kalkarme Kost zusammen-

[1] Rumpf, *Berlin. klin. Wochenschr.* 1897. S. 265, 289.

zustellen. Eine aus Fleisch, Brot, Fisch, Kartoffeln und Aepfeln bestehende Kost enthält nur ein Zehntel der Kalkmenge in einer Milchquantität von entsprechendem Nahrungswerthe. Als Getränke empfiehlt Rumpf destillirtes, kohlensäurehaltiges Wasser, welches mit 0·5 g Chlornatrium und 0·5 g citronensaurem Natrium pro Liter versetzt wird.

Ueber die Einwirkung dieser Diät auf arteriosklerotische Patienten besitze ich noch keine eigene Erfahrung.

b. Mechanische Maassnahmen.

Stellt sich ein Patient mit enormem Oedem und bedeutenden Transsudaten in den serösen Höhlen ein, so ist es nothwendig, diese Flüssigkeitsansammlungen bis zu einem gewissen Grade zu entleeren, bevor die Herztonica, insbesondere Digitalis, zur Anwendung kommen. In den meisten Fällen dürfte es genügen, Ascitesflüssigkeit durch Punction zu entfernen; seltener ist es nothwendig, auch das Transsudat in den Pleurahöhlen wegzuschaffen.

Drainirung der Extremitäten, sei es durch Incision oder mittelst des Troicarts von Southey, muss ab und zu ausgeführt werden. Wegen der Gefahr der Infection durch die Hautwunden, während die Flüssigkeit heraussickert, entschliesst man sich indess ungern zu diesen Maassnahmen, dass sie aber den Patienten einen wesentlichen Nutzen bringen können und dass Infection vermieden werden kann, habe ich mehrmals constatiren können.

Zuweilen erscheint durch Bersten der Haut eine natürliche Drainirung der Extremitäten; die Flüssigkeit sickert dann heraus; dies wirkt im höchsten Grade wohlthuend auf die schweren Leiden des Patienten, und die Herzthätigkeit wird besser.

Einer meiner Patienten, der in dieser Weise drainirt wurde, lebte mehr als ein halbes Jahr, nachdem die Haut geborsten war. Während Flüssigkeit ununterbrochen aus den Extremitäten heraussickerte, nahm die Ascitesflüssigkeit ab, die Athemnoth ward weniger peinlich, und mehrere andere schwere Beschwerden wurden erleichtert.

Wenn die venöse Stauung beträchtlich ist, die Halsvenen ausgedehnt und stark pulsirend, das Herz erweitert, und der Patient an starker Dyspnoe leidet, so kann ein Aderlass indicirt sein, bevor die Herztonica vorgeschrieben werden. Französische Autoren, wie Barié[1] und Huchard,[2] empfehlen dieses Verfahren sehr. Selber habe ich dasselbe nicht angewandt, finde es aber vollkommen rationell. Beim Aderlass müssen dem Körper etwa 200—300 g Blut entzogen werden.

[1] Barié, *Thérapeutique des maladies du coeur et de l'aorte.* Paris 1894. S. 46.
[2] Huchard, *Maladies du coeur et des vaisseaux.* Paris 1893. S. 77, 404.

c. Herztonica.

α. Digitalis.

Unser bestes Herztonicum stellt die Digitalis dar. Ueber die physiologische, therapeutische und toxische Wirkung derselben findet sich eine ganze Litteratur vor. Bairé hat die hierhergehörigen Arbeiten ausführlich zusammengestellt und ist dabei zu folgenden Resultaten gekommen.[1] In mässigen Dosen stellt die Digitalis unzweifelhaft ein Mittel dar, welches die Herzthätigkeit regulirt und verlangsamt, entweder von Anfang an oder nach einer vorausgehenden Periode beschleunigter Herzthätigkeit. Zu gleicher Zeit werden die Energie der Herzcontractionen und der arterielle Blutdruck gesteigert; der Druckanstieg ist theils von der grösseren Energie der Herzschläge, theils auch von der Contraction der peripheren Gefässe bedingt.

Ich möchte hier die Aufmerksamkeit auf die letzterwähnte Eigenschaft der Digitalis, nämlich eine Gefässverengerung hervorzurufen, besonders lenken. Hierdurch wird der günstigen Einwirkung derselben auf das Herz in einem gewissen Grade entgegengewirkt, und wir finden hierin eine Contraindication gegen die Anwendung von Digitalis, wenn die peripheren Arterien bereits vorher zusammengezogen und hart sind. Die schon erwähnte Vorsichtsmaassregel, vor der Anwendung der Digitalis solche Maassnahmen zu ergreifen, welche den arteriellen Druck herabsetzen, findet durch diese Wirkung der Digitalis ihre Berechtigung; ebenso finden wir hierin die Erklärung, warum die Digitalis es nicht vermag, die toxische Dyspnoe zu vermindern, denn diese ist ja, wie bekannt, mit einer starken Contraction der peripheren Gefässe verbunden.

Die Digitalis wird als Infusion, Digitalinum cristallisatum, Tinctur, Extractum fluidum und als Pulver der Drogue selbst benutzt. Das in unsere Pharmakopöe aufgenommene Spiritusextract scheint keine grosse Anwendung zu haben, ich habe dasselbe niemals geprüft.

Im Auslande sind das Digitoxin und das Digitalinum verum angewendet worden.

Infusum digitalis ist das bei uns am meisten benutzte Präparat, seine Wirkung ist im allgemeinen eine schnelle und kräftige.

Digitalinum cristallisatum ist ein französisches Präparat, welches von Potain,[2] Huchard[3] und G. Sée[4] lebhaft empfohlen

---

[1] Barié, a. a. O., S. 29.

[2] Potain, *Clinique médicale de la charité.* Paris 1894. S. 304.

[3] Huchard, *Revue générale de clinique et de thérapeutique.* 1887—1888, SA., S. 130; — *Société de thérapeutique.* 9. Juillet 1890; — *Traité des maladies du coeur et des vaissaux.* Paris 1893. S. 396.

[4] G. Sée, *Traité des maladies du coeur.* Paris 1893. S. 146.

wird. Im Seraphimerlazareth habe ich ziemlich viele Herzpatienten mit diesem Mittel behandelt und meine Resultate in einer früheren Arbeit mitgetheilt.[1] Dieses Mittel wird in Form einer Lösung benutzt, welche von der Pharmacie du Dr. Mialhe, Paris, rue Favard 8, Place Boieldieu, bezogen wurde. 1 g dieser Lösung enthält 1 mg Digitalinum cristallisatum; diese Quantität, welche 40 Tropfen entspricht, wird auf einmal gegeben; nicht früher als nach 1—2 Wochen wird diese Gabe, wenn nöthig, wiederholt. Die Ergebnisse meiner Beobachtungen lassen sich auf folgende Weise zusammenfassen:

1 mg Digitalinum cristallisatum, auf einmal gegeben, besitzt eine herztonisirende, herzregulirende und diuretische Wirkung, welche der Wirkung von 200—300 g Infusum Digitalis Ph. Su., während 4—5 aufeinander folgender Tage verabreicht, entspricht oder dieselbe sogar übertrifft.

Diese Wirkungen des Digitalins sind, obgleich natürlich in verschiedenem Grade, constant eingetreten, wenn der Zustand der Patienten derartig war, dass überhaupt eine Wirkung erzielt werden konnte.

Kein einziges Mal hat das Digitalinum cristallisatum Intoxicationserscheinungen hervorgerufen.

Das Digitoxin ist von Masius in Brüssel und Wenzel[2] in Magdeburg geprüft worden. Dieser verordnete das Mittel in Form von Klystieren. Die Einzeldosis betrug 0·75 mg, und die höchste Tagesdosis 2·25 mg. Bis zu 18 mg, auf 25 Klystiere vertheilt, wurden während einer Kur gegeben; in der Regel genügte eine viel geringere Dosis. Das Mittel hatte bei Klappenfehlern und Myocarditiden eine sehr kräftige Wirkung; es schien sogar eine Wirkung in solchen Fällen zu versprechen, bei welchen die Digitalisinfusion ohne Erfolg war.

Digitalinum verum ist von Deucher[3] in Sahli's Klinik in Bern versucht worden. Das Präparat wurde in der Fabrik Böhringer (Waldhof) hergestellt. Es wurde theils per os, theils subcutan, theils auf beide Arten verordnet. Die Einzeldosis per os variirte zwischen 0·5 und 5 mg, subcutan zwischen 1—2—30 mg, die Tagesdosis per os 1—50 mg.

Die Resultate waren nicht ermunternd, und weder per os noch subcutan gegeben konnte die Wirkung des Mittels mit derjenigen der Digitalisinfusion verglichen werden.

---

[1] Edgren, *Hygiea.* 1895. II, S. 649.

[2] Wenzel, *Centralbl. f. inn. Med.* 1895. S. 457.

[3] Deucher, *Deutsch. Arch. f. klin. Med.* 1896. Bd. 57, S. 1.

Die Tinctura digitalis habe ich nur in geringem Grade benutzt: ihre Wirkung ist mir schwächer und unsicherer als die der Infusion erschienen.

Das Extractum fluidum digitalis ist ein gutes Präparat; 1 g entspricht etwa 100 g der Infusion. In der letzten Zeit habe ich das Extract im Seraphimerlazareth ziemlich viel benutzt und davon eine ebensogute Wirkung als von der Infusion erzielt. Ich habe dasselbe in einer Wasserlösung 1 : 100, 4—5 Esslöffel täglich während 3—4 Tage in derselben Weise wie die Infusion verordnet.

Folia digitalis pulv. habe ich ab und zu in Pillen zusammen mit Opium und Terpentin bei Bronchitiden verordnet, wenn ein leichtes Herztonicum indicirt erschien. Auch in Combination mit Chininsalzen haben sie, insbesondere bei unregelmässiger Herzthätigkeit, eine gute Wirkung ausgeübt.

Wenn man Digitalis wegen Herzinsufficienz verordnet, welche für die Anwendung dieses Mittels die wichtigste Indication abgiebt, muss man während einer verhältnissmässig kurzen Zeit ziemlich starke Dosen geben. So verordnet man z. B., dass 200 g der Infusion während 3—4 Tagen, dass 1 mg des Digitalinium cristallisatum mit einem Male eingenommen werden sollen. Auf diese Weise riskirt man weniger, Vergiftungssymptome hervorzurufen, als wenn man während einer längeren Zeit geringere, oft wiederholte Dosen verabreicht.

Damit die Digitalis ihre volle Wirkung entfalte, ist es vortheilhaft, wie Huchard hervorhebt, gewisse vorbereitende Maassnahmen zu ergreifen, wodurch bedeutende Hindernisse beseitigt werden, welche das Mittel erfolglos machen können. So müssen hydropische Patienten ins Bett gelegt werden, 1 bis 2 Esslöffel Ricinusöl einnehmen und nur Milch geniessen. Durch das Laxans wird die Darmperistaltik erregt, wodurch eine günstige Wirkung auf die Circulationsverhältnisse in der Bauchhöhle ausgeübt wird; durch die absolute Milchdiät wird die Nierenthätigkeit angespornt. Nach 1 bis 2 Tagen wird Digitalis gegeben; die durch die Milchdiät eingeleitete Diurese steigt nun mächtig, nicht selten bis auf 3—4 Liter pro Tag an.

So lange sich Oedem oder Ascites vorfinden, pflegt Potain, nach Barié, mit Digitalis fortzufahren, hört aber sogleich damit auf, wenn die Transsudate verschwunden sind.[1]

Unter Umständen ist es nothwendig, die oben sub b erwähnten mechanischen Maassnahmen zu ergreifen, bevor die Digitalis administrirt wird.

---

[1] Barié, a. a. O., S. 44.

Aller vorbereitenden Maassnahmen und Vorsichtsmaassregeln ungeachtet verliert indess die Digitalis endlich ihre Wirkung. Die schneller aufeinander folgenden Anfälle von Herzinsufficienz werden immer schwerer und sind endlich unmöglich zu besiegen. Wir müssen dann zu anderen Herztonica und zu Diuretica greifen, obgleich die Aussicht auf Erfolg nur eine sehr geringe ist.

Indess trifft es ab und zu ein, dass andere Herztonica eine überraschend gute Wirkung ausüben, auch wenn sich die Digitalis ganz machtlos erwiesen hat.

Insbesondere will ich bemerken, dass bei nicht wenigen Fällen, wo Digitalis ganz erfolglos gewesen war, das Coffein die Herzthätigkeit wesentlich verbessert und die Diurese beträchtlich gesteigert hat.

β. Strophantus.

Das bei uns gewöhnliche Präparat ist die Tinctura Strophanti. Es ist unzweifelhaft, dass dieses Mittel bedeutende herztonisirende Eigenschaften besitzt; es steht aber der Digitalis beträchtlich nach. Man benutzt Strophantus, mit einem, wie mir scheint, sehr guten Erfolg, nachdem man die Digitalisbehandlung beendet hat, oder auch unmittelbar bei leichten Graden von Herzinsufficienz. Das Mittel besitzt die vortreffliche Eigenschaft, dass es ohne Gefahr Wochen lang täglich benutzt werden kann, wenn es in geringen Dosen, 5—8—10 Tropfen 1—2—3 mal täglich, gegeben wird.

γ. Coffein.

Auch das Coffein besitzt eine deutliche herztonisirende Wirkung und ist zu gleicher Zeit ein Diureticum. Seine diuretische Wirkung ist nicht allein von der Steigerung des arteriellen Blutdruckes abhängig, sondern beruht zum Theil wenigstens auf einem unmittelbaren Einfluss auf das Nierenepithel.

Im allgemeinen wird das Coffein mit salicylsaurem oder benzoesaurem Natrium, mit welchem es leichtlösliche Doppelsalze bildet, verschrieben, wie z. B.

Rec. Coffeinae
Natr. benzoic. aa 5 g
Aquae dest. 150 g

MDS. Ein Dessertlöffel bis ein Esslöffel 2—4 mal täglich, oder

Rec. Coffeinae
Natr. Salicyl. aa 5 g
Aquae dest. 150 g

MDS. Ein Dessert- bis ein Esslöffel 2—4 mal täglich.

Das Coffein wird auch zu subcutaner Injection benutzt. Folgende Receptformeln sind von Tanret angegeben:

Rec.	Natr. benzoic.	3·0 g
	Coffeinae	2·5 g
	Aquae dest.	6·0 g

Die Lösung wird in Wärme hergestellt. Jede Spritze enthält 25 cg Coffein; man giebt 1—4 Spritzen täglich; oder

Rec.	Natr. salicyl.	3·1 g
	Coffeinae	4·0 g
	Aquae dest.	6·0 g

Die Lösung wird in Wärme hergestellt. Jede Spritze enthält 40 cg Coffein. Man giebt 1—3 Spritzen täglich.

δ. Adonis.

In der Regel wird eine Infusion von 3—5 Theilen auf 150 Theile Colatur benutzt. Die Tagesdosis beträgt 4—6 Esslöffel. Es wird angegeben, dass das Mittel herztonisirende Eigenschaften besitzt und die Diurese steigert. Letzteres habe ich bei einigen im Seraphimerlazareth gemachten Versuchen bestätigt. Bei der Behandlung der Herzinsufficienz hat Adonis bis jetzt keine besondere Bedeutung erhalten und dürfte auch in der Zukunft kaum eine solche bekommen.

ε. Convallaria.

Das Wasserextract wird in einer Dosis von 1—2 g pro Tag gegeben.

Rec.	Extract convallariae majalis	2 g
	spirit. dilut.	10 g

MDS. 20—25 Tropfen 4 mal täglich.

G. Sée empfiehlt die Glycoside Convallamarin in einer Dosis von 15—40 cg pro Tag.[1]

Irgend welche kräftigere herztonisirende Wirkung übt die Convallaria nicht aus; ich habe das Extract nur wenig versucht.

ζ. Sparteinum oder besser Sparteinum sulphuricum

wird auch als ein Herztonicum, obgleich von untergeordneter Bedeutung betrachtet. Die Tagesdosis beträgt 5—15 cg.

Rec.	Spartein. sulphur.	1 g
	Aquae dest.	100 g

DS. Ein Theelöffel 1—3 mal täglich.

[1] G. Sée, *Traité des maladies du coeur.* Paris 1893. Tome II, S. 171.

Das Mittel wird auch in Form von Pillen gegeben, z. B.:

Rec. Spartein. sulphur. 1 g
Pulv. Altheae
Extract. Gent. q. s. ut f. pil. No. XX.

DS. 2—3 Pillen täglich.

d. Diuretica.

Alle herztonisirenden Mittel üben eine grössere oder geringere diuretische Wirkung aus. Es gelingt indess nicht immer, mittelst Digitalis oder analog wirkender Mittel Oedem und Transsudate zu entfernen; man ist daher ab und zu gezwungen, directer wirkende Diuretica zu benutzen. Solche finden sich in grosser Menge vor; in Betreff arteriosklerotischer Affectionen, bei welchen die Herzinsufficienz in den meisten Fällen für das Entstehen von Oedem und Ascites die wesentlichste Rolle spielt, haben sich insbesondere folgende Präparate als kräftige Diuretica herausgestellt.

α. Calomel.

Dieses Mittel wurde während der letzten Hälfte der achtziger und im Anfang der neunziger Jahre sehr empfohlen. Zu dieser Zeit prüfte ich dasselbe eingehend und fand es im allgemeinen sehr kräftig gegen cardialen Ascites und Anasarca wirkend. Die Resultate meiner im Seraphimerlazareth ausgeführten Versuche lassen sich in folgender Weise formuliren: „Das Calomel ist bei cardialem Hydrops ein sehr sicheres und schnell wirkendes Diureticum. Wenn das Calomel bei einer an Anasarca und Ascites leidenden Person die Diurese nicht steigert, ist es wahrscheinlich, dass die Ursache der Transsudation irgend wo anders als im Herzen zu suchen ist — vorausgesetzt, dass es sich um eine Person handelt, deren Zustand nicht so herabgesetzt ist, dass überhaupt jede medicinische Behandlung als machtlos angesehen werden muss."[1]

Die gewöhnlich empfohlene und auch von mir vorgeschriebene Dosis beträgt 20 cg 3 mal täglich während 2—3 Tage. Die Diurese pflegt 24—48 Stunden nach der ersten Calomeldosis einzutreten. Später habe ich bemerkt, dass auch geringere Dosen, 5 cg 2—3 mal täglich, eine kräftige Diurese bewirken können.

Indess muss zugegeben werden, dass zuweilen sehr unangenehme Intoxicationssymptome auftreten können. S. **Holmgren** theilt einen Fall mit, bei welchem eine zum Tode führende Darmdiphtherie

[1] **Edgren**, *Hygiea*. 1888. S. 801.

nach Calomel (20 × 3 cg Calomel pro Tag während 2 Tage) entstand, und einen anderen Fall mit Veränderungen im Darme nach Calomel, welche Veränderungen von ihm als ein Vorstadium der Darmdiphtherie aufgefasst werden.[1] Daher kommt es wohl, dass die Anwendung von Calomel während der letzten Jahre immer mehr beschränkt worden ist und zur Zeit nur als ein ultimum Refugium betrachtet wird. Zu diesem Resultat hat der Umstand wesentlich beigetragen, dass wir in Diuretin und Theobromin kräftige und bei mässigen Dosen, wie es scheint, unschädliche Mittel erhalten haben.

β. Diuretin oder Theobrominum natrio-salicylicum.

Während der letzten Jahre habe ich bei ziemlich vielen Fällen dieses Mittel benutzt; im grossen und ganzen ist seine Wirkung vortheilhaft gewesen. Bei einer Dosis von 1 g 4 mal täglich pflegt die Harnsecretion sogleich anzusteigen und hält sich während der ganzen Dauer der Behandlung ziemlich hoch. Wird die Diuretinbehandlung unterbrochen, pflegt die Harnmenge sogleich abzunehmen, um wieder anzusteigen, wenn wieder mit dem Diuretin angefangen wird. Einer meiner Patienten, Fall 97, nahm während der 2 letzten Monate seines Lebens täglich 4 g Diuretin; dabei hielt sich die Harnmenge etwa auf normaler Höhe. Wurde die Diuretinbehandlung für einen Tag ausgesetzt, so sank die Harnmenge sogleich auf 200—300 g herab. Das Diuretin übt auch eine merkbar beruhigende Wirkung aus, welche bei den letzten Stadien der arteriellen Cardiopathien sehr willkommen ist. Ich habe mehrmals beobachtet, wie Patienten, die vorher von Unruhe und Schlaflosigkeit geplagt wurden, durch das Diuretin einen mehrstündigen Schlaf oder jedenfalls Ruhe erlangten.

S. Askanazy[2], welcher beobachtete, dass das Diuretin bei Herz- und Gefässkrankheiten ein vortreffliches, nur selten versagendes Diureticum darstellt, bemerkt, das dasselbe in einzelnen Fällen, wie es scheint, gerade wegen einer zu starken Diurese zu Collaps führen kann. Indess betrug die Dosis in 2 tödlich verlaufenden Fällen 7 g täglich, in einem 3. Falle 5 g täglich. In einem 4. Fall mit Collapssymptomen, welche indess bald verschwanden, hatte der Patient nur 4 g täglich bekommen. Selbst habe ich niemals beunruhigende Wirkungen des Diuretins beobachtet, habe aber auch fast nie eine höhere Tagesdosis als 4 g benutzt. Auch bei cardialer Dyspnoe, Asthma cardiale und Angina pectoris sah Askanazy vom Diuretin eine günstige

[1] Sven Holmgren, *Hygiea.* 1896. Bd. II, S. 580.
[2] Askanazy, *Deutsches Arch. f. klin. Med.* 1895. Bd. LVI, S. 209.

Wirkung; hier wurden geringere Dosen, 3—4 g pro Tag, angewendet. Es traten keine unangenehmen Nebenwirkungen auf, was der geringeren Dosis zugeschrieben wird.

γ. Theobromin.

Dieses Mittel wurde von Huchard[1] als ein ausgezeichnetes und viel besseres Diureticum als das Diuretin empfohlen; letzteres soll nur eine Mischung von Theobromin und Natrium salicylicum mit Aetzkali sein.

Das Theobromin soll direkt auf die Nieren einwirken, ohne den arteriellen Druck merkbar zu steigern und ohne eine directe Wirkung auf das Herz auszuüben.

Es ist in folgender Weise während 6 Tagen anzuwenden: am ersten Tage werden 3 g in Dosen von 50 cg gegeben; am 2. Tage 4 g, am 3. Tage 5 g und während der folgenden 3—4 Tage ebenfalls 5 g. Zuweilen muss man mit diesem Mittel noch länger fortsetzen, was man um so lieber thun kann, als das Theobromin kaum giftig ist.

Während der allerletzten Zeit habe ich dieses Mittel in vielen Fällen benutzt und kann dessen ausgezeichnete diuretische Wirkungen nur bestätigen. Gewöhnlich habe ich 4 g pro Tag in 8 Dosen von je 0·5 g gegeben. Ob es irgend welchen Vorzug vor dem Diuretin besitzt, darüber kann ich noch nichts sagen. Beide stellen vortreffliche Diuretica ohne unangenehme Nebenwirkungen dar.

δ. Decoctum diureticum.

Ab und zu hat dieses Mittel die Diurese gesteigert, wenn die bis jetzt erwähnten Mittel versagten. Seine Receptformel ist folgende:

Rec.	Decoct. Taraxaci (10 g)	100 g
	Tartari boraxati	10 g
	Syrupi scillitici	25 g

MDS. Ein Esslöffel 4—5 mal täglich.

ε. Citronensäure und Milchsäure.

Rumpf hebt die Bedeutung einer reichlichen Diurese für die Ausscheidung des Kalkes hervor.[2]

Die gewöhnlichen Diuretica werden indess nur eine kürzere Zeit benutzt; es wäre aber von Interesse, ein Diureticum zu versuchen, welches ohne Gefahr während längerer Zeitabschnitte angewendet werden könnte.

[1] Huchard, *Revue de thérapeutique medico-chirurgicale.* 1896. S. 67.

[2] Rumpf, *Berliner klin. Wochenschr.* 1897. S. 265, 289.

Er versuchte folgendes Präparat:

Rec.	Natr. bicarbon.	
	Natr. citric, aa	4·5 g
	Natr. chlorat.	1 g

M. f. pulv.
DS. in einem Tag zu nehmen.

Während des Gebrauches dieses Präparates stieg die Harnmenge an und betrug am 6. Tage bei einem Fall 2250 ccm; im Mittel wurden während 10 Tagen 1560 ccm Harn pro Tag abgesondert.

Zum Vergleich wurde bei demselben Patienten ein zweites Präparat (milchsaures Natrium und Milchsäure) geprüft.

Rec.	Natr. Carbon.	10 g
	Acid. lactic. q. s. ad saturationem	
	Deinde adde Acid. lactic.	10 g
	Syrup. simpl.	10 g
	Aquae dest. ad	200 g

MDS. in einem Tage zu nehmen.

Während dieser Behandlung schied der Patient in 10 Tagen im Mittel 1767 ccm Harn pro Tag aus.

Ein zweiter therapeuticher Versuch wurde an einem 62jährigen Mann gemacht, welcher an Herzinsufficienz wegen Arteriosklerose litt und eine beträchtliche Abnahme der Harnsecretion darbot. Er bekam zuerst Digitalis, wodurch die Harnmenge gesteigert wurde; als aber am 6. Tage die Harnmenge wieder auf 800 ccm herabgesunken war, bekam der Patient die Milchsäuremixtur. Am 2. und 3. Tage betrug die Harnmenge nur 600 ccm pro Tag, nahm dann zu und stieg auf 2500 ccm pro Tag an. Vom 4. bis zum 30. Tage schied der Patient im Mittel 1557 ccm Harn pro Tag aus und befand sich während dieser Zeit ausgezeichnet.

Gleichzeitig mit der gesteigerten Diurese wurde die Ausscheidung des Kalkes vermehrt, und zwar entfaltete die milchsaure Mischung die kräftigste Wirkung unter allen Diuretica, welche geprüft wurden.

Die Kalkmenge der Fäces wurde vermehrt, sogar wenn kalkarme Kost genossen wurde, und auch die Kalkmenge im Harn nahm, wenn auch nicht in gleicher Proportion, zu.

Auch während der nächsten Zeit nach dem Aussetzen der Milchsäurebehandlung dauerte die vermehrte Kalkausscheidung fort.

Es dürfte nicht leicht sein zu entscheiden, welche Bedeutung eine stark kalkhaltige Kost für die Arteriosklerose hat; sicher ist aber, dass man auch ohne Kalkablagerung in den Gefässen bedeutenden arteriosklerotischen Veränderungen begegnet. Indess erscheint es nicht unwahrscheinlich, dass Patienten mit Neigung zu Kalkincrustationen in ihren Gefässen leichter Kalk ablagern, wenn grosse Mengen von Kalk zugeführt werden und das Blut kalkreicher als sonst ist. Dies ist indessen schwierig zu beweisen. Jedenfalls verdienen die von Rumpf angegebenen Diuretica geprüft zu werden, und ich habe im Seraphimerlazareth schon damit angefangen. Meine Versuche genügen aber noch nicht, um eine bestimmte Schlussfolgerung zu erlauben. Ich habe nur die Milchsäuremischung benutzt und von derselben keine Unannehmkeiten gespürt. Es ist mir in der That erschienen, als ob die Diurese bei dieser Behandlung ansteigt.

4. Die Behandlung der Angina pectoris.

Die folgende Darstellung bezieht sich auf die echte oder die Coronarangina, als die bei arteriosklerotischen Patienten am häufigsten vorkommende und allerwichtigste Form der Angina pectoris.

Die Behandlung bezweckt, theils den Anfällen vorzubeugen, theils dieselben zu erleichtern oder vollkommen zu unterdrücken.

a. Die prophylaktische Behandlung der Angina pectoris

fällt mit der Behandlung der Arteriosklerose im allgemeinen zusammen. Die hygienischen, diätetischen und medicamentösen Vorschriften, welche schon dargestellt wurden, sind vollkommen anwendbar und im höchsten Grade nothwendig, wenn der Patient in der Gefahr schwebt, von Brustkrampf befallen zu werden. Noch strenger als vorher ist jetzt die Diät durchzuführen und alle körperlichen und geistigen Anstrengungen, welche leicht Anfälle hervorrufen, sind sorgfältig zu vermeiden. Die Jodbehandlung wird fortgesetzt, und die Dosen werden vergrössert. Bei den gewöhnlichen Fällen wird das Jodnatrium, bei syphilitischen Patienten aber das Jodkalium benutzt.

b. Die Behandlung des Anfalles selbst.

Bei der Behandlung des Anfalles muss man sich fragen, ob es gestattet ist

α. Morphium in Form von subcutanen Injectionen

anzuwenden, um den starken Schmerz zu mässigen. Unter allen unseren schmerzstillenden Heilmitteln wirkt das Morphium in subcutaner Injection am kräftigsten und am schnellsten und diese beiden Anforderungen sind an ein Mittel gegen den anginösen Anfall zu stellen. Indess kann es nicht verneint werden, dass die Morphiuminjectionen an und für sich bedenklich sind: wie die Erfahrung zeigt, kann der Patient nach einer derartigen Injection plötzlich sterben, und die grösste Vorsicht ist von Nöthen. Entschliesst man sich, eine solche Injection zu machen, dürfte es räthlich sein, zum ersten Male eine geringe Dosis, etwa 0·5 cg, anzuwenden. Wird diese ohne Uebelstand ertragen, so kann man das nächste Mal, wenn dies nöthig ist, eine etwas grössere Dosis anwenden. Es ist ohne Zweifel praktisch, wie Vierordt empfiehlt, vor der Morphiuminjection eine Campherinjection vorzunehmen.[1] Auch andere Excitantia, wie Wein, Cognac u. s. w., sind indicirt.

Die Morphiuminjectionen werden von französischen Autoren empfohlen. Huchard sagt, dass man, wenn man nicht Amylnitrit zur Hand hat, oder wenn dieses Mittel seine gewöhnliche Wirkung nicht ausübt, Morphiuminjectionen in Dosen von 1—2 cg verwenden muss, ohne vor noch grösseren Dosen zurückzuschrecken, denn bei äusserst heftigen Schmerzen, wie bei der Angina pectoris, ertragen die Patienten ohne Gefahr bedeutende Morphiumdosen: „Der Schmerz ist gegen Opium das beste Gegengift.“[2] Barié räth, 1 cg Morphium einzuspritzen, und man kann diese Dosis im Laufe des Tages, wenn nöthig, 2—3 mal wiederholen.[3] Die letzterwähnten Autoren bemerken noch, dass das Morphium nicht allein schmerzstillende Eigenschaften besitzt, sondern auch die feineren Gefässe erweitert und das Herz stimulirt.

Ich habe nicht oft bei schweren Anfällen von Angina pectoris Morphiumeinspritzungen benutzt. Einen Fall will ich erwähnen. Der Patient war ein etwa 60jähriger Mann, mit leichten Symptomen von Arteriosklerose, aber äusserst intensiven Anfällen von Angina pectoris. Nachdem ich mehrere andere Heilmittel ohne besonderen Erfolg benutzt hatte, entschloss ich mich, obgleich mit einem gewissen Zögern, eine subcutane Injection von 5 mg Morphium zu machen. Während einer halben Stunde nach der Injection palpirte ich ununterbrochen den Puls, welcher sich die ganze Zeit hindurch voll und regelmässig hielt. Die Schmerzen wurden leichter, und bei den folgenden Anfällen wünschte der Patient, wieder Morphiuminjectionen zu bekommen. Dies fand auch statt, und die Dosis wurde ohne den geringsten Uebelstand aber zu grosser Erleichterung für den Patienten auf 1 cg gesteigert. Gleichzeitig wurde mit Jodnatrium, 2 g täglich, fortgesetzt. Allmählich wurden die Anfälle leichter, und die Morphiuminjectionen konnten ausgesetzt werden.

---

[1] O. Vierordt, *Verh. des Congr. f. inn. Med.* 1891. S. 266.
[2] Huchard, *Maladies du coeur.* Paris 1893. S. 678.
[3] Barié, a. a. O., S. 353

Natürlich hat das Morphium, auch wenn es per os gegeben wird, eine schmerzstillende Wirkung; diese tritt aber bei den acuten Anfällen im allgemeinen viel zu langsam ein. Beim Status anginosus habe ich dagegen von dieser Applicationsform gute Resultate bekommen.

β. Amylnitrit.

Ich habe dieses Heilmittel bereits erwähnt und seine gefässerweiternden Eigenschaften besprochen. Der Patient athmet dasselbe entweder in der Weise ein, dass 2—3—4 Tropfen auf ein Taschentuch gegossen werden, welches dicht an die Nase oder an den Mund gehalten wird, oder auch so, dass man kleine Glasröhren oder Kapseln benutzt, welche die gewöhnliche Dosis enthalten und in einem Taschentuche zerdrückt werden. Die letztere Applicationsweise ist sehr bequem, da ja der Patient solche Röhrchen oder Kapseln immer bei sich haben kann und also das Mittel stets zur Hand hat. Die Wirkung tritt fast augenblicklich ein, das Gesicht wird geröthet, die Herzthätigkeit wird kräftiger und frequenter, der anginöse Schmerz und die Angst lassen nach oder verschwinden.

Bei den gewöhnlichen, kurze Zeit dauernden Anfällen ist die Anwendung dieses Mittels sehr zweckmässig, und wenn man den Patienten ernsthaft untersagt, die verordnete Dosis nicht zu überschreiten, kann man das Wiederholen der Einathmung mehrere Male täglich ruhig gestatten. In mehreren Fällen habe ich durch dieses Mittel eine bemerkenswerthe Erleichterung der schweren Schmerzen beobachtet. Wegen seiner schnell vorübergehenden Wirkung eignet es sich dagegen nicht bei sich oft wiederholenden Anfällen oder beim sogen. Status anginosus.

γ. Trinitrin.

Dieses Heilmittel ist schon vorher besprochen worden. Ich weise auf S. 276 hin, wo die günstigen Ergebnisse Schott's bei der Angina pectoris erwähnt sind und auch die Receptformel, nach welcher das Mittel von ihm verordnet wird, mitgetheilt ist. Ueber die Wirkung des Trinitrins bei der Angina pectoris besitze ich keine eigene Erfahrung.

Im allgemeinen kann man sagen, dass Herztonica, wie Digitalis, Strophantus, Coffein u. s. w., nicht für die Behandlung des anginösen Anfalles geeignet sind, wenn sich nicht deutliche Symptome von Herzschwäche vorfinden. Im Gegentheil sind diese Mittel eher contraindicirt, da sie den schon vorher hohen arteriellen Druck noch mehr in die Höhe treiben. Mittel, wie Bromkalium, Antipyrin und Elektricität, sollen in gewissen Fällen eine günstige Wirkung ausgeübt haben und werden daher gegen den anginösen Anfall empfohlen. Wahrscheinlich beziehen sich diese Resultate aber auf irgend eine Form von Pseudoangina. In der That eignen sich ja das Bromkalium und andere Nervina für die Behandlung der Angina-ähnlichen Anfälle bei nervösen Individuen, sowie auch für die Attacken der vasomotorischen Angina als sehr vortrefflich.

5. Die Behandlung des Asthma cardiale.

Dieser Symptomencomplex wird durch eine plötzlich eintretende Herzschwäche hervorgerufen. Daher sind Herztonica, in erster Linie Digitalis, hier indicirt. Ihre Wirkung erfolgt indess ziemlich langsam; deswegen sind im ersten Augenblick Champagner, Cognac, eine Kampherinjection oder etwas Ähnliches zu empfehlen. Die Application eines Senfpapiers, ein Fussbad mit Senf wirken erleichternd ein. Gegen die schmerzhafte und intensive Athemnoth empfiehlt Fraenkel eine Morphiuminjection als ein sehr kräftig wirkendes Mittel.[1] Aus eigener Erfahrung kann ich darüber nichts sagen, indess scheint es mir geboten, vor der Morphiuminjection eine Kampherinjection zu machen. Wenn der Anfall vorüber ist, muss man natürlich darauf achten, dass er, wenn möglich, sich nicht wiederholt. Solche Einwirkungen, welche, wie die Erfahrung ergeben, die Anfälle auslösen, sind zu vermeiden, vor allem Erkältungen, welche leicht Bronchitiden verursachen. Für Patienten, welche sich in guten ökonomischen Verhältnissen befinden, ist der Aufenthalt in einem milderen Klima zu empfehlen. Man erhält, wie ich gefunden habe, eine sehr günstige Wirkung, wenn man den Patienten, nachdem er 200—300 ^{g} Digitalisinfusion verbraucht hat, eine längere Zeit hindurch mit Tinctura strophanti fortsetzen lässt. Man verordnet geringe Dosen, 5—8—10 Tropfen 1—2 mal täglich, während ein paar Wochen, dann Aussetzen während einiger Tage, wonach die Behandlung in derselben Weise fortgesetzt wird. Hierbei bleiben die Anfälle lange Zeit aus, während sie früher ziemlich oft erschienen.

6. Die Behandlung der Schlaflosigkeit.

Eines der peinlichsten Symptome, an welchen die Herzpatienten während der späteren Stadien des Lebens leiden, ist die Schlaflosigkeit. In der Regel leiden sie zu gleicher Zeit an Athemnoth und

[1] A. Fraenkel, Art. Asthma in *Eulenburg's Real-Encyklopädie.* 1894. Bd. II, S. 386.

Unruhe, sowie an cerebralen Symptomen, wie Schwindel, Delirien und Hallucinationan. Die Regulirung der Diät ist hierbei bedeutungsvoll: in der Kost muss jede reizende Substanz vermieden werden, und es kann vortheilhaft sein, den Patienten während einiger Tage auf absolute Milchdiät zu stellen. Gelingt es, die Herzinsufficienz zu bekämpfen und durch eine reichliche Diurese die sich vorfindenden Transsudate zu entfernen, so pflegt der Schlaf ohne besondere Behandlung wiederzukommen. Sehr oft ist man indess gezwungen, besondere Mittel zu ergreifen, um dem Patienten einige Stunden Ruhe zu verschaffen. Aus Furcht vor der Herzschwäche zögert man, die stärker narkotisch wirkenden Heilmittel zu benutzen; auf der anderen Seite wird aber der Kranke und seine Umgebung von den langen, schlaflosen Nächten geplagt. Nur ausnahmsweise gelingt es, durch Bromkalium oder Bromnatrium einen günstigen Erfolg zu erzielen. Zuweilen habe ich indess beobachtet, dass ein paar Dosen Bromkalium (von je 1·5 g) oder Bromnatrium (von je 2 g) Nachmittags und Abends dem Kranken Ruhe und Schlaf verliehen haben.

Auch das Antipyrin besitzt ruhebringende Eigenschaften. Durch 1—2 Dosen von je 1 g können gewisse Patienten einen überraschend guten Schlaf bekommen.

Das Sulfonal ist im allgemeinen ein gutes Hypnoticum, insbesondere für nervöse Individuen; meiner Erfahrung nach haben Herzkranke einen geringeren Nutzen von diesem Mittel, irgend welche schädliche Einwirkung auf die Herzthätigkeit habe ich jedoch nicht bei den von mir vorgeschriebenen Dosen bemerkt — 1—1·5—2 g Sulfonal etwa um 8 Uhr Abends, in einem Glase warmer Milch oder einer Tasse warmen Thees genossen. Ein Uebelstand, den ich mehrmals beobachtet habe, ist, dass der Schlaf erst im Laufe des folgenden Tages erscheint.

Trional soll schneller als Sulfonal wirken; übrigens scheint dessen Wirkung etwa die gleiche zu sein; irgend welchen hervorragenden Erfolg damit kann ich nicht erwähnen.

Das Morphium ist dagegen nicht selten sehr wohlthuend. Per os, in einer Dosis von 1—1·5 cg verabreicht, wirkt es beruhigend und auch schlafgebend, einige Zeit lang wenigstens; später muss die Dosis grösser genommen werden. Wird die nöthige Vorsicht beobachtet, so ruft dieses Mittel keine Störungen von Seiten des Herzens hervor; dagegen hat es bei gewissen Patienten eine irritirende Wirkung, in Folge dessen man dasselbe bei diesen aussetzen muss. Auch subcutan habe ich das Morphium, aber in geringerer Dosis, einige Male benutzt; in dieser Form übt es eine viel kräftigere Wirkung aus, dürfte aber auch eine grössere Gefahr in sich bergen.

Opium und Cocain werden auch ab und zu benutzt, jedoch, wie mir scheint, mit geringem Erfolge.

Ich habe schon die hypnotische Wirkung des Diuretins erwähnt; diese ist unzweifelhaft, wenn das Mittel als Diureticum in einer Tagesdosis von 4^g verabreicht wird; aber auch $1-2^g$ des Abends wirken, meiner Erfahrung nach, beruhigend und schlafbringend ein.

Das Chloralhydrat ist ein sehr gutes Hypnoticum. An Herzpatienten habe ich es oft als Klystier in einer Dosis von $2-3^g$ mit sehr gutem Erfolge verabreicht. Man hat vor dem Gebrauche dieses Mittels bei Herzkrankheiten gewarnt, weil es auf das Herz eine schädliche Einwirkung haben soll. Es ist möglich, dass dies bei einer grössereren Dosis per os zuweilen der Fall sein kann. Wenn aber das Chloralhydrat in Form von Klystieren benutzt wird, habe ich davon niemals beunruhigende Symptome gesehen.

Es ist vortheilhaft, mit diesen Heilmitteln zu variiren; insbesondere dürfen Sulfonal und Trional nur mit Zwischenpausen von einigen Tagen benutzt werden.

7. Die Behandlung der cerebralen Complicationen.

Im Verlaufe der Arteriosklerose erscheinen auf Grund von Embolien, Hämorrhagien oder Thrombosen nicht selten Hemiplegie, Aphasie, epileptiforme Anfälle u. s. w. Diese Symptomencomplexe werden in Uebereinstimmung mit den gewöhnlichen Regeln behandelt.

Druck von Metzger & Wittig in Leipzig.

www.ingramcontent.com/pod-product-compliance
Lightning Source LLC
LaVergne TN
LVHW042233300926
849161LV00003B/336